Hans-Jürgen Heinrichs

Terror Tinnitus

Die neue, individuelle Therapie

Walter Verlag

Bibliografische Information der Deutschen Bibliothek

Die Deutsche Bibliothek verzeichnet diese Publikation in der Deutschen Nationalbibliografie; detaillierte bibliografische Daten sind im Internet über http://dnb.ddb.de abrufbar.

Satz: Fanslau Communication/EDV, Düsseldorf
Druck und Bindung: Bercker Graph. Betrieb, Kevelaer
ISBN 3-530-40152-8
www.patmos.de

Für Anne Palmer

Das Glück der Erkennenden mehrt die Schönheit der Welt.
Friedrich Nietzsche

Inhalt

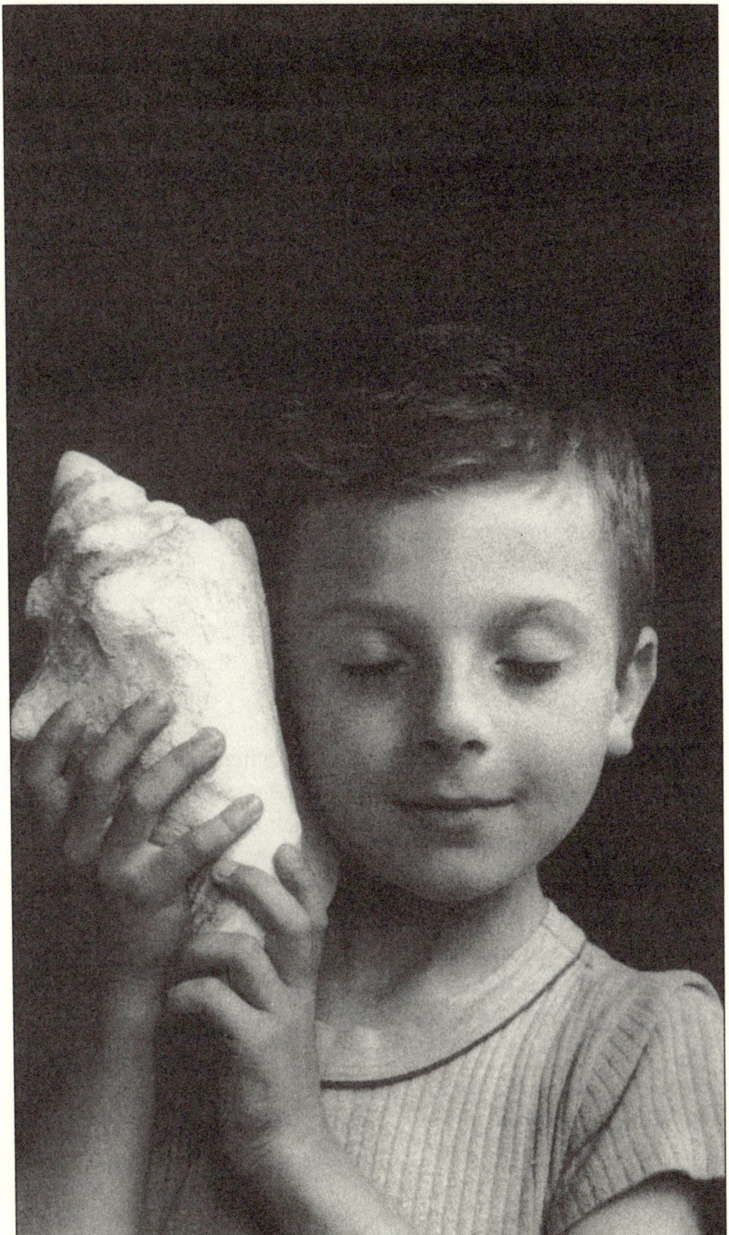

Curse Spring*

*Während der Niederschrift dieses Buch-Manuskripts wachte ich eines Morgens mit dem Wortgebilde *curse spring* im Ohr auf, kritzelte es, noch mit geschlossenen Augen, auf ein Blatt Papier, so, wie ich es vernommen hatte, ohne es je zuvor wissentlich gehört zu haben, ohne etwas von seiner Bedeutung zu ahnen. Das Wörterbuch enthüllte mir dann die ganze Bedeutungsfülle:

curse: Fluch, Unglück, Verwünschung, Bann, Verdammnis, gestraft oder geplagt sein …

spring: springen, sprudeln, entspringen, auffliegen, Riss, explodieren lassen, Sprung, Frühling, Elastizität, Brunnen, Quelle, Ursprung, Triebfeder, Beweggrund …

In der inneren Verwobenheit dieser Polaritäten erkannte ich mich schlagartig wieder: das Unglück als Beweggrund und Quelle der therapeutischen Arbeit, das Geplagtwerden und vielleicht sogar für Augenblicke das Gefühl, einem Bann unterworfen zu sein, als Triebfeder für grundlegende Veränderungen, für eine neue Elastizität und einen neuen »Ur-sprung«. Das Unbewusste hatte mir verschlüsselt (in einer anderen Sprache und in einer eigenwilligen sprachlichen Neuschöpfung) etwas zugespielt, was ich sogleich als Motto meiner Arbeit an mir und diesem Buch wieder erkannte.

Vorwort

»Ich höre, also bin ich!«, derart treffend hat der Musikwissenschaftler und Hörforscher Joachim Ernst Behrendt die Bedeutung des Hörens charakterisiert. Störungen des Hörens werden meist als äußerst bedrohlich erlebt. Zugleich spielt das Hörsystem eine herausragende und oft ungeahnte Rolle in der Entwicklung und Bahnung menschlicher Erfahrung – und damit auch in der Behandlung von Störungen eben dieses Hörsystems.

In Deutschland wie auch in allen anderen Industriegesellschaften zollen wir den ansteigenden Belastungen des Alltags insofern Tribut, als so empfindliche Sinnessysteme wie beispielsweise die auditive Verarbeitung Schaden nehmen – nicht nur wegen ständiger und zunehmender Lärmbelastung im beruflichen Leben wie auch im Freizeitbereich, sondern auch wegen immer weniger vorhandener Möglichkeiten abzuschalten und dem Stress des Alltags zu begegnen.

Tinnitus und auch die Hyperakusis, also die Geräuschüberempfindlichkeit, sind die Störungen, die zur Zeit am meisten zunehmen und daher auch eine besondere Herausforderung für neue Behandlungsformen darstellen.

Aus verlässlichen Untersuchungen wissen wir, dass beispielsweise Tinnitus oder Ohrgeräusche (nach einer Studie der Deutschen Tinnitus-Liga) von annähernd einem Viertel der Menschen in Deutschland wahrgenommen werden, dass aber erfreulicherweise längst nicht alle diese Menschen auch tatsächlich unter ihrem Ohrgeräusch leiden. Dennoch gibt es eine sehr große Anzahl von Menschen, für die Tinnitus ein wirkliches Problem darstellt: Für diese sieht das Gesundheitswesen nicht nur in Deutschland, sondern auch im übrigen Europa und in den Vereinigten Staaten wie auch in Japan nur sehr unzureichende Behandlungsmöglichkeiten vor. Unhaltbare Therapieparadigmen (»Durchblutungsstörung«) werden ständig unbewiesen fortgeschrieben; gleichzeitig entsteht ein schier unüberschaubarer Markt paramedizinischer und häufig simpel geschäftemacherischer »Behandlungsansätze« von Edelsteinen über Ohrkerzen bis zu speziellen Bestrahlungen und Magnetfeldtherapien. Die »Gurus« erleben eine Renaissance!

Was wissen wir?

Tinnitus ist ein Symptom mit vielfältigsten Ursachen und entsteht oftmals auch in der Folge anderer Erkrankungen. Dennoch ist nach unseren eigenen Untersuchungen an mittlerweile mehr als 8000 in der Tinnitus-Klinik Bad Arolsen behandelten Patienten die primäre Ursache der Entstehung von Ohrgeräuschen in über 90 % der Fälle in den Sinneszellen des Innenohres zu suchen: Hier entsteht eine falsche Reizgenerierung. Ob hieraus allerdings tatsächlich ein Leiden am Tinnitus entsteht, ob also der Betroffene mit diesen Geräuschen, die kein entsprechendes Korrelat in der Außenwelt haben, zurecht kommt oder sich dadurch teilweise massiv gestört fühlt, das hängt im Wesentlichen von der weiteren Verarbeitung akustischer Reize ab. Emotionale und psychische Vernetzungen und Verquickungen führen dann dazu, dass eine bestimmte Bewertung des Störgeräusches vorgenommen wird und dabei den Betroffenen zunehmend mehr zum Opfer dieser Fehlverarbeitung werden lässt – mit oft massivsten Folgeerscheinungen wie Konzentrationsschwäche, Schlafstörungen bis hin zu Depressionen.

Hier hat die Medizin, insbesondere die Hals-Nasen-Ohren-Heilkunde, bislang nur unzureichende Antworten gefunden, eben weil wir uns zu sehr an der Reizentstehung orientieren und bislang keinerlei Möglichkeiten haben, direkt im Innenohr operativ oder auch pharmakologisch eingreifen zu können. Somit können wir weder eine Schwerhörigkeit des Innenohres kausal behandeln noch eine falsche Reizgenerierung wie einen Tinnitus wirklich grundlegend beheben. Vergessen wird hierbei, dass das Hören ein wesentlich komplexerer Vorgang ist, der im Mittel- und Innenohr seinen Anfang nimmt. Zunehmend wird von Ohrenärzten realisiert, dass Hören eine Gesamtfunktion darstellt und dass vor allem die Kenntnisse um die weitere Verarbeitung der akustischen Sensationen auch Gegenstand von Forschungen werden müssen. In Verbindung mit anderen medizinischen Fachrichtungen wie insbesondere der Psychosomatik lässt sich dann ein integriertes Konzept entwickeln, das Störungen der Hörwahrnehmung sowohl durch psychische Stabilisierung und damit Entkoppelung der Ohrgeräusche von emotionalen Qualitäten als auch durch direkte Veränderungen der Hörwahrnehmung zu beeinflussen sucht.

Ein solches Konzept hat nichts mit den vielen paramedizinischen Angeboten zu tun, die es mittlerweile bei allen chronischen Erkrankungen, nicht nur beim Tinnitus, gibt und die viele Patienten wegen ausbleibender Heilung und zugleich hohem finanziellen Aufwand zunehmend frustrieren. Vielmehr stellt ein solches Konzept im klassischen Sinne die notwendige Antwort der Medizin dar, nämlich durch Vernetzung und Kooperation verschiedener Fachrichtungen den Störungen beizukommen, die sich nicht nur auf ein Organsystem beschränken, sondern gerade selbst das Resultat komplexer Funktionsabläufe im »Kunstwerk Mensch« sind.

Besonders in einer Welt, in der die Kommunikation insgesamt und natürlich insbesondere auch die auditive Kommunikation wesentliche Voraussetzung für zahlreiche Qualitäten und Funktionsabläufe ist, steigt eben auch die Störanfälligkeit und die Betroffenheit der Menschen, bei denen diese Kommunikation nicht mehr richtig funktioniert. So wird dann die Störung des Hörens im Sinne von Behrendt zu einer wirklichen »Seinskrise«.

Wohl jedem ist klar, dass derartige Zusammenhänge nicht mit simplen Medikamenten zur Verbesserung irgendwelcher, dazu noch unbewiesener Durchblutungsprozesse behoben werden können.

In den letzten Jahren haben sich hier sehr erfreuliche Entwicklungen vollzogen. Ein Ausdruck davon ist auch, dass es nicht mehr nur Ohrenärzte sind, die sich um diese Problematik kümmern, sondern dass hier in Zusammenarbeit mit Ärzten für Psychotherapie ein teilweise sehr fruchtbarer Dialog geführt wird und darauf aufbauend Therapien entstehen.

Das vorliegende Buch ist ein Ausdruck dieses Dialogs.

Dabei wird in diesem sehr umfangreichen und von hoher psychosomatischer Kompetenz geprägten Werk von Hans-Jürgen Heinrichs wesentlich mehr vermittelt als »nur« ein neues, integratives Behandlungskonzept vorgestellt. Hier werden Hörwahrnehmung und auditive Kommunikation insgesamt umfassend beleuchtet und in einen anthropologischen und philosophischen Kontext gestellt, der es ermöglicht, die volle Tragfähigkeit von Störungen des Hörsystems wirklich begreifen und erfahren, ja »erhören« zu können. Das Werk basiert auf vielen Gesprächen sowohl mit Betroffenen als auch mit

Tinnitus behandelnden Ohrenärzten und Psychotherapeuten. Hinzu kommt eine oftmals sehr heilsame eigene Erfahrung mit Ohrgeräuschen, die sicherlich das persönliche Verständnis nicht nur intensiviert, sondern gleichzeitig entscheidend prägt.

Das Buch ist zudem ausgesprochen gut recherchiert und liefert sehr viele hilfreiche Informationen, nicht nur aus der fernöstlichen Philosophie, sondern insbesondere auch aus der modernen Philosophie der Industriegesellschaft sowie aus den Musikwissenschaften.

Als besonders positiv hervorheben möchte ich, der ich auch immer für eine undogmatische therapeutische Herangehensweise stehe, dass hier keine allgemeine Heilslehre übermittelt werden soll, sondern tatsächlich die vielfältigen Möglichkeiten aufgezeigt werden und somit ein tiefes Verständnis für das Hören insgesamt und damit auch für Störungen des Hörsystems vermittelt wird.

Ich wünsche allen Lesern mit diesem hervorragenden Buch viele neue Erkenntnisse und die Entwicklung von Möglichkeiten kritischer Auseinandersetzung mit der eigenen Hörfähigkeit.

Dr. med. Gerhard Hesse
Chefarzt der Tinnitus-Klinik Bad Arolsen

Vorbemerkung

Jede Krankheit ist ein Bote. In einem eigenartigen, rätselhaften Kleid, das eher einer Rüstung als einem wallenden Gewand gleicht. Steif, verhärtet, unbeweglich – von Schweben keine Spur. Und so ist auch die Botschaft: bedrohlich. Alles sieht nach Kampf aus. Etwas Schönes, Leichtes, Beglückendes an ihr ist erst einmal nicht zu erkennen.

Der Heerführer, der einen Boten erwartet, weiß zwar auch nicht, ob dieser eine gute oder schlechte Nachricht bringt. Die Frau, die sehnsuchtsvoll einen Brief ihres Geliebten erwartet, ist ebenso voller Ungewissheit über den Inhalt des Schreibens. Aber in diesen und in vielen anderen Fällen ist augenblicklich klar, wer Sender und wer Empfänger ist, in welche Richtung die Botschaft geht, wie sie gelesen werden muss.

Ganz anders im Fall der Krankheit.

Alles an ihr ist erst einmal verborgen, verschlüsselt, rätselhaft. Selbst wenn ein Spezialist auf sie schaut, erweist die Botschaft sich in so vielen Fällen als trügerisch. Schon der zweite zu Rate gezogene Spezialist hat meist eine andere Diagnose parat und empfiehlt andere Behandlungsmethoden. Am Ende eines Marathons durch Praxen oder gar Kliniken müssen viele Leidende erkennen, dass es *ihre* eigene Krankheit ist, von ihnen selbst auf eine ganz und gar einzigartige Weise geschaffen, und dass nur sie deren Geheimnis oder, anders gesagt, deren »Chemie« erkennen können. Das ist der erste Schritt, um von der Haltung eines Opfers, dem eine »Hiobsbotschaft« mitgeteilt wurde, zur Selbstverantwortlichkeit, zur Selbstbestimmtheit vorzustoßen; ja, zu dem, was man etwas pathetisch ein »souveränes Sein« nennen könnte, allerdings ohne die selbstherrlichen Ansprüche eines politischen Souveräns, im Gegenteil.

Erst wenn dieser Weg beschritten wird, zeigt sich der Sinn der Botschaft, nach und nach, in kleinen Schritten – und vermeintlichen Rückschritten. Auch die innerlich vollzogene Distanzierung von Ärzten und Therapeuten – so wichtig und unumgänglich diese anfangs gewesen sein mögen – gehört dazu. Eine solche Ablösung vom idealisierten Heiler kann erfolgen, wenn die »Beziehung« ihre Funktion erfüllt hat und die Abhängigkeit – im Sinne einer hierarchischen und starren Bindung – aufgegeben wird. Nur bewegliche Wechselwirkungen können fortan weiterbestehen, so dass die »Beziehung« sich in ein dynamisches Kommunikationsgeflecht integrieren lässt. Die Abstände zwischen »Arzt« und »Patient« werden – wie beim gemeinsamen Gehen und Tanzen – beweglich. Am Ende – nein, letztlich in jedem Stadium dieses permanenten Prozesses – muss man die Leiter, auf die man hinaufgestiegen ist, wegwerfen. Oder richtiger vielleicht: sie anders an die Steilwand ansetzen. Dann erscheinen Höllenfahrten auch als:

Präludien zu einer größeren Freiheit.
Und die Freude als:
Lohn der Angst und der Qualen.

Streiflichter auf dieses Geschehen, auf den Umgang mit Krankheit und auf die eigenartigen Botengänge der Seele zu werfen ist das Ziel dieses Buches. (Ich versuche die therapeutische Arbeit so transparent und zugänglich wie möglich zu machen, so dass der Leser auch ohne Therapeuten einen Nutzen davon hat und in den Prozess einer Selbstanalyse einsteigen kann. Die vorgebrachten therapeutischen Deutungen sind also nur als Hinweise und Angebote zu verstehen.) Das eben gebrauchte, sich an Ludwig Wittgenstein anlehnende Bild der Leiter, die man nach Gebrauch wegwerfen soll, taucht in anderer Form auch in der Aussage eines Zen-Meisters auf, der davon sprach, man solle den Zahn ausspucken, mit dem man alles durchgekaut hat. Oder die Vorstellung in den Schriften des englischen Arztes Edward Bach: wenn das Haus fertig ist, braucht man das Gerüst nicht länger aufzuheben.

Edward Bach war es auch, der, in seinen nachgelassenen Schriften*, von unseren »wahren Bedürfnissen« als den »Botengängern unserer Seele« sprach. Sie zu entdecken und ihnen Raum zu geben heißt, den Müll wegzuschaffen, den andere und den wir uns selbst aufgeladen

* Zitierte Werke werden, sofern sie für die gesamte hier diskutierte Thematik wichtig sind, in der Bibliographie am Schluss des Bandes nachgewiesen. Nicht sehr gebräuchliche Begriffe sind in den Anmerkungen aufgeführt.

haben, den Weg frei zu machen für das Hören und Sehen des Eigenen, des ganz und gar individuell zu gestaltenden Lebenszwecks. Mit anderen Worten: in Einklang mit der eigenen Seele zu kommen – ohne dass man sich dies als völlige Harmonie vorstellen müsste. Ein großer Meister in asiatischen Kampftechniken antwortete einmal auf die Frage, ob er denn nie aus dem Gleichgewicht komme: »Natürlich, unablässig, aber ich korrigiere mich so schnell, dass es niemand merkt«.

Gesundheit heißt nicht Abwesenheit von Krankheit, sondern benennt nur die eingeschlagene Richtung: weg von der Ergebenheit in das »schreckliche Schicksal«, hin zur selbstverantwortlichen Haltung eines Menschen, der sein eigenes inneres Gleichgewicht wieder herstellen will.

Sobald sich der Schleier etwas lüftet, die Krankheit ein wenig von dem sie umhüllenden Trauerflor befreit werden kann, werden ihre »luftigen« und kreativen Anteile erkennbar. Der Umgang mit ihr verändert sich, wird schöpferisch und in den lustvollen Dienst einer anderen Sicht der Welt transformiert.

Die Wahrnehmung schärft und weitet sich. So wandelt sich die Krankheitsgeschichte in eine Schöpfungsgeschichte – so bescheiden, klein und unbedeutend sie auch sein mag. Im eigenen Erleben kann sie aber zeitweise die »ganze Welt« sein. Draußen toben Kriege, und im Innern auch. Es gibt Grausamkeit gegen andere und seelische Grausamkeit, die man an sich selbst erfährt.

Der qualitative Sprung, der Wechsel von der selbstzerstörerischen in eine kreative Erlebensweise, ist der Kern der folgenden Ausführungen. Sie sind begründet in einer eigenen Leidens- und Glückserfahrung, die als vehementer Impuls dazu führte, das Erlebte festzuhalten. Den Aufzeichnungen dann aber eine *Form* zu geben bedeutete für mich zusätzlich, vom Leidensdruck auf die Ebene der Erkenntnis überzugehen, den Blick auf die empirische Basis zu weiten, Theorien der Gehirnfunktionen, der Wahrnehmung, der Krankheit und Heilung aufzugreifen, sie an der eigenen Erfahrung zu überprüfen und diese wiederum – wie in immer größer werdenden Spiralen – auf eine neue Seinsebene zu heben.

So ist also »Krankheit« nur der eine, sich allmählich verflüchtigende Pol dieses Buches. Der andere, maßgeblichere ist die Entzifferung ihrer Botschaft als zunehmender Reichtum der Wahrnehmung und Kreativität. Welche Form kann man den eigenen Erfahrungen geben, wenn sie nicht nur von einer Atmosphäre der »Betroffenheit« geprägt sein, sondern hinführen sollen zu Möglichkeiten, die Quellen des eigenen Lebens – des eigenen Seins – auszuschöpfen?

Zu allererst müssen diese Quellen aber überhaupt einmal zum Fließen gebracht werden. Man begeht dabei den schmalen Grat zwischen »Betroffenheits-Literatur«, nüchternem »Ratgeber« und spezialisierter wissenschaftlicher Erörterung. Dieses Buch hat eigene Erfahrungen zur Grundlage; Erfahrungen, wie grausam und »terroristisch« das Geräusch des Tinnitus empfunden wird. Wie man mit diesem Erleben eines Phantom-Geräusches, das alle Aufmerksamkeit auf sich zieht, umgehen lernt und das ganze seelische und medizinische Umfeld verstehen kann, ist Thema dieses Buches. Diese Ausführungen sollten auch das leisten, was nicht nur für die Tinnitus-Betroffenen, sondern auch für alle anderen kranken Menschen die Voraussetzung des Heilungsprozesses ist: eine Erweiterung der Wahrnehmung, eine Neubelebung der Emotionen und Aktivitäten, eine Redynamisierung der grundlegenden Lebensprozesse.

Das Buch soll einen Beitrag dazu leisten, dass sich der Trauerflor um die Diagnose »Tinnitus« lüftet, dass Krankheit nicht nur als »Hiobsbotschaft« verstanden werden muss, sondern auch als verschlüsselte »Verheißung« aufgefasst werden kann. An die Stelle der verheerenden Diagnose: »Man kann nichts machen, Sie müssen damit leben …« sollen Selbstheilungskräfte treten und ihre Wirkung entfalten. Das Buch möchte dazu beitragen, selbst die Botschaft zu entschlüsseln, die in der Krankheit liegen mag und für die eigene Entwicklung von ungeahntem Wert sein kann. Man muss ganz im Sinn des Arztes und Psychoanalytikers Georg Groddeck sagen, dass es eigentlich keine Krankheiten, sondern nur kranke Menschen gibt.

Der Tinnitus stellt ein komplexes Geschehen dar, das auf der somatischen, neuronalen, geistigen und seelischen Ebene stattfindet. Man kann es sich wie ein Theaterstück vorstellen, das gleichzeitig auf der Haupt- und der Nebenbühne, auf einer Drehbühne bis in die letzten Winkel der Hinterbühne, der Requisiten und Masken spielt, das Publikum eingeschlossen.

Das in einem oder in beiden Ohren wahrgenommene Klingeln, Zischen, Pfeifen oder Sausen hat einen okkupatorischen Charakter: das Geräusch möchte alle Rollen übernehmen und immer im Rampenlicht stehen. Dabei ist es unwirklicher als alles um es herum. Es ist ein virtuelles Geräusch. In dieser Eigenschaft zeigt und verbirgt es sich, greift an und zieht sich zurück.

Nur wenn man sich auf diese schwer fassbare virtuelle Existenzform einstellt, sich auf sie einlässt und multidimensional heilende, harmonisierende Impulse sendet, erreicht man den Tinnitus. Die fehlgeleitete starre Konzentration auf das Geräusch wieder rückgängig zu machen steht im Zentrum jeder Tinnitus-Therapie.

Der von Tinnitus Betroffene ist in dem Sinne heilbar, dass er sich aus der Klammer, ja, dem Würgegriff dieses Phantoms zu befreien vermag. Das gestörte, ja oft zerstörte seelische Gleichgewicht kann tatsächlich wieder durch Rekonstruktion, Neubelebung und Neueinstellung der verschiedenen individuellen Erlebnisformen aufgebaut werden. Die schrillen Missklänge verzerrter innerer Wahrnehmung lassen sich schrittweise in Harmonie bringen. Das Konzert akustischer Empfindungen lässt sich auf eine neue Weise lustvoll erleben. Das Spektrum der Wahrnehmung und der emotionalen Reaktionen kann nach Integration des Tinnitus sogar viel breiter und voller werden. Der Tinnitus ist – wie jede andere Krankheit auch – eine Art Zen-Meister, der uns die Fragilität der eigenen Existenz neu zu Bewusstsein bringt und die Botschaft übermittelt, Teil des Ganzen zu sein. In der Aufhebung von Gegensätzen, Polarisationen und Abspaltungen liegt die Chance der Heilung. Die Ohren sind das Hör-Organ, aber im weiteren Sinn hört man mit der Seele.

Die Seele hört, und ich höre auf die Seele. – So könnte eine Maxime, ja, ein Mantra zur Selbstheilung lauten.

Noch ein anderer bildlicher Vergleich kann dies gut verdeutlichen: Stellen Sie sich ein im Wasser liegendes Boot vor mit einer kleinen lecken Stelle, links, etwas über der Wasseroberfläche. Die »lecke« Stelle soll den »Riss« in der Wahrnehmung beim Tinnitus symbolisieren.

Solange das Boot im ruhigen Wasser liegt, dringt vielleicht gelegentlich, bei kleinen Wellen, etwas Flüssigkeit ins Boot, das aber mühelos mit einer Blechdose auszuschöpfen ist. So ist es auch bei einer Hörwahrnehmungsverzerrung: Ist das gesamte körperlich-geistig-seelische System im Gleichgewicht, gleichsam in »ruhigen Gewässern«, würden etwa eine geringe Einschränkung der Hörfähigkeit und ein leichtes Ohrensausen keine besonderen Probleme bereiten. Gerät aber das ganze System ins Wanken, wird also das Selbstbild des an Tinnitus Leidenden entscheidend in Frage gestellt und sein Gleichgewicht insgesamt zerstört, dann tritt dasselbe wie bei dem Boot ein,

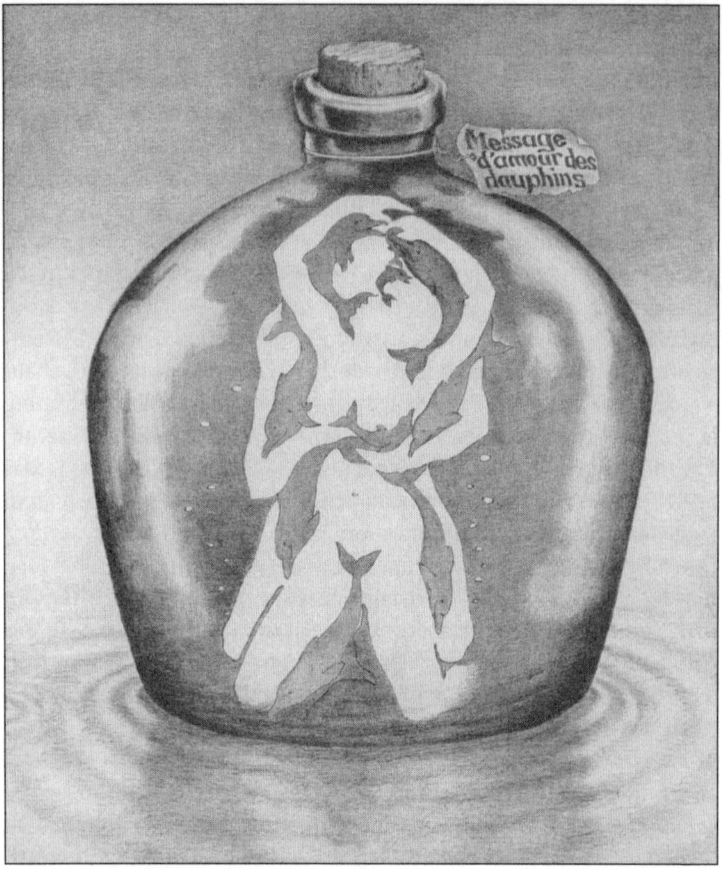

Dieses Vexierbild – »Die Liebesbotschaft der Delphine« – offenbart die Begrenzung und die Weite unserer Wahrnehmung: Hat sich unser Blick auf die Konturen der beiden Liebenden versteift, nehmen wir alles um sie herum als graue Fläche wahr. Weitet sich dagegen der Blick und wird die Aufmerksamkeit in ihrem Fokus umgelenkt, sehen wir plötzlich die munteren Delphine und um sie herum weiße Fläche.

Diese Besonderheit der Wahrnehmung ist von großer Bedeutung im individuellen Umgang mit dem Tinnitus: Es gilt, die Starrheit und Fixierung (auf das Geräusch) aufzulösen und damit die Flexibilität zu stärken. So entfaltet sich das spielerische Element, das uns beim Betrachten dieses Vexierbildes so selbstverständlich ist. Das Quälende des Tinnitus ist aber offenbar auch in diesen spielerischen Bildern enthalten. Warum sonst hießen sie Vexierbilder, was sich ableitet von vexare = quälen?

wenn dieses heruntergezogen wird und tiefer liegt: es dringt mehr Wasser ein, als entfernt werden kann. Wenn das Boot über einen bestimmten kritischen Punkt hinaus niedergedrückt wird, so dass ständig mehr Wasser durch das Leck eindringt, als ausgeschöpft werden kann, dann ändert sich die Lage dramatisch. Je mehr Wasser zusätzlich eindringt, desto tiefer wird das Boot gedrückt. Dies ist ein typischer Fall von sich fortsetzender Rückkopplung; ein Teufelskreis entsteht.

Das Boot sinkt tiefer und tiefer, wie auch der Tinnitus-Patient, der in seiner Krise tiefer in die Verzweiflung und Aussichtslosigkeit seiner Situation hinuntergedrückt wird. Ein neuer Zustand des (negativen) »Gleichgewichts« ist erreicht. Ohne Hilfe von außen ist in dieser Situation in der Mehrzahl der Fälle keine Rettung möglich.

Es gilt, das Boot – das heißt den körperlich-geistig-seelischen Zustand – mithilfe verschiedener Maßnahmen und Therapien, etwa der *Retraining-Therapie*, anzuheben, zumindest so lange, bis der Bootsinsasse wieder selbst das Wasser ausschöpfen kann.

Oft scheint es so, dass das Tinnitus-Leiden die Betroffenen depressiv macht. Bei genauerer Betrachtung muss man aber auch erkennen, dass der Tinnitus oft nicht die Ursache der Depression ist, sondern ihr nur neue Nahrung gibt.

Die Depression hat etwas Versteinertes an sich; sie ist erstarrte Melancholie. An sie ist mit Wut nur schwer heranzukommen. Deswegen sollten die Phasen der Melancholie genutzt werden.

Anders verhält es sich mit der Trauer. Sie ist ein wertvolles Gefühl für die Selbsterfahrung und die seelische Entwicklung. Sie hat einen realen Bezug zu einem realen Verlust und verweist auf frühe Verluste. Wenn man in die Trauer hineingeht, löst sie sich mit der Zeit auf. Sie verbraucht ihre Energie und schafft Raum für die Freude.

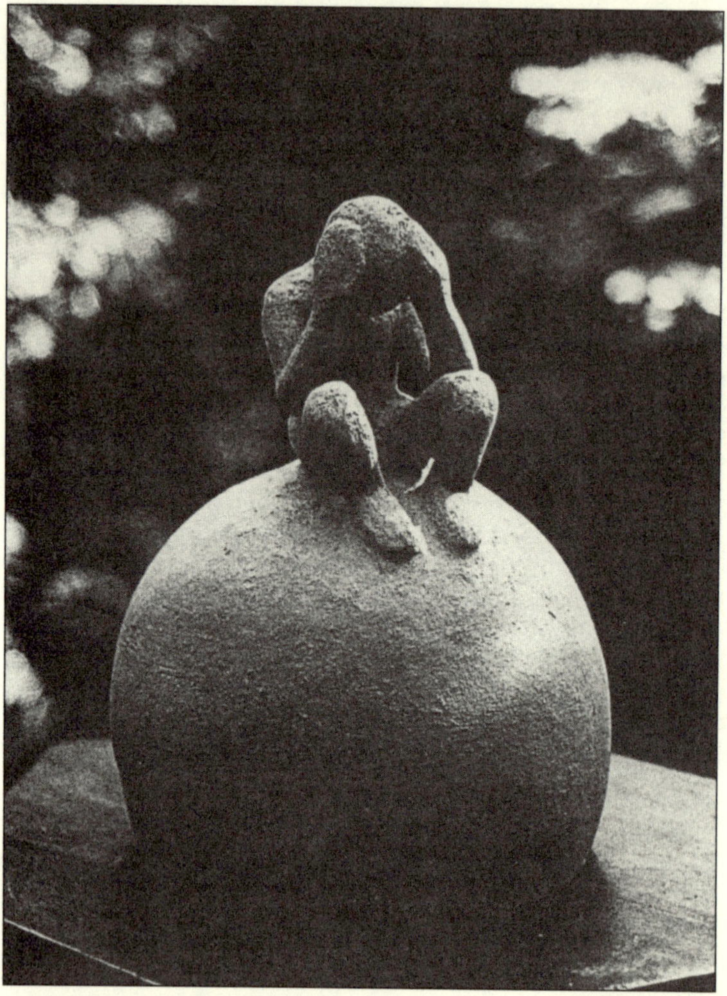

Der auf dieser Skulptur (»Der Denker«) von Bernhard Malin abgebildete Mensch ist verzweifelt. Er vergräbt sein Gesicht. Es blickt nicht in die Welt. Wo ist sein Lachen geblieben? Das Lachen ist ein Elementarteilchen des Lebens. Tragisch das Schicksal derer, bei denen die Lachmuskeln durch eine spezielle Stoffwechselerkrankung blockiert sind (»Möbius-Syndrom«[1]). Diese Menschen haben nur einen Wunsch, einmal lachen zu können. Andererseits gibt es bei der Krankheit Tetanus den sogenannten »Risussardonikus«, den Zwang, das Gesicht zu einer grinsenden Fratze zu verziehen, auch wenn einem gar nicht zum Lachen zumute ist, weil man im Grunde todkrank ist.

Dank

Man schreibt ein Buch niemals allein. Das Buch kristallisiert sich aus jahrelanger Lebenspraxis und der Energie dessen heraus, der als »Autor« zeichnet, mitgeformt durch »Co«-Autoren, Freunde, partizipierende Mitgestalter im Umfeld der Arbeit. Von ihnen will ich vor allem Christian Hellweg, Anne Palmer, Hans-Georg Kraft und Lerinha nennen. Frederik Vahle verdanke ich einige gleichnishafte Geschichten und Peter Greb eine alte, neue Philosophie des Gehens. Lisa Witasek war mir eine wertvolle Begleiterin, Rainer Pliess, Harald Fetting, Walter Pfeiffer und Peter Schneller, Constantin von Barloewen und Rolf Wintermeyer gute Berater. Für das »Unternehmen Buddha« werde ich Grit Baecker immer dankbar sein. Ohne Roshi hätte sich der Trauerflor nicht gelichtet. Gisela Bromba hat sich durch das Labyrinth der Seiten bestens hindurchgefunden.

1.
Notfall Tinnitus: Die Augenblicke nach der Diagnose

»Sie haben Tinnitus.« – »Was kann ich dagegen tun?« – »Wir werden es mit Infusionen versuchen, und ich werde Ihnen ein Medikament verschreiben.« – »Wie lange dauert die Behandlung?« … – Die darauf folgende Antwort des HNO-Arztes erfüllt fast jeden Patienten (vor allem wenn er ein positives und gläubiges Verhältnis zur Medizin hat) mit tiefem Schrecken: Über die Dauer der Behandlung könne man nichts sagen, und es sei überdies höchst ungewiss, ob überhaupt irgend etwas helfe.

Es gibt bis heute kein Heilmittel, das man etwa in Form einer Pille oder Infusion verabreichen könnte und das den Tinnitus mit Sicherheit oder auch nur mit hoher Wahrscheinlichkeit beseitigen würde.

Es verlangt viel Feinfühligkeit vom Arzt, diese Botschaft so zu vermitteln, dass der Betroffene nicht in Panik gerät oder traumatisiert wird. So erschreckend die Tatsache, dass es kein Medikament zur sicheren Beseitigung des Ohrgeräuschs gibt, im Augenblick der Mitteilung auch ist, so kann doch darin zugleich eine große Hoffnung stecken: Doch dies erfordert einen anderen Zugang zu Krankheit und Leiden.

Man braucht einen verständigen und kundigen Arzt, man braucht Freunde und Helfer, die bereit sind, sich auf dieses ganz »spezielle« Leiden Tinnitus einzulassen. Das »System Familie« hat dabei zwei ganz unterschiedliche Seiten: Zum einen ist es ein wichtiges Auffangnetz in solch einer gravierenden Situation; zum andern aber kann es gerade Teil einer tiefen seelischen Krise sein, die mit auslösend für den Tinnitus war. Dann hat der Betroffene vielleicht eher den Wunsch, sich von der Familie abzulösen, um zu neuer Autonomie zu finden.[2]

Da jede Krankheit immer auch einen »Symptomgewinn« hat – man wird mehr umsorgt, wenn man leidet, man erzwingt sich gleichsam Zuwendung –, hat der Versuch, zu größerer Souveränität zu finden, auch den Vorteil, dass man die Krankheit weniger funktional einsetzt. In jedem Fall ist es wichtig, die Aufmerksamkeit für die Rollen und Funktionen zu schärfen, die man selbst und die die anderen Mitglieder der Familie, und, im weiteren Sinne, die Freunde und Kollegen im eigenen Lebens-Spiel einnehmen. Je größer dabei die Öffnung nach außen wird, desto heilsamer ist dies. Sich einzuschließen und abzukapseln, im Leid zu erstarren ist das Schlechteste, was man tun kann. Die Erstarrung und Konzentration auf das peinigende Ohrgeräusch ist gerade die Haltung, die den Tinnitus stärkt und zum Herrscher macht.

Es ist schwer vorstellbar, dass ein unter Tinnitus leidender und existenziell bedrohter Mensch ein wirksames Medikament, auch wenn es erhebliche Nebenwirkungen hätte, ablehnen würde, genauso wenig wie man darauf verzichten würde, Hilfsmittel einzusetzen, z. B. dem Phantomgeräusch einen »Masker« aufzusetzen, wenn es dadurch dauerhaft unhörbar gemacht werden könnte. Der »Noiser« (ein Geräusch erzeugendes Gerät, das im Ohr getragen wird und ein »Rosa-Rauschen« produziert) nimmt da einen anderen Platz ein, denn er ist nur Teil einer lange andauernden *Retraining-Therapie*[3], in der man vor allem lernt, die Wahrnehmung umzulenken. Der »Noiser« ruft sogar teilweise eine gewisse Angst hervor, weil bei der Benutzung zusätzlich zu dem Tinnitus-Geräusch noch ein weiteres Geräusch *absichtlich* in den Hörvorgang eingespielt wird.

Nach meiner Erfahrung ist ein fein abgestimmtes Wechselspiel von Techniken und Hilfsmitteln im Rahmen der *Retraining-Therapie* und einem psychotherapeutischen Prozess nötig, um dem komplexen Tinnitus-Geschehen gerecht zu werden, falls dieses elementar das Leben, den Alltag und Beruf des Betroffenen beeinträchtigt. Geht man ganz auf die Ebene der Techniken, *über*schätzt man deren Bedeutung und erliegt der Illusion, als könne der Tinnitus von außen geheilt werden. Verlässt man sich hingegen völlig auf die Selbstheilungskräfte, im Rahmen einer therapeutischen Bearbeitung des Lebensdramas, *unter*schätzt man die Dramatik des Tinnitus im täglichen Erleben.

So wie das Pendel zwischen Glücksgefühlen angesichts von Fortschritten auf der einen Seite und Leidenserfahrungen wegen des andauernden Geräuschs auf der anderen Seite bei jedem Betroffenen ganz unterschiedlich weit ausschlägt, so ist auch die anzuwendende – integrative (mehrere Ansätze kombinierende) – Therapie in jedem

Fall individuell auszutarieren. Dabei ist es besonders wichtig, dass der Therapeut sensibel auf die Erlebensweise des Patienten eingeht und dessen Überempfindlichkeiten (etwa gegenüber der wechselnden Lautstärke des Geräuschs) und Fragen (etwa in Bezug auf die rätselhafte Symbolik des Geräuschs) ernst nimmt. Empfindet jemand den Tinnitus zum Beispiel wie einen Skorpion, der sich festhakt, oder wie eine Schallplatte, die scheppert, oder eine CD, die »nicht weitergeht«, die »auf der Stelle tritt«, dann gilt es, diese Vorstellungen aufzugreifen, sie wörtlich wie auch symbolisch zu verstehen und damit zu arbeiten.

Als Betroffener und als Therapeut kann man sich das schmerzliche Tinnitus-Leiden besonders gut an dem bereits angedeuteten Vergleich verdeutlichen:

Der stark, ja lebensbedrohlich unter Tinnitus leidende Mensch befindet sich in einer labilen Situation: Gleich einem Menschen in halb mit Wasser gefülltem Boot riskiert er entweder ganz nach unten – gleichsam unter die Wasseroberfläche – gedrückt zu werden oder sich nach und nach »freizuschwimmen«, sein Boot ins Trockene zu bringen. Ein Boot, das unter Wasser liegt, lässt sich nicht, auch wenn man noch so kräftig Wasser schöpft, nach oben ziehen. Analog dazu kann einem Boot, das gut im Wasser liegt, hereinspritzendes Wasser nichts anhaben. Der Tinnitus-Patient befindet sich in der Mitte, zwischen den beiden Extremen: nicht in ruhigem Gewässer, nicht in Sicherheit, aber auch nicht völlig unter Wasser. In seinem labilen Zustand ist jede seiner (emotionalen) Bewegungen von immenser, übersteigerter Bedeutung; jede entscheidet über mehr rettende Freiheit oder aber mehr Verzweiflung. Seine verzerrte Aufmerksamkeit registriert jeden Ausschlag am »critical point« in Richtung »Verdammnis« oder aber »Erlösung« mit äußerster Sensibilität.

Etwas für den Tinnitus sehr Charakteristisches, das in diesem Bild auch deutlich wird, ist die Schwierigkeit, sich das erlebte Leid vorzustellen, wenn das Boot wieder sicher im Wasser liegt, und andererseits die Erinnerung an dieses mögliche Glück festzuhalten, wenn gerade wieder einmal viel Wasser ins Boot läuft. Dann ist es hilfreich, sich die phantomhafte Natur des Tinnitus klar zu machen: Seine destruktive Macht übt er nur im eigenen Erleben aus. Für sich autonom existiert er gar nicht. Der Tinnitus ist ein Symptom, das immer auch ein seelisches Geschehen zum Ausdruck bringt: eine Instabilität, eine Überforderung und Ausweglosigkeit, in die man hineingeraten ist. Man

»weiß nicht mehr ein noch aus«, man »fühlt sich eingesperrt«, etwas »geht nicht weiter«, etwas »tritt auf der Stelle« – all diese Eindrücke, die im Verlauf einer Tinnitus-Therapie geäußert und immer wieder als Erlebensmomente und Gefühle schon *vor* dem Tinnitus beschrieben werden, finden sich dann symbolhaft im Tinnitus wieder.

Ich habe lange Zeit überlegt, wie man diese Macht des Tinnitus sowie die Möglichkeiten, sie zu brechen, noch eingehender bildlich darstellen kann, um sowohl dem Therapeuten als auch den Betroffenen und deren Angehörigen eine allgemeine Vorstellung zu vermitteln, in der aber möglichst viele Einzelfälle mit ihren Hauptmerkmalen vertreten sind. Wir haben es ja – wie auch etwa bei Phantasien und Träumen – mit etwas individuell Erlebtem zu tun, das sich nicht in der materiellen Welt wieder findet. Bei Phantasien, Träumen oder etwa Schmerzempfindungen können wir uns – diese Erfahrung haben wir immer wieder gemacht – zuweilen gut, oft aber auch gar nicht mit anderen auf einer tiefen emotionalen Ebene verständigen.

Extrem groß ist die Kluft bei einem permanenten Ohrgeräusch, das allen Außenstehenden höchst obskur erscheint. Theoretisch kann man es nicht erfühlen. Um so wichtiger ist es für die Patienten, aber auch für die Ärzte und Therapeuten, Beschreibungen, Umschreibungen und bildliche Annäherungen zu Hilfe zu nehmen.

Dies soll mit der folgenden Bildserie versucht werden. Die Abbildungen auf Seite 31 sind Darstellungen aus der Mathematik. Sie sind dort unter dem Namen »Mandelbrot-Mengen« weltberühmt geworden und gelten als die schönsten und kompliziertesten mathematischen Objekte, die jemals sichtbar gemacht worden sind. Es sind eindrucksvolle Gegenstücke zu dem, was man in der Musik »Thema und Variation« nennt: Ein Thema wird in Variationen wiederholt. Die Struktur dieser Mengen ist besonders reich an Harmonien und verblüffenden Überraschungen. Die schier unbegrenzte Vielfalt dieser Strukturen kann auf dem Bildschirm des Computers sichtbar gemacht werden.[4]

Als ich – auf der Suche nach einer Visualisierung des Tinnitus – die so genannten »Mandelbrot-Mengen« entdeckte, war ich wie elektrisiert und von großer Freude erfüllt. Ich erkannte in diesen Strukturen und Gestalten sofort wieder, was mir als das entscheidende Prinzip bei der Tinnitus-Therapie erschienen war: die Umwertung einer hässlichen Gestalt in eine schöne Gestalt.

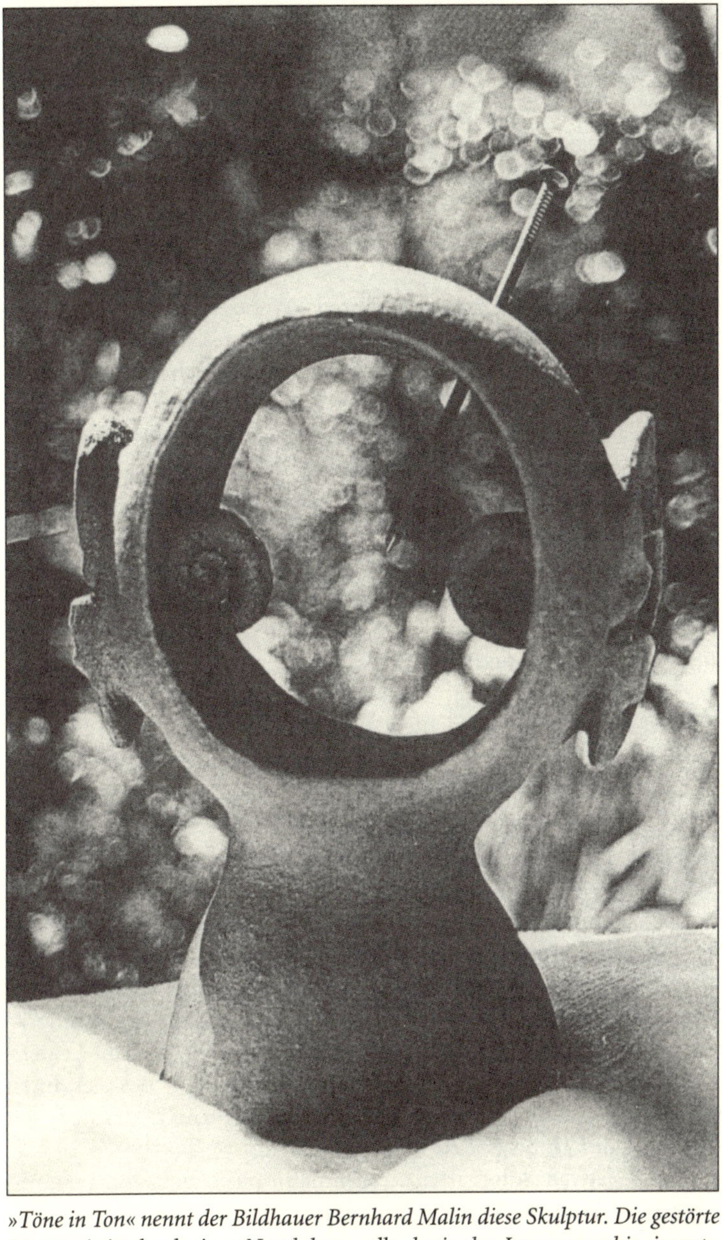

»Töne in Ton« nennt der Bildhauer Bernhard Malin diese Skulptur. Die gestörte Harmonie ist durch einen Nagel dargestellt, der in den Innenraum hineinragt.

Die »Mandelbrot-Mengen« können dem Betrachter den reinsten Schrecken einjagen – in ihrer bizarren, zerklüfteten, zerrissenen Form mit ihren unzähligen Zacken und Ausuferungen –, oder sie können dem Betrachter ein geradezu maßloses Glücksgefühl bescheren. Sie sind unendlich vielgestaltig, wandelbar, gleichzeitig mikroskopisch klein und von kosmischer Größe. Genau dies ist die Aufgabe des Tinnitus-Betroffenen: die vom Erstarren bedrohte Zackengestalt des Tinnitus wandelbar zu halten und in immer neue, *schöne* Formen zu überführen.

Es ist wie bei einem so genannten »Wunderblock«; das ist eine Schreibunterlage, die aus einem Wachspapier und einem darüber gespannten Blatt besteht. Die auf dem Blatt gemachten Notizen lassen sich durch eine einfache Berührung, in dem man mit der Hand über die Tafel streicht, zwar oberflächlich löschen, bleiben aber auf der tieferen Schicht erhalten. Hält man den Wunderblock gegen das Licht – oder analog dazu: betrachtet man die Glücks- und Leidenserfahrungen im Fokus der Erinnerungsarbeit –, dann werden die einmal gemachten Aufzeichnungen sowie die erlebten Szenen wieder erkennbar und gehen mit den neuen Zeichen die vielfältigsten Verbindungen ein. Irgendwann haben sich die ersten und die späteren Eindrücke und Bilder bis zur Unkenntlichkeit überlagert.

Versuchen Sie beim Betrachten der Abbildungen, die auch noch an späteren Stellen dieses Buches in neuen Variationen auftauchen, die Vielgestaltigkeit des Tinnitus-Phänomens vom akustischen ins visuelle System zu überführen und sich bildlich vorzustellen. Vielleicht erfüllt sich dann die Verheißung der Schlussbemerkung: »Von der Sirene zur Symphonie«.

Die Aufgabe bei der Heilung besteht darin, neue Aufmerksamkeitsfelder und Interessen in den gestörten Innenraum hereinzulassen und zu beleben. Auf diese Weise wird die Frage, ob der Tinnitus noch »da« ist, zweitrangig. Er wird *beiseite* geschoben, aus der Aufmerksamkeit abgedrängt. So beginnt die *Heilung* des am Tinnitus Leidenden. Die Störungen im Selbstbild – darstellbar zum Beispiel durch Nägel oder Zacken – werden aufgelöst, harmonisiert. Das bedeutet »Heilung des Tinnitus-Betroffenen«.

Die negativen Botschaften werden dann nicht mehr mit zerstörerischer Wirkung ans Gehirn weitergegeben. An die Stelle dieser Koppelung tritt die Belebung neuer Aufmerksamkeiten und Interessen.

So bemerkte ein Patient treffenderweise: »Der Tinnitus hat seine Zacken verloren.« Eckige, kantige Linien wurden dann durch Kreisformen ersetzt.

Ohne Üben gelingt dies nicht. Wie ein Yogi – in der gleichen Haltung der Gelassenheit und Konzentration auf die eigene Mitte – muss man die Entkoppelung der Aufmerksamkeit vom Störfeld üben. Die Aufmerksamkeitsscheinwerfer werden auf andere Zielobjekte neu eingestellt.

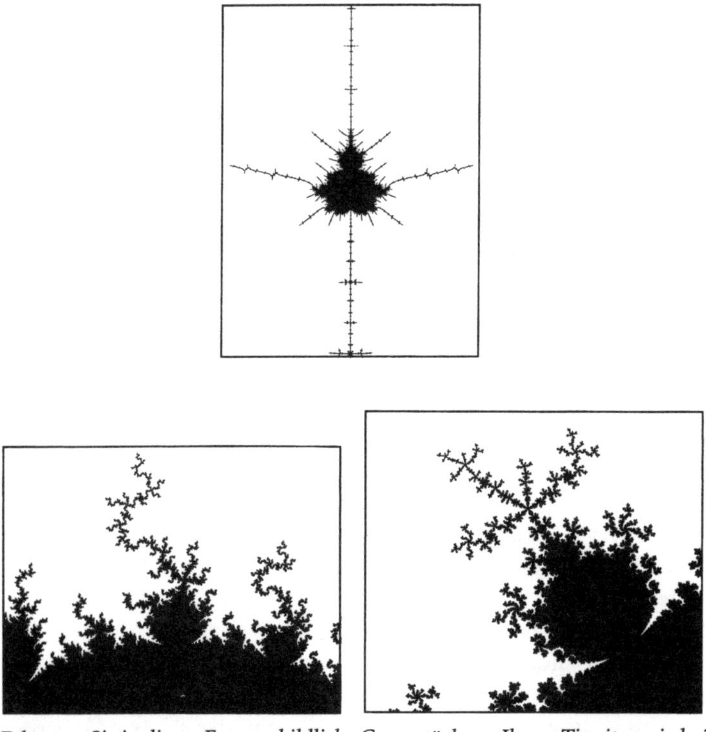

Erkennen Sie in diesen Formen bildliche Gegenstücke zu Ihrem Tinnitus wieder? Nehmen Sie diese Gebilde als Anregung, um Ihr Geräusch, wie Sie es hören, zu zeichnen.

2.
Wenn Sehen und Hören »verwundet« sind. Über eine plötzliche Veränderung der Wahrnehmung von Welt

Heute erschien mehrere Male am Himmel, direkt vor meinem Fenster, ein Regenbogen, der die ganze sichtbare Weite des Meeres überwölbte. Ein riesiger Bogen aus Licht und Farbe, der einem Himmelstor glich. Freudig nahm ich ihn wahr, was sich noch steigerte, als sogar mehrmals ein doppelter Regenbogen erschien und immer wieder seine Stellung am Himmel variierte.

Würde sich dieses Schauspiel jeden Tag mehrmals abspielen, hätte sich das Auge schnell daran gewöhnt und es erschiene ihm nicht mehr als Sensation, sondern als Alltäglichkeit, so wie der restliche Himmel auch.

Ja, man kann noch einen Schritt weitergehen: Wären wir gewohnt, den Himmel stets durch die Farben des Regenbogens wahrzunehmen, erschiene uns auch dies als normal und würde uns nicht weiter erstaunen oder gar irritieren. Anders verhielte es sich schon, wenn der Regenbogen nicht für alle sichtbar am Himmel erschiene, sondern nur in der Wahrnehmung einiger Menschen vorhanden wäre, wenn also die Betroffenen plötzlich, durch irgendeine innere Veränderung, den Himmel nicht mehr so sehen würden wie alle anderen, sondern auf ganz eigene Weise, wie durch regenbogenfarbige Filter. Da ihre abweichende Wahrnehmung eines Regenbogens den anderen Menschen befremdlich erschiene, würden sie an sich selbst zu zweifeln beginnen und den früheren Zustand herbeisehnen; sogar dann, wenn es sich um die schönsten Farben handelte, die, mit anderen Menschen zusammen wahrgenommen, große Freude hervorrufen. Welch eine Irritation muss da erst eine innere Veränderung des Auges oder des Ohrs bewirken, wenn damit nicht helle, leuchtende Farben und harmonische Klänge, sondern grelle Farben und schrille Geräusche verbunden sind! Und genau dies ist, in Bezug auf das Hören, bei einem Phantomgeräusch der Fall.

Das Regenbogenbeispiel sollte einen ersten Hinweis auf die Fragilität dessen geben, was wir als eine normale, alltägliche Wahrnehmung begreifen. Bereits kleine Veränderungen, im Besonderen aber tiefer greifende Irritationen schon einer einzelnen Sinneswahrnehmung können auf tragische Weise unser ganzes Weltbild zerstören, indem sie verhindern, dass wir unsere Eindrücke von Sehen, Hören und Fühlen integrieren, in Raum und Zeit verorten und zu einem Ganzen fügen.

Eine kleine Wunde am Finger, ein Zahnschmerz, ja nur eine Gräte oder irgendein sperriger Essensrest zwischen den Zähnen, allein dies schon genügt, um die ganze Aufmerksamkeit auf sich zu ziehen, uns von der Totalität der Wahrnehmungsvielfalt abzulenken. Extremer noch, wenn die Ursache ein seelischer Schmerz ist, der die Welt um einen herum in einen Nebel oder in eine wenig konturierte, verschwommene Masse einhüllt und verdunkelt. Während man problemlos an der Nase vorbei sieht, die ja auch im Gesichtsfeld liegt, oder die Brille vergisst, durch die man auf ein Buch oder einen Menschen schaut, während man nicht beständig an die Schuhe, die Hose oder das Hemd denkt – Dinge, die man trägt und die Teil des äußeren Körpers sind, mit dem man sich in der Umgebung bewegt –, während all dies die Wahrnehmung nicht stört und wenig oder überhaupt nicht bewusst ist, gibt es physische und psychische Irritationen und Sensationen, die das Sehen und Hören grundlegend beeinträchtigen, ja, wie ein Stachel im Fleisch wirken können, der einen unablässig peinigt. Das Wahrnehmungsfeld wird dann eingeengt und verzerrt; das Gesehene getrübt durch einen Schmerz, der ganz woanders lokalisiert ist und gar nichts mit dem zu tun haben muss, was vor den eigenen Augen vor sich geht und was das Hörfeld umspielt. Solange das Kind unbeobachtet den Dorn aus dem Zeh zieht, tut es dies mit Eleganz und Sicherheit. Sobald es aber beobachtet wird, fängt es an zu zittern. So ist es auch mit der Wahrnehmung: Wenn sie sich selbst wahrnimmt, gerät sie ins Stocken; dann kann es zu einem »circulus vitiosus« kommen.

Wie nehme ich wahr?

Diese Frage stellt sich nicht oder nur augenblicksweise, solange ich »eins« mit dem Wahrnehmen bin. Erst in der Distanzierung – aufgrund einer philosophischen oder naturwissenschaftlichen Betrachtung und Untersuchung – oder aber in der Folge einer körperlich erfahrenen Einschränkung oder aber zumindest Veränderung, drängt sich die Frage nach den Bedingungen und Umständen von Wahrnehmung auf.

Verliert jemand plötzlich bei einem Unfall die Sehfähigkeit, den Hör- oder Geruchssinn oder wird in seinem sinnlichen Vermögen maßgeblich eingeschränkt, wird das Wahrnehmen von Dingen und Menschen, von Landschaften und Situationen als ein gleichermaßen komplexer und geheimnisvoller und auch befremdlicher Vorgang erkennbar. Das scheinbar Selbstverständliche lässt sich dann als ein kunstvolles Konstrukt unendlich vieler Partikel und Aktivitäten erahnen.

Der Philosoph Gernot Böhme hat in seiner Wahrnehmungslehre, *Aisthetik*, die für jede Wahrnehmung maßgeblichen Anteile – wie etwa »Atmosphären«, »Atmosphärisches«, »Befindlichkeit«, »Szenen«, »Zeichen und Symbole« aufgeschlüsselt. Ganz am Anfang jeder Wahrnehmung steht immer das Spüren von Atmosphären, von denen man affektiv betroffen ist. So spürt man etwa beim Sirren einer Mücke zuerst die Bedrohlichkeit der Atmosphäre, noch bevor man das Geräusch identifiziert hat. Der Raum um uns herum ist gleichsam »gestimmt«, es gibt so etwas wie einen Anflug von Stimmungen, in die man »gerät«. Man stimmt sich ein, man lässt sich mitreißen, ein Gespräch hat eine gute Atmosphäre oder Schwingung, ein Mensch oder eine Situation umfängt einen, usw.

Allein die Tatsache, dass die Außenwelt im Auge sich abbildet oder im Ohr wie in einem Echoraum widerhallt, ist Tausenden und Abertausenden von Botschaftern und wundersamen Zuträgern zu verdanken, an die man zuvor niemals gedacht hatte. Erst ein Ausbleiben oder der völlige Verlust von Nachrichten, von Reizen/Impulsen oder gar das Auftreten von Falschmeldungen zeigen Konturen eines schöpferischen Vorgangs, den wir *Wahrnehmung* nennen.

Man kann nun ganz verschiedene Wege beschreiten, um die Wahrnehmung zu erläutern: entweder in Form einer philosophischen oder naturwissenschaftlichen Untersuchung oder mehr auf der Ebene persönlicher Erfahrung, die dann zu allgemeineren Erkenntnissen hinführt. Ich wähle diesen letzten Zugang und werde mich vor allem auf *einen* Sinnesvorgang, das Hören, konzentrieren.

Der Arzt und Psycholinguist Alfred A. Tomatis hat vom »Klang des Lebens« und vom Ohr als »Organ der Menschwerdung« gesprochen. Das »Hören« und das »Horchen« bilden die letzte Entwicklungsstufe im Austausch des Organismus mit sich selbst und der Umwelt.

Zugleich ist das Ohr für eine ursprüngliche, ja archaische Art der Kommunikation als Energieaustausch verantwortlich.

Der Begriff Energie – der hier nicht im streng physikalischen Sinn gebraucht wird – meint eine Art »Nahrung«, mit der das Ohr das Gehirn versorgt und die Körperfunktionen zu einem Teil harmonisiert. Das Ohr ist in diesem Sinn an der »Energieversorgung« von Körper und Geist maßgeblich beteiligt. Es fungiert, so Tomatis, als »Dynamo«, der die Energie in Nervenimpulse umwandelt und an das Gehirn weiterleitet. Besonders »nahrhaft« für das Gehirn seien von dieser so genannten »Cochlea-Energie« die hohen Töne, sie sind gleichermaßen »›vitaminreiche‹ akustische Reize«. »In dem Bereich, der diese Hochfrequenztöne empfängt, enthält die Schnecke eine besonders große Zahl von Corti-Zellen, was die ›aufladende Wirkung‹ solcher Töne erklären könnte. Vom Standpunkt der Physik aus gesehen, entspricht eine höhere Frequenz einer größeren Zahl von Schwingungen pro Sekunde, sodass das Gehirn dadurch mehr Energie erhält.«[5]

Bevor ich dieses Buch schrieb, war mir die überragende Bedeutung des Hörens für das seelische Gleichgewicht und für die energetische Aufladung des Gehirns überhaupt nicht in diesem Umfang bewusst. Erst ein einschneidendes persönliches Erlebnis und das damit einhergehende Symptom lenkte meine ganze Aufmerksamkeit auf den Vorgang des Hörens und des Hörorgans. Ein plötzliches Ohrensausen, Tinnitus, es trat bei mir in der Folge einer traumatisch erlebten Trennung auf.

Die Art, wie zwei Partner die Trennung, sofern sie nicht von beiden erwünscht ist, erleben, ist diametral entgegengesetzt. Wer verlassen wird, sieht nur den Verlust und hat erst einmal kein Auge für den möglichen Gewinn. Wer dagegen die Trennung willentlich vollzieht, sieht den Gewinn in strahlendem Licht, in keinem Verhältnis zum Verlust. Der eine blickt gebannt auf das Gewesene, der andere auf das Zukünftige.

Gleichsam als Ersatz für den nicht mehr anwesenden geliebten Menschen hatte sich ein nur für mich selbst hörbares Rauschen und Pfeifen im Ohr eingenistet. Unmöglich, davon abzusehen, darüber hinwegzuhören, es aus der Wahrnehmung auszuschalten. Es war allgegenwärtiger, als es ein Mensch überhaupt sein kann. Es war sowohl ständig *in* mir als auch ein Teil von mir, durchwirkte und erfüllte mich, so wie es vorher der andere Mensch getan hatte.

Phantome, das war sicher, waren sie beide: Den Menschen, den ich geliebt hatte und dem ich nachtrauerte, hatte es so nur in meiner Bilder-Welt und in meiner Vorstellung gegeben. Und die Geräusche, die ich hörte, existierten nur in meiner ganz und gar subjektiven Wahrnehmung, waren von niemandem außer mir zu hören und auch von keinem Gerät adäquat zu messen.

Ein Phantom existiert nur in der subjektiven Vorstellung und Wahrnehmung.[6] Es hat keine wirklich adäquate Entsprechung in der gegenständlichen, so genannten realen Welt. Es hat aber eine Wirklichkeit, in dem Sinne, dass es im einzelnen Menschen agierend geradezu katastrophale Wirkungen auf die Wahrnehmung der gegenständlichen Welt ausüben kann. Diese phantasmatisch veränderte Wahrnehmung ihrerseits kann den Menschen zu Handlungen veranlassen, die Fakten schaffen und somit auch die gegenständliche Welt verändern können.

Ein Phantom hatte sich also in meiner Wahrnehmung eingenistet, sich zwischen mir und der Welt eingerichtet. Durch diese »Brille« hindurch nahm ich fortan die Außenwelt wahr, und je mehr Aufmerksamkeit ich dem Phantom schenkte, das heißt, je mehr ich mich von seiner rätselhaften Anwesenheit bestimmen ließ, desto dominanter, lauter, raumgreifender wurde es. Also ein *circulus vitiosus* – die Aufmerksamkeit, die der Tinnitus auf sich zieht, macht ihn noch lauter und quälender. Und umgekehrt, je lauter er wird, desto mehr Aufmerksamkeit zieht er wiederum auf sich. Er zapft alle Energie ab, mit der man sich auf anderes konzentrieren könnte und müsste, und nährt sich gleichsam damit wie ein Vampir, wie ein Schmarotzer, nutzt seine neu gewonnene Stärke, um noch zerstörerischer wirken zu können.

Chancenlos ist man dem Geschehen ausgeliefert, fühlt sich ohnmächtig und eingekerkert in einen geschlossenen Kreislauf. Wo, an welchem Punkt könnte es eine Öffnung geben, durch die man ins Offene und Freie käme, um zurück in die gewohnte Wahrnehmung von Welt zu gelangen?

Einen Weg zurück gibt es im Leben nicht. Eine andere, freiere und beglückende Lebensstufe ist nur nach vorwärts zu erreichen, im Zusammenspiel vieler Faktoren. In einer Art Wendeltreppengang muss man zunächst versuchen, die Botschaften zu entschlüsseln, die einem zugespielt werden, an allererster Stelle mithilfe eines Gegenüber, so wie in der Psychoanalyse im Wechselspiel von Übertragung und Gegenübertragung. Aber in diesem Fall sind die Gewichtungen anders, und das Gegenüber muss stärker wissend und deutend eingreifen. Dreh- und Angelpunkt dieses Wissens ist die Erkenntnis, dass

Geräusche zu hören nicht die Ausnahme, sondern die Regel, ja der gesunde Zustand ist. In einem schalltoten Raum nimmt nach einer gewissen Zeit jeder Mensch Geräusche im Ohr wahr. Das Gehirn deutet Hintergrundgeräusche als den Normalfall und begreift Stille nicht als die völlige Abwesenheit von Sinneszellaktivitäten.

Das Sausen oder Pfeifen, das, als Phantom, einen Menschen vollständig in seinen Bann ziehen kann, ist nur graduell von dem im Normalzustand Gehörten verschieden; es wird nur auf eine bestimmte subjektive Weise zugespitzt wahrgenommen.

Diese Zuspitzung kann sich, wie schon erwähnt, von einem traumatischen Erlebnis herleiten: zum Beispiel einem extremen seelischen oder beruflichen Stress oder einem Unfall. Die Tatsache, dass dabei auf der körperlichen Ebene auch etwas geschieht – dass im Innenohr z. B. ein paar Tausend Haarzellen zerstört werden –, ist zwar auch mitverantwortlich für den Tinnitus, aber nur im Sinne eines Auslösers. Es wären immer noch genügend Haarzellen für ein normales Wahrnehmen vorhanden, wie sich bei vielen anderen Menschen zeigen lässt, die Störungen im Innenohr haben, ohne dass sie an Ohrgeräuschen leiden würden. Erst der Einbruch eines tragisch erlebten Ereignisses in das eigene komplexe seelisch-geistig-körperliche System führt in diesem Falle zum Auftreten des Phantomgeräuschs und somit zu einer starken Beeinträchtigung der Wahrnehmung und des Lebens.

Etwas wird somatisiert, das heißt, auf einer körperlichen Ebene zum Ausdruck gebracht, was auf der seelischen Ebene nicht direkt zugänglich ist. Es liegt nun in der Natur des Tinnitus, dass auch er nur sehr bedingt direkt zugänglich, greifbar ist, da ja sein Charakteristikum die Phantomhaftigkeit ist. Etwas, was als Ereignis längst vergangen oder jemand, der als Person gestorben beziehungsweise weggegangen ist, lebt zum Beispiel chimärenhaft und gleich einem Trugbild und dabei mit peinigender Präsenz in einem weiter, mit einer derart unvorstellbaren Macht, dass die Suizidrate bei Tinnitus höher als bei jedem anderen Leiden ist und man noch vor Jahren viele Betroffene sogar in die Psychiatrie verbannt hat, versehen mit dem Etikett »Stimmenhören«, behandelt mit Psychopharmaka.

Seit altersher ist – überliefert durch altägyptische Papyri, durch Schriften der Babylonier und Griechen – der oft so genannte *virtuelle* »Sturm im Ohr« bekannt und zumeist als Behexung oder auch als körperliche Verstimmung beschrieben worden. In den asiatischen Vorstellungen hingegen werden die Geräusche eher als etwas Göttliches ausgelegt, das Ohrensausen als Gnade empfunden.

Dokumente extremer Leidenserfahrungen stellen die Aussagen Martin Luthers, Ludwig van Beethovens, Jean-Jacques Rousseaus und Friedrich Smetanas sowie einige Kunstwerke von Edvard Munchs (»Der Schrei«), Francisco Goyas und Vincent van Goghs dar. Luther sprach vom Satan als einem »schwarzen zottigen Gesellen aus der Hölle«, der dahinter stehe, Beethoven bemerkte: »Meine Ohren, die sausen und brausen Tag und Nacht, ich kann sagen, ich bringe mein Leben elend fort«, und Rousseau notierte: »Ich kann es nur als eine Art Sturm bezeichnen, was meine Glieder ergriff… Ein großes Summen der Ohren begann damit, und dieser Lärm war dreifach und später vierfach … Ein tiefes, hohles Summen, ein Murmeln, klarer als das Rinnen des Wassers, ein hohes Klingeln.« Smetana empfand das Summen und Klingeln, als stünde er »bei einem riesigen Wasserfall«: »Ich habe den Beginn meiner Krankheit schildern zu müssen geglaubt und es auf die Art darzustellen gesucht, wie es im Finale des Quartettes mit dem 4mal gestrichenen E der ersten Violine geschieht. Ich wurde nämlich vor Eintritt der völligen Taubheit viele Wochen lang zuvor immer des Abends zwischen 6 und 7 Uhr durch den starken Pfiff des As-Dur-Sext-Akkordes as es c in höchster Piccolo-Lage verfolgt, eine halbe, oft die ganze Stunde lang ununterbrochen, ohne dass ich mich davon in irgendeiner Weise hätte befreien können. Dies geschah regelmäßig täglich, gleichsam als warnender Mahnruf für die Zukunft.«

Heute unterscheidet man zuweilen noch zwischen dem Tinnitus aurium (dem Geräusch der Ohren) und dem Tinnitus cerebri (dem Geräusch des Gehirns). Besonders gravierend wird der Tinnitus (wörtlich übersetzt: »klingeln« und »laut singen«) in Verbindung mit Schwerhörigkeit und Geräuschüberempfindlichkeit (der Hyperakusis) erfahren. Hyperakusis und Tinnitus sind Fehleinstellungen der Hörbahn, also funktionelle Störungen, ohne dass Nervenstrukturen der Hörbahn geschädigt sein müssen.

Wollte man das bisher Gesagte auf einen Nenner bringen, könnte man die paradox klingende Formel wählen: Anwesenheit von etwas Abwesendem. Das im Leben nicht mehr Anwesende kann eine Entsprechung in einem körperlichen Symptom finden, das einer virtuellen Erscheinung gleicht, also im Sinne einer objektiven Gegebenheit nicht anwesend ist. Die dramatisch erfahrene Fragilität und Unbeständigkeit des eigenen Lebens erhält eine noch viel weniger gewollte Konstante in einem unablässig anwesenden imaginären, in gewissem Sinne: absurden Geräusch. Das Pfeifen und Sausen ist so permanent präsent wie der Gedanke, ja es entspricht dem Gedanken-Gerassel an den verlorenen Menschen oder etwa an den Augenblick des Verkehrsunfalls (bei dem ein geliebter Mensch starb), des Knalltraumas oder Stressereignisses, die alle als Auslöser für den Tinnitus erlebt werden können. Im Fall des Schleudertraumas kann der Tinnitus auch in das Krankheitsbild eines Hörsturzes eingebettet sein, der innerhalb weniger Stunden medizinisch behandelt werden muss.

Es gibt also, mithilfe von unmittelbar vorgenommenen Infusionen, Halswirbelsäulenbehandlungen und anderen Maßnahmen die Möglichkeit eines medizinischen Eingreifens, sofern ein äußerliches Ereignis als Auslöser für den Tinnitus klar erkennbar sowie zeitlich und örtlich zu bestimmen ist. Wenn aber zusätzlich ein komplexes seelisches Geschehen zugrunde liegt, reichen medizinische Maßnahmen allein nicht aus.

Die signifikante, vielschichtige Symbolik des Tinnitus verlangt nach einer Symboldeutung, die sich auf alle Lebensphasen des Menschen erstrecken muss. Das auslösende Ereignis ist nur die Spitze, der Endpunkt einer langen Entwicklung, die massive Manifestierung alter Muster und Lebenslinien.

Schon diese wenigen Andeutungen geben Hinweise darauf, dass die tiefenpsychologische Betrachtung des Tinnitus, wie bei jedem anderen Symptom auch, weit über das Phänomen Tinnitus selbst hinausreicht. Das Symptom erscheint geradezu als dringlicher Hinweis, eine weiterreichende Betrachtung des eigenen Lebens zu versuchen und sich in die Lebenslinien zu vertiefen, die zu dieser Zuspitzung geführt haben. Wenn auf diese Weise, über die Leidenserfahrung, bisher verdeckte Gesetzmäßigkeiten, Muster und Strukturen des eigenen Lebens zugänglich werden, erfüllt sich die berühmte Formel von der »Krankheit als Weg«. Und auf die Wahrnehmung bezogen heißt dies, wie wir später noch ausführlich darstellen werden, dass die zeitweilige Einschränkung transformiert werden und zu einer Erweiterung des Empfindungshorizonts und größeren Freiheit des Wahrnehmungsspektrums entwickelt werden muss.

Da dem Tinnitus in den meisten Fällen eine besondere seelische und berufliche Anspannung und Einschränkung der Lebensfreude vorausgeht, ist er ohne eine Veränderung der krankmachenden Faktoren und Umstände kaum auflösbar. Fatalerweise verstärkt der Tinnitus noch den seelischen, beruflichen und alltäglichen Stress, führt zu einer größeren Einschränkung des gesamten Lebens und zu einer extremen Verminderung der Energie. Aber, so verstellt die Einsicht dafür auch erst einmal sein mag, die vorbehaltlose Auseinandersetzung mit den subjektiven Bedingungen und Ursachen des Leidens kann den Teufelskreis aufbrechen, in dem sich der Betroffene gefangen hat, und wieder einen Zugang zur Lebensfreude eröffnen.

Mit dem Eintritt der Krankheit verändern sich viele der bis dahin als unabänderlich angesehenen Lebens- und Arbeitsvorstellungen oder lösen sich gar auf, andere Schmerzen und Leiden werden relativiert. Das gesamte Gefüge von krank, gesund und lebenswert verändert sich. Wenn sich nach und nach der Fokus der eigenen Krankheitsgeschichte herausschält, werden symbolische Entsprechungen zwischen dem Krankheitssymptom, dem im Ohr wahrgenommenen Phantomgeräusch und dem seelischen Verlust beziehungsweise einem anderen als dramatisch erlebten Geschehen erkennbar. Nur im Zustand eines großen Leids kann es gelingen, alte und tief liegende seelische Verknotungen zu entwirren und somit die Basis für eine dauerhafte körperlich-seelische Neuorientierung zu legen.

Eine solche Umwandlung und Umwertung lässt sich von außen, von einem anderen Menschen, nur initiieren und begleiten, niemals aber aktiv vollziehen. Dies liegt einzig und allein im Möglichkeitsfeld des Betroffenen selbst. Kein Arzt, kein Therapeut kann die subjektive Wahrheit des individuellen Tinnitus eines Menschen durch Untersuchungen herausfinden. Die Geschichte erzählen kann immer nur derjenige, der sie in der Einzigartigkeit der Verknüpfungen erlebt hat; das Lebensskript (das Buch des eigenen Lebens, den Lebensplan) zu entziffern vermag nur derjenige, der es, auf verborgene und geheimnisvolle Weise, selbst geschrieben hat und sich nun, vielleicht nach zwanzig, dreißig, vierzig oder mehr Jahren zum ersten Mal an dessen Dechiffrierung macht.

Dabei ist es unumgänglich, viele Wege zu beschreiten – auch solche, die zunächst scheinbar in eine Sackgasse oder sogar in die Irre führen, und vielen Ratschlägen zu folgen, die sich vielleicht in den meisten anderen Fällen bewährt haben, aber gerade in diesem einen Fall unwirksam sind. Es kann sein, dass ein eher beiläufig gegebener Rat eine wichtige Entwicklung anstößt und andere, besonders bedeutungsschwere Lehrmeinungen ins Leere gehen.

3.
Gängige Therapien: Die Vielfalt der Deutungen und Ansätze

Nach allem bisher Gesagten darf es auch nicht verwundern, dass man auf die Frage nach den Ursachen und Erklärungsmöglichkeiten des Tinnitus so viele unterschiedliche Antworten erhält, zumal dann, wenn sich diese noch aus verschiedenen Kulturen und Denkformen (wie den westlichen und den östlichen) herleiten. Abgesehen davon, dass Tinnitus in seiner explosionsartigen Häufung vor allem eine westliche Zivilisationskrankheit ist, sieht ein asiatischer Arzt ein solches Symptom viel ganzheitlicher. Er bringt es vielleicht auch mit einem gestörten Energiefluss im Halschakra[7], im aufsteigenden Dickdarm, in Milz und Niere in Verbindung, während einem westlichen Arzt solche Erklärungen eher als exotisch und zu esoterisch erscheinen. Eine naturheilkundliche Erklärung, dass es sich um eine Vergiftung handle, passt, unabhängig von ihrer Deutungskraft, zur Symbolik des Tinnitus – als eines das Leben vergiftenden, die Vitalität zerstörenden und alle Energien absorbierenden Symptoms.

Warnungen vor alternativen Heilmethoden bei Tinnitus sind, angesichts des sich stetig ausbreitenden teils marktschreierischen Angebots, sehr berechtigt; andererseits weisen sie auch nur auf die Grenzen derer hin, die sie aussprechen: Etwas soll ausgegrenzt werden. Dabei wird oft vom Bild eines Kranken ausgegangen, der als unmündiger Mensch nicht autonom zwischen Scharlatanerie und Seriosität unterscheiden kann.

Aber die Unterscheidung ist selbst für den Spezialisten enorm schwierig: Auch innerhalb des eigenen Fachgebiets, das als wissenschaftlich begründet verstanden wird, tummeln sich Scharlatane.

Nicht immer ist man in der Lage, sie auch auszumachen, mitunter aus sehr persönlichen Gründen. Die Kriterien für das, was als Scharlatanerie angesehen werden muss, sind objektiv schwer zu bestimmen und festzulegen. Ohne eine kritische Selbstbefragung bleibt man in

Vorurteilen und Klischees befangen. Die Charakterisierung als »Spezialist« ist noch kein Schutz vor Scharlatanerie.

Fast jeder Tinnitus-Betroffene hat die erschreckende Erfahrung der Ohnmacht und Verantwortungslosigkeit von »Spezialisten« gemacht, die den Patienten mit ein paar kurzen Untersuchungen und dem Bescheid »Da kann man nichts machen, damit müssen Sie leben« abspeisen. Ist da der Wunsch, nach Alternativen Ausschau zu halten, verwunderlich? Er zeugt ja gerade vom Willen zum Leben! Der Betroffene lässt sich nicht länger von einem Arzt festhalten, der selbst dann noch das Leiden organisch diagnostizieren und behandeln will, wenn die seelische Not bereits »zum Himmel schreit« (wie G. Hesse* zu Recht bemerkt).

Erst wenn man die konventionellen Zuweisungen von »etabliert/seriös« einerseits und »alternativ/fragwürdig« andererseits aufgegeben hat, kann man sich, ohne kategorische Vorbehalte, den alternativen Heilmethoden bei Tinnitus zuwenden. Aus meiner Sicht haben musiktherapeutische und heilenergetische (die körperlichen und seelischen Selbstheilungs-Kräfte aktivierenden) Methoden gute Chancen, die *Bedingungen* für eine Habituation (Gewöhnung) und Integration des Tinnitus wesentlich zu verbessern, auch wenn sie nicht direkt zu den ursächlichen Konstellationen, Vernetzungen und Verschaltungen vordringen.

Ich halte diese Vorgehensweisen für wirkungsvoller als die isoliert praktizierte Homöopathie. Wird sie nicht im Rahmen einer integrativen Therapie eingesetzt, ist sie in Gefahr, dem Patienten die Illusion zu vermitteln, als könne er die Heilung seiner Krankheit an den Arzt delegieren. Nichts wäre falscher bei einem Leiden wie Tinnitus.

Die Tinnitus-Heilung ist ein so komplexer und von der Aktivität des Patienten extrem abhängiger Prozess, dass das Vertrauen auf ein Heilmittel eher kontraproduktiv ist. Auch ist die Vorstellung des (rein naturwissenschaftlich oder alternativ orientierten) Arztes abwegig, dass der Patient Veränderungen an sich selbst in direkter Relation zum chemischen oder homöopathischen Mittel wahrnehmen könnte. Jede Veränderung – ob Besserung oder Verschlechterung – ist ein derartig vielschichtiger Vorgang (der sich *inmitten* des Lebens und nicht unter

* Zitierte Autoren werden mit ihren Publikationen im Literaturverzeichnis aufgeführt.

Laboratoriumsbedingungen abspielt), dass der lineare Bezug zu dem eingenommenen Mittel eher die Ausnahme ist.

Der Tinnitus-Betroffene, der vom Homöopathen mit ein paar Kügelchen alleingelassen wird, ist kaum besser dran als der Kranke nach einer Sitzung bei einem extrem konservativen HNO-Arzt, der alles, was über Hörtests und Standard-Medikamente hinausgeht, als »unbewiesen« ablehnt.

Beide, der rein naturwissenschaftlich orientierte Arzt und der Homöopath, haben keine der Psychotherapie vergleichbare Technik, mit der sie das vom Patienten vermittelte individuelle dramatische Geschehen adäquat beantworten könnten. Sie sehen das Leiden reduziert auf äußere Fakten, die sie in medizinische oder homöopathische Kategorien und Medikamente übersetzen. Das individuelle Lebensdrama bleibt dabei unberührt. Beide reichen letztlich nicht an die Leidensgeschichte ihres Gegenüber heran.

Es steht jedem frei, sich der Vielfalt der Deutungen und Therapien zu verschließen – oder aber sich ihnen offen und gleichzeitig vorsichtig und achtsam zuzuwenden, ihr Heilungspotential zu nutzen, wissend, dass Heilung in letzter Instanz von innen heraus geschieht. Die Ablösung vom Arzt und Therapeuten ist, in einer bestimmten Phase, ein entscheidender Schritt im Heilungsprozess, weil die Hörigkeit dem Expertenwissen gegenüber Heilungsprozesse auch blockieren kann.

Die Verantwortung für die Krankheit und das einzigartige Drehbuch unseres Lebens zu übernehmen, steht im Zentrum jeder Heilung. Ja, Gesundheit kann so definiert werden: als die selbstverantwortungsvolle Zuwendung zum eigenen Lebensbuch oder Lebensdrama.[8] »Demut« und »Gnade« können sich dabei für den einzelnen Menschen als ganz neue Erfahrungen erweisen, wo sie doch so antiquiert und ideologisch erschienen. Der selbstreflexive und therapeutische Umgang mit dem Tinnitus und, weit darüber hinaus, der eigenen Seinsweise, löst ganz langsam die unheilvolle Verknüpfung des erstmals aufgetretenen Ohrensausens mit der dramatisch erlebten Lebenssituation. Die panikhafte Reaktion auf das fortan nicht mehr zu überhörende Geräusch kann nur entschärft werden, wenn die traumatische Situation bearbeitet wird, wenn die Trauer und alle anderen auftretenden Gefühle aufgelöst und in einen neuen Kontext integriert werden. Die Krankheitsbearbeitung eröffnet neue Horizonte, erweitert das bisherige Leben, macht es am Ende sogar lebenswerter.

Die unmittelbar in der Folge einer Krankheit oder eines Leidens auftretenden Schuldgefühle – etwas nicht richtig gemacht zu haben – weichen nach und nach weiter zurück und geben tiefer gehenden Betrachtungen Raum. Deren Ziel ist es, das Räderwerk der Gedanken im Konjunktiv – »Wenn ich nur …«, »Hätte ich nur …«, »Wäre ich nur …« – aufzusprengen. Hat man sich erst einmal in dem Wenn-und-Hätte-und-Wäre-Strudel verfangen, sind vorerst keine Sätze in Freiheit mehr möglich, nichts fügt sich aus dem erlebten Augenblick heraus, alles ist vorgestanzt, förmlich festgelegt als Versäumnis.

Das Leiden legt sich als Trauerflor über den Tag und über die Nacht, die Gedanken und die Wörter. Kaum ein Satz kann sich aus der Umklammerung lösen, sich freischwimmen ins Offene und Weite. Und trotz dieses Zwangs herrscht sogar, zu allem Überfluss, das Gefühl, dass es noch viel schlimmer ist, als die Worte es auszudrücken vermögen, dass die »Wenn« und »Wäre« und »Hätte« massiver und unerbittlicher noch sind, als ein Außenstehender sich das vorstellen kann. Außenstehende sind irgendwie alle anderen, selbst diejenigen, die an der selben Krankheit leiden, denn die Vielfalt der Krankheitsformen ist unermesslich, der eigene Schmerz aber einzigartig.

Jeder muss *seine* Krankheit selbst durchleben. »Hätte ich nur …«: z. B. früher mit dem Stress aufgehört …; »Wäre ich nur …«: z. B. nicht in diesem Zustand mit dem Auto gefahren und hätte dann den Unfall nicht verursacht … Jeder Mensch hat sich irgendwann gebetsmühlenartig solche Sätze vorgesagt, verzweifelt über etwas Verpasstes. Aber zum einen ist das Rad der Geschichte(n) nicht zurückzudrehen und zum anderen: wer weiß denn, was anderes geschehen wäre, vielleicht hätte einen das Leben vor eine viel schwierigere Aufgabe gestellt! Jeder Mensch hat in seiner Existenz von Anfang an Schwachpunkte und Defizite, auf die ihn das Schicksalhafte des Lebens immer wieder direkt und in Symbolen hinweist. Wenn er nicht bereit ist, die Zeichen und Warnungen zu erkennen, zwingt ihn das Leben dazu. Ein Schmerz, ein Leiden drängt ihn, innezuhalten und zu verstehen, was geschehen ist. Man mag sich mit der Vorstellung trösten, dass jede Krankheit vor einer schlimmeren bewahrt, weil man aufmerksam wird, den eingeschlagenen Weg korrigiert, sich der Macht der Symbole beugt. Das geht nie freiwillig. Es gibt immer einen inneren Widerstand und eine Trägheit, ein Beharrenwollen.

Aber kehren wir noch einmal zur allgemeineren Betrachtung der veränderten Wahrnehmung beim Tinnitus zurück:

Vor einiger Zeit wurde der Fall eines Mannes bekannt, dessen Beruf es war, Tiefkühlkost zu transportieren. Durch einen unglücklichen Umstand wurde er morgens beim Beladen seines Fahrzeugs in den Laderaum eingeschlossen und später, so wurde berichtet, mit starken Erfrierungen aufgefunden, obwohl die Gefrieranlage noch gar nicht eingeschaltet war. Seine durch die Erinnerung und Gewohnheit fehlgeleitete Sinneswahrnehmung hatte ihm eisige Kälte suggeriert, und der Körper hatte darauf entsprechend reagiert, unabhängig von der tatsächlichen Lage.

Auf ganz ähnliche Weise funktionierte ein Experiment, bei dem den Versuchspersonen gesagt wurde, ihnen würde jetzt eine sehr kalte Platte auf den Rücken gelegt und durch die Platte elektrischer Strom geleitet. Beides würde aber nur kurze Zeit dauern und sei ungefährlich. Obwohl die Platte eine völlig normale Temperatur aufwies und nicht an elektrischen Strom angeschlossen war, reagierten alle Versuchspersonen mit Angst und einer frostigen Empfindung.

Wir haben es hier mit einem negativen Placebo-Effekt (dem so genannten Nocebo-Effekt[9]) zu tun. Bei einem positiven Placebo hat ein ausgewiesen wirkstoffloses Medikament allein aufgrund der darein gesetzten Hoffnung eine heilende Wirkung. Nach neuesten Untersuchungen findet die autosuggestive Kraft der Erwartung sogar eine Entsprechung in den konkreten biochemischen Prozessen: Es wird Dopamin – ein neuronaler Botenstoff als Teil des eigenen Belohnungssystems – freigesetzt.[10] Offensichtlich spielen sich auch beim Nocebo-Effekt analoge biochemische Prozesse ab. Auch hier gilt, dass die Wirkung davon abhängig ist, dass der Betroffene nicht über die wahren Umstände und Vorgänge aufgeklärt wird. Placebo-Effekte sind an Erwartungen (und in den Fällen gezielter Einsetzung zur Heilung) auch an Euphorie und Belohnungs-Vorstellungen geknüpft.

Spitzer und andere Neurowissenschaftler haben herausgefunden, dass der Placeboeffekt bei Schmerzpatienten besonders groß ist. Eine Situation, die den eben angeführten Beispielen sehr ähnlich ist, belegt dies eindrücklich: Ein Bauarbeiter erscheint in einer Notaufnahme. Er klagt über heftige Schmerzen, und die Anwesenden erfasst ebenfalls ein schmerzhafter Schauder allein beim Anblick des Betroffenen. Ein 20 cm langer Nagel ragt aus seinem Schuh heraus. Nach dem Ausziehen des Schuhs wird allerdings festgestellt, dass der Nagel genau zwischen dem großen und dem zweiten Zeh hindurch verlief und den Fuß völlig unverletzt gelassen hatte. Der Schmerz war durch Wahrnehmung, Emotionen und Gedanken, ohne organische Ursache, hervorgerufen worden. Diese in der Psychiatrie und Neurologie wohl bekannte Tatsache einer so genannten »dysfunktionalen Bewertung und emotionalen Verarbeitung« spielt auch beim Tinnitus und seiner Lokalisierung im Limbischen System (des Gehirns) eine wichtige Rolle.

Bereits 1906 machte sich der große deutsche Neurologe Hermann Oppenheim eine hochinteressante Versuchsanordnung therapeutisch zunutze: Einer Patientin mit einem nervösen, psychosomatischen Augenleiden suggerierte er, sie mit elektrischem Strom zu behandeln, weil dieses Verfahren am erfolgreichsten praktiziert werde. Unter dem Deckmantel einer wissenschaftlich erprobten Methode konnte er die misstrauisch beäugte psychotherapeutische Methode praktizieren; er konnte die Patientin an die psychische Herkunft ihres Leidens heranführen, ohne dass sie dagegen einen besonderen Widerstand aufbaute, weil sie die Heilung ja ohnehin von der Strombehandlung erwartete. Er habe, notiert Oppenheim, die Behandlung zu einer psychotherapeutischen gestaltet, indem er die Heilung wie ein unabwendbares Ereignis prophezeite und die Patientin gewissermaßen mit seiner Begeisterung zum Glauben fortriss. Gleich einem Magier lenkte er sie von seiner eigentlichen Behandlung ab, stärkte mithilfe seiner Autorität, seines Charismas und seiner auratischen Kraft den instinktiv verwurzelten Glauben der Selbstheilung.

Er »durchtunnelte«, er unterhöhlte den Widerstand der Patientin, indem er sie ablenkte, ihre Aufmerksamkeit neu fokussierte. Auch bei jeder von außen stimulierten und gelenkten Selbstheilung des Tinnitus erweist sich diese Technik als elementar: Ohne eine Ablenkung vom Ohrgeräusch, ohne eine Neubesetzung anderer Aufmerksamkeitsfelder ist eine Linderung des Leidens unmöglich.

Wahrnehmung ist ganz entscheidend vom Kontext abhängig, in dem sie stattfindet. Besonders markant ist eine Geschichte, die der für die moderne Tinnitus-Forschung richtungsweisende, in Atlanta lehrende Experte Pawel Jastreboff[11] zur Illustration seiner Erkenntnisse immer wieder erzählt:

Spät abends kam ein Geschäftsmann in ein Hotel und bat (obwohl er wusste, dass alle Hotels der Stadt ausgebucht waren) um ein Zimmer, gleich welcher Qualität. Der Angestellte tat ihm schließlich den

Gefallen, aber versehen mit der Warnung, dass kein Licht in dem Raum sei und der höchst mangelhafte Heizkörper beständig Zischlaute abgebe. Der Gast war dennoch hochzufrieden, einen Raum für die Nacht gefunden zu haben und schlief, trotz aller Widrigkeiten, ausgezeichnet. Am nächsten Abend wiederholte sich die Szene mit einem anderen Gast. Alles lief nach dem gleichen Muster ab, mit dem einen kleinen Unterschied aber, dass der Hotelportier dem Geschäftsmann, noch kurz bevor dieser den Zimmerschlüssel in Empfang nahm, vertraulich die Information weitergab, am Nachmittag seien aus dem nahe gelegenen Zoo die Klapperschlangen ausgebrochen. Niemand jedoch brauche Angst zu haben, das Hotel sei sicher, man habe alles noch einmal überprüft. Der Mann ging im Dunklen in sein Zimmer und legte sich, todmüde, in sein Bett. Dennoch reagierte er bereits bei den ersten Zisch-Lauten mit Panik. Sein Gehirn hatte unwillkürlich das Geräusch mit der angstbesetzten Möglichkeit, dass eine Schlange ihn im Schlaf bedrohe, verknüpft.

Mit seinem bloßem Willen konnte er diese Situation kaum beeinflussen, sobald sich die mentale und emotionale Verknüpfung erst einmal etabliert hatte. Auch hätte es ihm wenig genützt, gleichsam in einem psychotherapeutischen Schnelldurchlauf, sich die phobischen Anteile seiner Reaktion anzuschauen. Er war unversehens, durch eine un*heil*volle Verknüpfung, zu einem Opfer geworden, nicht mehr Herr seiner Sinne und musste sich erst wieder *heil* machen. Eine Steuerung seiner Ängste in dem Sinne, dass er innerhalb der nächsten Stunden wieder genüsslich hätte einschlafen können, war nicht einfach dadurch möglich, dass er sich etwa auf der kognitiven Ebene sagte: »Ich mach mir das doch nur vor«, oder sich seiner psychischen Gesundheit versicherte, ihn der Portier, in der Rolle des Therapeuten oder Arztes, beruhigte und ihm noch einmal den rein mechanischen Defekt der Heizung erläutert hätte.

Nicht anders verhielte es sich, wenn ihm der Pilot eines Flugzeugs sagen würde, der gerade ausgefallene Motor sei unproblematisch für den weiteren Flug, oder wenn der Kapitän eines Luftkissenboots die Passagiere darauf hinwiese, dass der Schaden gleich behoben sei. Das aufhörende Geräusch eines Motors oder das ruhige Aufliegen des Boots auf dem Wasser, was bei beendeter Landung oder bei der Ankunft im Hafen als wohltuend und erleichternd wahrgenommen wird, registriert das Gehirn augenblicklich, in der anderen Situation, als äußerst bedrohlich und als Gefahr.

Was in diesen Beispielen verhältnismäßig einfach zu lösen ist – z. B. verlässt der Betroffene einfach das Hotelzimmer –, stellt im Fall des Tinnitus eine Unmöglichkeit dar. Der Betroffene ist in der gleichen Wahrnehmungsfalle gefangen, aber eben viel dramatischer, da erst einmal ausweglos.

Sich abzulenken, die Wahrnehmung umzulenken, andere Lebensbereiche und Wissensgebiete ganz neu zu entdecken und auch andere Erfahrungen zu machen, um so die starre Aufmerksamkeit auf das Geräusch flexibel zu gestalten – das ist Dreh- und Angelpunkt des therapeutischen Umgangs mit dem Tinnitus.

Die bloß vernunftmäßige Einsicht in diese Zusammenhänge reicht in diesem Fall allerdings nicht aus. Man muss eine solche Umlenkung und Umkonditionierung üben, sie immer wieder durchexerzieren, genauso wenig, wie es ausreicht, die Noten zu studieren und Lehrbücher zu lesen, um das Violinespiel zu erlernen. Man lernt die neuen Bewegungen nur langsam, Schritt für Schritt. Aus der Sicht des Hirnforschers betrachtet heißt Lernen, neuronale Verknüpfungen im Zentralnervensystem neu zu ordnen. Die Plastizität des zentralen Nervensystems erlaubt es, durch Übungs- und Trainingsmaßnahmen synaptische Verknüpfungen real zu verändern.

Ein ähnlicher Vorgang ist auch zur Beseitigung des Tinnitus notwendig. Der Behandlungsprozess besteht darin, Verbindungs- und Aktivitätsmuster im zentralen Teil der Hörbahn wieder herzustellen, um die funktionelle Störung zu beheben. Hierbei sind das Wissen über die Entstehung des Phantoms und die Kenntnis seiner Natur essentielle Voraussetzungen für seine Beseitigung.

4.
Erste Lichtblicke: Neue therapeutische Möglichkeiten im Umgang mit dem Tinnitus

Das ununterbrochene Tinnitus-Geräusch zwingt den Betroffenen zur Konzentration auf sich selbst, allerdings auf eine schmerzhafte, peinigende Art und Weise. Diesen Schmerz kann man nicht einfach ausschalten. Man kann nicht weghören. Anders als bei einem Blick, den man von einem schrecklichen Ereignis momentan abzuwenden vermag, sind die Ohren – die besonders eng an das seelische Geschehen gebunden sind – immer offen. Aber auch im Fall des Sehorgans, das leichter zu beeinflussen ist, bleiben ja, wie jeder weiß, die inneren Bilder (etwa eines Unfalls) oft sehr lange Zeit bestehen und können willentlich nicht gelöscht werden.

So führt also kein Weg an einer Konfrontation mit dem Tinnitus und dem damit verbundenen Schmerz auf einer tieferen Ebene vorbei. Der verzweifelte Kampf gegen das, was man nicht hören will, kann das Geräusch im subjektiven Erleben noch lauter, unerträglicher machen. Das Ohrgeräusch ist durch nichts vollständig unterdrückbar. Es zeigt seine »mildere«, »sanftere« Seite, wenn man es annimmt, wenn man bewusst und tief atmet und sich dabei zu entspannen lernt, wenn man sich darin übt, die Aufmerksamkeit aus ihrer starren Fixierung auf den Tinnitus zu befreien. Wenn ein angenehmeres, wohltuenderes Gefühl auftaucht, verflüchtigt es sich zunächst immer wieder ganz schnell. Es entgleitet.

Bei jedem dieser ersten Versuche legt sich der Grauschleier der Verzweiflung immer wieder über uns. Dann hat man erneut das Gefühl, man stehe ganz am Anfang und beginne von vorn. Zumeist kann man die kleinen Schritte der Veränderung kaum wahrnehmen. Es ist wie mit einem Gegenstand, der, ganz dicht vor die Augen gehalten, kaum zu erkennen ist. Erst die Distanz macht die Konturen sichtbar. Tatsächlich ist man in diesem Prozess jedes Mal ein kleines Stück weiter. Der »Fortschritt« verläuft nicht linear, sondern in Kreisen und Spiralen.

Es gilt zu erforschen, ob das Auftreten des Tinnitus mit einem tiefen seelischen Stress und Schmerz verbunden war und ob diese traumatische (von Angst bestimmte) Erfahrung andauert. Dann ist es sinnvoll, neben einer meditativen Tiefen-Konfrontation auch eine therapeutische Auseinandersetzung zu suchen. Im Verlauf eines solchen Prozesses wird das aktuelle seelische Leid in Verbindung mit frühen dramatischen Lebenssituationen gebracht.

Im Zuge der therapeutischen Arbeit erfährt man die erstaunliche Parallelität von Situationen und Konstellationen in der Gegenwart und in frühester Kindheit. Und auch das Leid und die Trauer angesichts unmittelbar zurückliegender sowie längst »vergangener« Verlusterfahrungen gleichen sich. Die schmerzhafte Erfahrung der Trennung etwa von einem Partner und das daran gekoppelte Auftreten des Tinnitus werden dann in der therapeutischen Arbeit noch einmal, in der Bearbeitung früherer traumatischer Erfahrungen, erlebt, erstaunlicherweise in ganz ähnlichen Leidensformen. Und jedes Mal durchläuft man gleichsam eine neue Lebensspirale und entfernt sich von dem unerträglich bedrückenden *aktuellen* Erlebnis. Der Lebenshorizont weitet sich.

Über einen langen Zeitraum hinweg ist man völlig okkupiert von dem aktuellen Leidensgeschehen und versucht, es sich analytisch zu erklären. Dann werden die Bezüge zu den lange zurückliegenden Ereignissen deutlicher. Der Aufmerksamkeitsfilter verändert sich.

Ein neuer, aus dem Erleben und Erleiden der fernen Vergangenheit geschärfter Blick auf das Gegenwärtige wird möglich. Diesen Weg kann man bis zu einem bestimmten Punkt allein gehen. Aber so, wie man den eigenen Rücken nicht allein – sondern nur im Spiegel – sehen kann, so vermag man auch die eigenen Schatten in ihren ganzen Ausmaßen nur im Spiegel zu erblicken, den einem ein anderer Mensch vorhält.

Das Ausmaß des Leidens an einem Symptom wie Tinnitus wird bestimmen, welchen Weg man wie weit geht, allein oder in psychotherapeutischer Begleitung. Der therapeutische Prozess führt, wenn er gelingt, zu einer inneren Freiheit, die die Qualen des Tinnitus vergessen macht.

Gleichgültig, ob man sich für eine Psychotherapie entscheidet oder den Weg lieber alleine gehen möchte, man wird durch den Tinnitus in vielen Gewohnheiten gestört, zuweilen auch in der ganzen bisherigen Existenzform erschüttert.

Nach allen Erfahrungen ist eine Neustrukturierung des Lebens nicht möglich, ohne dass alte Formen aufgegeben werden. Dies geht nicht übergangslos. Es entsteht immer wieder ein Vakuum, in dem sich alles Feste aufgelöst zu haben scheint.

Atem-, Entspannungs- und Meditationstechniken helfen dabei, dieses Vakuum nicht als angstbesetzte Leere, sondern als potentielle Fülle, als geistigen Reichtum zu erleben. In der individuellen Tinnitus-Therapie zielen alle diese Techniken darauf, das Hören (die innere Wahrnehmung) wieder positiv zu erleben. Das Ohr, das man sich wie ein Hologramm aufgebaut vorstellen kann, gleicht einem auf den Kopf gestellten Embryo. Es repräsentiert den ganzen Menschen und stellt die engste Verbindung zum seelischen Geschehen her.

Entspannungsübungen und Meditationstechniken sind bei Tinnitus extrem schwer durchzuführen oder gar erst zu erlernen, weil das Nach-innen-Horchen die Aufmerksamkeit auf das peinigende Geräusch noch verstärkt. Nur als Teil einer integrativen (vielfältige therapeutische Ansätze vereinigenden) Vorgehensweise scheinen Entspannung und Meditation erlernbar und durchführbar. Folglich werden die Möglichkeiten des Nach-innen-Horchens in den einzelnen Kapiteln im Zusammenhang eines komplexen Vorgehens dargestellt. Der hier folgende erste Überblick orientiert sich an eigenen Erfahrungen und einem Übungs-Set von Lutz-Michael Schäfer und Michael D. F. Schmidt. (Ihr Buch *Selbsthilfe bei Ohrgeräuschen* enthält die umfänglichsten Übungen zur Entängstigung und damit zur Positivierung der Hörwahrnehmung.)

Übungen:
Konzentrieren Sie Ihre Aufmerksamkeit auf den Atem. Wenn Sie nicht mehr bewusst ein- und ausatmen, sondern den Atem fließen lassen, wird der Körper weitgehend eins mit der Unterlage. Sie nehmen ihn viel weniger materiell als Körper wahr. Materiell und immateriell, körperlich und geistig erscheinen nicht mehr als starre Gegensätze.

Sie können jetzt in Gedanken durch ihren Körper »wandern« und empfindend an den einzelnen Stellen verweilen. Energieblockaden können sich auflösen; die ganzheitliche Wahrnehmung weitet sich, die Vorstellung des Fließenden und Lebendigen verstärkt sich.

Diese Erfahrung sollte auch auf das Berühren und Erkunden der Ohren ausgedehnt werden. Die Berührungen erzeugen angenehme Geräusche, die sich mit dem Tinnitus-Geräusch vermischen.

Diese Körper-Erkundungen sollten vor allem auch auf den Mundinnenraum (und insbesondere den Ober- und Unterkiefer) sowie auf das Gesicht, den ganzen Kopf und die Halswirbel ausgedehnt werden.

Die Vorstellung von »Energiespiralen« an den Chakren und an den Ohren kann eine Entspannung und energetische Stärkung bewirken. Es mag hilfreich sein, ein inneres Bild von der Möglichkeit zu entwickeln, dass das Ohrgeräusch »abfließt« (gleichsam einem Wasserfall folgend), dass Sie es »loslassen«, dass Sie den Tinnitus (und mit ihm die Angst und den Schmerz) »ausatmen« und den frei werdenden Raum neu und positiv besetzen. Eine leitende Vorstellung dabei kann sein, dass im Zentrum des Zyklons Stille herrscht.

Weitere sinnvolle, entspannende Techniken und Aktivitäten stellen etwa die von Tomatis so genannten Übungen »earobics«, das Blindgehen (die Orientierung im Raum bei geschlossenen Augen), Waldspaziergänge und Schwimmen, möglichst in bewegtem Wasser, dar. (Selbst ein einfaches Duschen wird in der Regel als angenehm empfunden.) Der eigenen Erkundung und Erprobung sind keine Grenzen gesetzt. Die bei Tinnitus oft bestehende Geräuschempfindlichkeit (»dünne Haut«) und eine zumeist eingeschränkte Aktivität setzen von sich aus Begrenzungen, die man behutsam überschreiten sollte.

Alle diese Techniken und Körper-Erkundungen, die wir im Verlauf des Buches ausführlich darstellen werden, entfalten dann ihre größte Wirkkraft, wenn sie nicht isoliert praktiziert werden, sondern Teil eines größeren Konzepts sind. Ein solches Konzept wurde von mir auf der Grundlage der TRT (Tinnitus-Retraining-Therapie) entwickelt und soll in diesem Buch vorgestellt werden: die *Individuelle-Tinnitus-Therapie (ITT)*.

Die *ITT* ist, wie jede Therapie, letztlich an ein Gegenüber gebunden, das gleich einem Resonanzboden die eigenen unerhörten (unterdrückten) Stimmen und verborgenen »Schatten« (im Sinne C. G. Jungs) reflektiert und somit hörbar und sichtbar macht. Zugleich aber gründet sie, wie jede Therapie, in der Selbstbeobachtung, der selbstbezogenen, individuellen Arbeit mit Gefühlen, Assoziationen und Deutungen.[12]

Den ersten Schritt muss man in jedem Fall allein vollziehen: die Verantwortung für die Krankheit, den Schmerz, das Leid übernehmen und die Rolle des Opfers (»warum musste es ausgerechnet mich treffen …?«) aufgeben.

Hat man diesen Schritt zumindest eingeleitet, wird eine elementare neue Einstellung zu sich selbst möglich: an die Stelle der Ausblendung und Verdrängung von Gefühlen tritt eine bewusste Konfrontation mit ihnen; man weicht der Angst, der Trauer, der Wut nicht länger aus, sondern stellt sich diesen Gefühlen – und erlebt auf diese Weise auch das Glück mit größerer Intensität.

Es ist von besonderer Bedeutung im Umgang mit dem Tinnitus, diesen Schritt zu tun und die schreckhafte Angst vor dem Geräusch zu durchleben, um die Angst nach und nach aufzulösen. Man weitet auf diese Weise die inneren Räume – und damit auch den Innenohrraum.

Die Konfrontation mit den ureigensten Gefühlen, die Auseinandersetzung mit den eigenen »Schatten« oder Verdrängungen und emotionalen Abspaltungen und die Weitung der Räume sind elementare Bewegungen, gleichgültig, ob man versucht, sie alleine zu tun, oder ob man sich für eine Psychotherapie entscheidet. In einem Bild ausgedrückt, könnte man sagen: Eine Wohnung aufzuräumen oder einen Umzug zu machen ist, wenn die Räume nicht mit zu vielen und zu schweren Dingen vollgestellt sind, ohne Hilfe möglich; aber vieles ist einfach nicht allein zu verschieben oder gar zu heben und aus dem dritten oder vierten Stock herunter zu tragen. Man muss sich die »Wohnung« anschauen und dann entscheiden …

Die *Individuelle-Tinnitus-Therapie* nimmt ihren Anfang bei einem ärztlichen Beratungsgespräch im Rahmen einer Tinnitus-Retraining-Therapie. Hat der Arzt den Eindruck, dass seine Beratungen *(Counsellings)* allein nicht genügen, dass der seelische Leidensdruck des Patienten zu groß ist und der Tinnitus, gleich einem Schrei der Seele, nach Beachtung verlangt und den Wunsch zum Ausdruck bringt, die eigene Lebensgeschichte zu bearbeiten, dann sollte der Arzt den Patienten auf die Möglichkeit dieser neuen zusätzlichen Therapie hinweisen.

Die *Individuelle-Tinnitus-Therapie* ist, wie der Name besagt, individuell orientiert; sie geht in mehrfacher Hinsicht von den Bedürfnissen, Wünschen und Vorstellungen des einzelnen (der nicht zum Krankheitsfall degradiert wird) aus. Der einzelne selbst kann die Intensität und Dauer der Therapie festlegen: zum Beispiel einen ein- bis dreistündigen Rhythmus pro Woche und Fokaltherapie (auf den begrenzten Fokus des Tinnitus konzentriert) oder lieber eine Kurz- oder eine Langzeittherapie.

Nach meinen praktischen Erfahrungen bei der Ausübung der *ITT* – also bei dem Versuch, sich die ungelösten Konflikte des Lebens anzuschauen – vermindert sich in fast allen Fällen bereits im Verlauf eines ersten Gesprächs-Sets von etwa zehn Stunden der durch das Ohrgeräusch ausgelöste Leidensdruck enorm. Allerdings können die so erzielte Revitalisierung, die soziale und berufliche Reintegration noch nicht von besonderer Stabilität sein. Sie haben nur erst einen provisorischen, vorläufigen Charakter.

Das seelische Fundament für einen dauerhaft veränderten Umgang mit dem Krankheitssymptom kann erst in einem länger andauernden psychotherapeutischen Prozess gelegt werden. Aber es ist durchaus möglich, dass sich Tinnitus-Patienten mit einer kurzzeitigen Fokaltherapie begnügen, weil der Tinnitus sie nicht weiterhin einschneidend stört und sie aus der Therapie genügend Impulse erhalten haben, um alleine weiter an sich zu arbeiten. Ihnen sind vielleicht ausreichend Impulse vermittelt worden, um zu erkennen, wie ihre aktuellen Konflikte und Leiden Teile ihres Lebens sind und auf ganz frühe Strukturen und Konstellationen, auf Ängste und Phantasmen in der Familie verweisen.

Einige Beispiele aus der Arbeit mit der *ITT*: Jeder Mensch trägt in sich – davon kann man ausgehen – Schreckens- und Angstvisionen: entweder verborgen und streng gehütet oder offen und in jedem Augenblick bereit, sich zuzuspitzen. So lebt etwa ein Mensch in schrecklicher Angst, eines Tages Opfer eines Attentats oder einer Vergewaltigung zu werden; ein anderer sieht sich beständig mit der Angst konfrontiert, einen tödlichen Unfall zu verursachen oder als Geisel gefangen genommen und gefoltert zu werden. Wieder ein anderer wacht immer wieder mit dem Alptraum auf, dass er einer Tat verdächtigt wird, die er nicht begangen hat, und dass er, um der Strafe zu entgehen, flieht. Aber wohin? In welchem Land kann er sich sicher fühlen? Er malt sich die Fluchtwege aus …

Ich frage mich, ob der Tinnitus nicht eine solche Situation nachstellt, sie in Szene setzt – mit der Möglichkeit und Chance, unter dem Druck des aktuellen Leidens, alte, tiefsitzende Ängste, Phantasmen und die Haltung eines schicksalhaft leidenden Opfers aufzulösen, die auch (wie der Tinnitus) um die Symbolik von Enge und gefängnishafter Begrenzung kreisen. Wo sind die Berührungspunkte und ursächlichen Verknüpfungen zwischen einer destruktiven Angst-Vision und dem Tinnitus? Was geschieht in der Therapie, wenn solche möglichen Beziehungen thematisiert und durchgearbeitet werden? Jeder therapeutische Verlauf ist individuell, einzigartig, unvorhersehbar – in explosionsartigen Wandlungen und im Auftreten neuer Widerstände und Blockaden, die eine weitere »Runde« einleiten ...

Ich konnte feststellen, dass in diesen Phasen die Träume das Angst-Geschehen, in codierter Form, widerspiegelten. Einige von ihnen werden hier so, wie sie mir berichtet wurden, wiedergegeben:

- Ich sehe in tiefen Abgrund. Es ist kein Rückweg möglich. (Im Traum davor war kein Abstieg möglich.)
- Ich erstatte bei der Polizei Anzeige. Wir müssen durch Wasser waten und können nicht ins Boot steigen.
- Ich gehe zur Polizei, weil mein Fahrrad verschwunden ist. Ich bade in den wunderschönen Wellen des Meeres.
- Rutsche fast aus. Ein Masseur setzt sich mit seinem ganzen Gewicht auf mich. Alles nicht ganz professionell. Haben verschmierte Sachen an. Jemand fährt mit dem Auto ganz dicht an uns heran.

In diesen Träumen dominiert die Symbolik des Abgrunds, des schwierigen Abstiegs und Rückwegs, die Gefahren des Ausrutschens, der Bootsfahrt, des zu nah heranfahrenden Autos und der unsachgemäßen Behandlung eines Masseurs. Die Polizei wird zu Hilfe gerufen und zugleich erscheint – so erschließt sich dann später die Szene – die Autorität als Hindernis bei der Selbst-Suche.

In der diese Träume begleitenden therapeutischen Phase wird auch der Tinnitus in seiner Abgründigkeit und in seinen Gefahren erlebt, und zugleich findet eine schrittweise Ablösung von der Opferrolle (Opfer der Herrschaft und Autorität des Geräuschs zu sein) statt. Das Gefühl, in den wunderschönen Wellen des Meeres zu baden, taucht auf...

In anderen Träumen werden vergleichbare Freiheiten und Schönheiten im Erleben der Weite durch erotische und sexuelle Bilder angedeutet. Die Aufgabe der Psychotherapie ist es, die Enge-Gefühle zu durchleben und assoziativ zu verstehen lernen. Dabei kann die aktuelle Angst vor den Ohrgeräuschen verknüpft werden mit traumatischen Angst- und Panik-»Visionen«, die z. B. in Träumen vorkommen. Einmal tauchte auch die Körpererinnerung auf, als Baby fürchterlich eng gewickelt, eingepackt und klein gemacht, ja, geradezu gefesselt worden zu sein. Vielleicht hatte die Mutter auch auf diese

Weise versucht, ihrer Überforderung »Herr«/Frau zu werden oder etwa das unerwünschte Kind »wegzupacken«. (Ein beliebtes Spiel älterer Brüder ist es, die ihnen von der Mutter zur Beaufsichtigung zugeschobenen Geschwister zu malträtieren und sie »zum Spaß« fast ertrinken oder ersticken zu lassen.)

Man kann an all diesen Punkten versuchen, die Erfahrungen traumatisch erlebter Enge zu verlebendigen und sie in Beziehung zu aktuellen Enge-Erfahrungen beim Tinnitus zu setzen. Die therapeutische Arbeit schafft zur geradezu *unheimlichen* Bedrückung durch den Tinnitus einen Gegenpol: die Freisetzung von bisher ebenfalls durch Enge-Erfahrungen besetzten Räumen. Eine bis dahin vielleicht nie erlebte innere Weite ist der Lohn der Aufarbeitung und Entzerrung traumatischer Erlebnisse.

Um »Fortschritte«, richtiger: *Wandlungen* im Selbsterleben deutlicher wahrzunehmen, ist es sehr wichtig, kontinuierlich ein Tage- und ein Traum-Buch zu führen, gleichgültig, in welcher Form, ob mehr fragmentarisch und als »Rohstoff« oder mehr durchgearbeitet und geformt.[13] Ich gebe hier das Beispiel eines sehr elaborierten Textes, den mir ein Patient freundlicherweise zur Verfügung gestellt hat und den ich dann zusammen mit ihm immer wieder deskriptiv und deutend erweitert habe:

Der Kopf verfügt über vier Eingänge, vier Öffnungen: Augen, Nase, Mund und Ohren. Sie stellen über ihre organische Beschaffenheit hinaus »Tore zur Welt« dar: Es sind ausgespannte Fühler, aufgestellte Antennen, die Wirklichkeit einfangen. Gerüche, Bilder und Anblicke, Geräusche und die für unser Überleben notwendigen Nahrungsmittel sowie das Atmen. Mit ihrer Hilfe strömt Welt in uns ein, im guten wie im bösen Sinn.

Im Fall einer Erkrankung oder beim Tinnitus verengt sich, gemäß unserem subjektiven Gefühl, keines dieser Organe auf so dramatische Weise wie der Gehörgang. Die mit dem Gehörgang verbundene Enge-erfahrung verleiht dem Tinnitus seine Dramatik. Der vom Tinnitus Befallene hat den Eindruck, die von ihm gehörten Geräusche bildeten einen Klangstau, eine Hörverzerrung, auch eine Verdichtung wie beim Geburtskanal.

Genau diese, auf den ersten Blick erschreckende Begleiterscheinung kann die Bewegung des Herausspringes, der bewussten Abstoßung von der gefühlten Enge befördern. Die Empfindung eines »Engpasses« (im wahrsten Sinne des Wortes) lässt letztlich gar keine andere Möglichkeit zu als »auszubrechen« aus dem Käfig im Kopf, den das beengte Innenohr darstellt.

Noch ein anderer positiver Effekt schält sich langsam heraus: Der Umgang mit dem Phänomen des Tinnitus schult konfiguratives Denken: ein Denken, das die gewohnten Bastionen des Bewusstseins aushebelt. Konfigurieren heißt: mit *der Figur,* entlang *einer Gestalt, gehen, sich ihr fügen, ihrer Logik folgen. Dieser Vorgang impliziert, sich auf ein werdendes, zukünftiges Geschehen hin zu entwerfen: auf eine sich erst bildende Wirklichkeit. Nicht Gegebenheiten, Konditionen, nicht die stofflich materiellen Voraussetzungen stehen hier im Zentrum, sondern eine »Übersetzungs«-Leistung.*

Bezogen auf den Tinnitus könnte dies bedeuten, sich aus der Klammer des Biologischen, aus dem festen Formenkreis des Organischen herauszulösen und das störende Geräusch mehr und mehr auszuklinken aus dem körperlichen Bezugssystem. Das heißt, es freizusetzen für eine Wahrnehmung, die die organischen Wurzeln sprengt. Auf diese Weise wird die verzerrte, unentschlüsselte Information in einen weiter gefassten Rahmen transportiert und als Teil einer größer gefassten Realität sichtbar. Das ist das positive Potential des Tinnitus als ein konfigurierendes gestalterisch integriertes Element einer umfassenderen Totalität. Diese bildet sich morphologisch (gestalthaft) beständig neu.

Ohne therapeutische Begleitung gelingt dies jedoch wahrscheinlich nicht. Die Abstürze in nicht bekannte Verhaltens- und Lebensformen, also in fremde »Gestaltungen«, lassen sich alleine kaum ertragen. Auch hilft einem der Therapeut dabei, sich mit den konflikthaften Figuren und Szenen der Vergangenheit und Gegenwart auseinanderzusetzen. Man braucht, so lernt man, die aktuellen Übertragungs-Figuren – den Mann, der einen geschlagen hat; die Freundin, die einen verraten hat; die Frau oder der Mann, die oder der einen verlassen hat usw. –, um an die alten Lebens-Muster und traumatischen Situationen heranzukommen, um die damals unterdrückte Trauer und Wut jetzt auszuagieren. Man kann die Trauer und die Wut nie direkt freisetzen – dazu sind sie zu sehr verschüttet. Aus diesem Grund lassen sich Menschen, die einem in der Gegenwart offensichtlich »Böses« angetan haben, als »gute« Boten *zur Bewusstwerdung und zum Wandel des Vergangenen bezeichnen. Sie führen einen zu den alten lebensdramatischen Schauplätzen und beleben diese neu.*

5.
Trauma, Angst und Befreiung

Der Wunsch, sich die aufwendige Trauma- und Trauer-Arbeit durch die Einnahme eines Medikaments zu ersparen, ist nur allzu verständlich. Die Pharmaindustrie und die Pharmakologie schüren solche Hoffnungen in Bezug auf *alle* Krankheiten und so auch jetzt hinsichtlich der Möglichkeit, Erinnerungen an tief dramatische Erlebnisse mithilfe von »Kognizeutika« (Kognition/Pharmazeutika) zu löschen.

Es wurde bereits eine Firma namens »Memory Pharmaceuticals« gegründet, um einen Stoff chemisch herzustellen, der dem wichtigsten Wirkstoff der Hanfdroge Marihuana gleicht. Die These lautet: Könnten der »Cannabinoid-Rezeptor« (eine Andockstelle für Botenstoffe im Gehirn) und das körpereigene Cannabis gestärkt werden, müsste es möglich sein, extreme Schreck-Erlebnisse aus den neuronalen Schaltkreisen zu verbannen.

Ähnlich wie man in der »Signaltherapie« und der »Neurofeedback-Methode« das Ohrgeräusch nachzustellen und als positive Impulse an das Gehirn zurückzugeben versucht, so ist es die Idee dieser Forschungen[14], durch Fernsehbilder schreckliche Erinnerungen wieder wachzurufen und dann Stoffe zu verabreichen, die den Löschvorgang im Gehirn in Gang setzen.

Damit wäre die Trauerarbeit in der Psychotherapie – in der das einzelne Lebensdrama individuell bis zu seinen Anfängen und in allen Verzweigungen und Konfigurationen aufgeschlüsselt und gedeutet wird – überflüssig. Aber könnte eine solche pharmazeutische und technische Umpolung tatsächlich ein Fundament für eine neue Erlebensweise schaffen und die »verklemmten Emotionen« (von denen Freud sprach) befreien?

Ganz im Sinn einer *emotionalen* Umgestaltung wird in diesen ersten Kapiteln und an späteren Stellen immer wieder die Bedeutung einer seelischen Bearbeitung von traumatischen Eindrücken und Bildern hervorgehoben. An visuellen und akustischen Montagen etwa wird gezeigt, wie unser Sehen und Hören vom Kontext abhängig ist. Nur das Üben veränderter Wahrnehmung – wie wir immer wieder zu zeigen versuchen – erbringt eine Leidensminderung beim Tinnitus. (Illustrationen dieser Wahrnehmungsübungen sind die Abbildungen auf S. 20, 31, 66, 89, 97, 112 und die im zweiten Kapitel gegebenen Beispiele, wie ein und dasselbe Geräusch einmal angstfrei und ein andermal stark angstbesetzt wahrgenommen wird.)

Jeder Filmregisseur weiß, wie er durch die Schnitt- und Montagetechnik die Wahrnehmung des Zuschauers manipulieren kann: Schneidet er vor die Großaufnahme eines Gesichts das Bild eines übervollen Tisches mit wunderbaren Speisen, wird der Gesichtsausdruck des Mannes oder der Frau dem Betrachter hungrig oder gierig erscheinen, wohin dagegen dasselbe, unveränderte Gesicht im Wechsel mit einer Liebesszene zum Beispiel eifersüchtig wirkt.

Dies gilt auch für die Angstempfindung, die beim Tinnitus eine so zentrale Rolle spielt: Das Umfeld legt fest, was ängstigt und was nicht. Es stellt aber nur zu einem Teil eine objektive Gegebenheit dar; mindestens ebenso entscheidend ist die subjektive Wahrnehmung. Warum ängstigt sich jemand vor einem bestimmten Geräusch oder einem unscheinbaren Tier? Wieso kann das Tinnitus-Sausen oder Brausen panikhafte Angst erzeugen, während gleichzeitig das Sausen des Windes oder das Rauschen eines Wildbachs die angenehmsten Gefühle erweckt und energiesteigernd wirkt? Um dieses zentrale Thema bei der Bewältigung des Tinnitus besser zu verstehen, werden in diesem Buch immer wieder neue Zugänge zum Phänomen Tinnitus vorgestellt, Beispiele angeführt und Deutungen gegeben.

Es ist dabei notwendig, die Angst in ihren beiden grundsätzlichen Anteilen zu verstehen: in ihrer Zweckmäßigkeit, uns vor einer Gefahr zu warnen, und in ihrer Zweckwidrigkeit, uns in der Reaktion zu behindern. Oder um es mit Sigmund Freuds Worten zu sagen: »... wenn die Angst übermäßig stark ausfällt, dann erweist sie sich als äußerst unzweckmäßig, sie lähmt dann jede Aktion. ... Je mehr sich die Angstentwicklung auf einen bloßen Ansatz, auf ein Signal einschränkt, desto ungestörter vollzieht sich die Umsetzung der Angstbereitschaft in Aktion, desto zweckmäßiger gestaltet sich der ganze Ablauf.«

Wird also zum Beispiel ein in der Wildnis lebender Mensch von einem bestimmten Geräusch oder von Fußspuren erschreckt, weil sie ihm die Nähe eines reißenden Tieres verraten, oder erblickt ein Schiffskapitän mit Entsetzen eine Wolkenbildung am Himmel, die den Passagieren ganz unscheinbar vorkommt, während sie dem Kundigen das Herannahen eines Orkans verkündet, dann steigert die Angst die Sensibilität, auf Gefahr mit gesteigerter sensorischer Aufmerksamkeit und in Anspannung zu reagieren.

Genau diese Zweckmäßigkeit kehrt sich in der Angstempfindung beim Vernehmen des Tinnitus-Geräuschs in ihr Gegenteil: Obwohl keine reale Gefahr besteht, ist die Aufmerksamkeit wie erstarrt. Gebannt und in völliger Anspannung hört der Betroffene auf das Sausen und Brausen oder Zischen und Klopfen und isoliert es aus dem gesamten breiten Wahrnehmungsfeld. Diese fehlgeleitete Konzentration wieder rückgängig zu machen ist das übergreifende Ziel jeder Tinnitus-Therapie.

Der therapeutische Rahmen ermöglicht, wie die Kunst und die Literatur, ein »Probehandeln«, ein Ausprobieren in einem Freiraum, gleichsam neben der Realität. Man hat auch von einem »Möglichkeits-Übergangsraum«, einem »Schutzraum« auf Zeit, gesprochen. In diesem Raum werden alte Vorstellungen ins Gedächtnis gerufen und neue Bilder und Imaginationen schöpferisch in Szene gesetzt. Noch-nicht-Gesehenes-nicht-Gehörtes (»Unerhörtes«) tritt in das Wahrnehmungsspektrum und verändert das traumatisch Erstarrte.

Die Psychoanalytikerin Katharina Ley, die, unter anderen, auf die *Imagination als eine heilsame Kraft* verweist, berichtet von gefolterten Afrikanern, die sich nur durch gemeinsames Beten – die Muslime lernten die christlichen Gebete und die Christen die muslimischen Gebete – vor der Verzweiflung retten konnten. Sie setzten die Vision des Überlebens – die auch in dem südafrikanischen Wort *torture survivors* zum Ausdruck kommt – an die Stelle der grausamen Realität. Das Beten stärkte ihre Hoffnung, sich gemeinsam eine lebensrettende Wirklichkeit zu schaffen. Die Imagination sollte die Wirklichkeit umformen. Hier wurde, wie auch in der Therapie, ein Übergangsraum, ein Ort des Probehandelns, geschaffen, der die Macht des Traumas brechen sollte.

Will man das konstruktive und visionäre geistige Moment noch stärker in den therapeutischen Prozess einbringen, dann sollte man die folgende Betrachtung anstellen: Denken und Empfinden werden zum weitaus größten Teil von vergangenen Inhalten, Eindrücken und Bildern bestimmt. Mit diesen sind wir großenteils identifiziert. Wir leben in dieser Hinsicht in Vergangenem, Altem, Verbrauchtem.

In der therapeutischen Arbeit umkreisen wir diese alten »Schlachtfelder« – Orte, an denen wir schon viele Kämpfe ausgefochten haben – und lernen später, uns schrittweise von dem zu lösen, was gar keinen Stellenwert mehr im aktuellen Erleben hat, dieses nur belastet und verzerrt. Wir lassen uns dann nicht weiter wie Treibholz von den Wirbeln und Resten alter und laufender Ereignisse hinwegschwemmen.

In den Yoga-Sutren des Patanjali heißt die Gesamtheit vergangener Erfahrungen, die sich den Gehirnzellen eingeprägt hat, *citta*. Die vergangenen Eindrücke sind *anfangslos*, insofern sie über unsere individuelle Erinnerung hinausreichen und unser Leben in eine Kette von Generationen und deren Erfahrungen einreihen. Hat man die grenzenlose Ausdehnung und das Überindividuelle von Erfahrungen im Blick und kann sich von der einengenden Identifizierung, dem Einssein mit dieser oder jener Figur und Rolle lösen, dann sieht »der Mensch die Bewegungen seines Geistes, wie er die Bäume, Vögel oder Wolken sieht. … Die den Dingen und Gedanken zugrunde liegende Wirklichkeit beruht auf ihrer Einheit in der Verwandlung«. (Patanjali)

Angewandt auf den Tinnitus heißt dies: Die Aufmerksamkeitskonzentration auf das Geräusch löst sich auf. Das Starre wird beweglich. Das Wandelbare tritt in den Fokus der Aufmerksamkeit. Das traumatische Erleben eines sich festsetzenden Geräuschs wird eingereiht in den Strom des Erlebens. Das Trauma – die Fixierung auf *einen* Brennpunkt – wird entzerrt. Die konfigurativen Teile seines Zustandekommens werden sichtbar. Nach und nach werden die Szenen erkennbar, deren Ganzheit das individuelle (Lebens-)Drama ausmacht.

Ein großer Vorteil der therapeutischen Arbeit (mit einem Gegenüber) besteht darin, dass man die Rollen, die man schon einmal, unerlöst, gespielt hat, noch einmal durchspielen und sie auf diese Weise verabschieden kann. Ohne Gegenüber, dem man diese Rollen überträgt und aufbürdet, ist dies nur sehr schwer möglich. Zudem belädt man alle privaten Beziehungen mit Therapie-Stoff, bringt zu viel Schwere in sie hinein und benutzt die Freunde als Projektionsfiguren, ohne etwa die eigene Neigung zur Opfer-Rolle wirklich aufgeben zu können.

Zu Anfang ist das vorrangige Thema natürlich der Tinnitus selbst in all seinen angstbesetzten Schattierungen. Dann treten zunehmend andere bedrückende Themen des individuellen Lebensdramas in den

Vordergrund. In den Gesprächen werden die Zusammenhänge zwischen den alten, unbearbeiteten Konflikten und dem aktuellen Leiden deutlich. Langsam verändert sich die Wahrnehmung des Symptoms Tinnitus – bis es schließlich seine Eigenschaft als Krake, als Schmarotzer, als Phantom … verliert.

6.
Von Phantomen und Phantasmen …

Ich habe bisher die Begriffe *Phantom* und *Phantasma* im Sinne von etwas Geisterhaftem und Irrealen gebraucht, zugleich aber klar zu machen versucht, dass sie in der subjektiven Vorstellung und Wahrnehmung eine ganz außerordentliche Wirklichkeit besitzen, ja, zuweilen die gesamte Wahrnehmung der Welt dominieren können. Aus seiner virtuellen Existenz heraus kann das Phantom katastrophale Wirkungen auf den Menschen ausüben. Er fühlt sich dann wie in einem schwarzen Loch, an dessen Horizont nur schemenhaft »Realität«, unabhängig vom eigenen Leid, aufscheint.

Ich habe auch von einer *phantasmatisch* veränderten Wahrnehmung gesprochen. Im alltäglichen Gebrauch bezeichnen wir etwas als Phantom, Phantasma, Phantasmagorie oder auch als Phantasie, wenn wir es mehr dem Reich des Irrealen zurechnen. Dabei erscheinen Phantasien eher unverfänglich; man kann sie haben oder auch nicht, sich etwas Schönes (im Sinne eines schönen Traums) vorstellen und die Vorstellung an der Realität wieder korrigieren. Es leuchtet sofort ein, dass dies bei Phantasmen ganz anders ist: Sie sind Teile eines gewordenen und manifesten psychischen Systems. Dies noch etwas genauer zu betrachten ist für das bessere Verständnis des Tinnitus sehr hilfreich.

Ein Phantom ist etwas Ungreifbares, etwas, das sich dem konkreten Zugriff entzieht und sich, trotz seiner Materialität, teilweise unsichtbar machen kann (wie etwa die berühmte Roman- und Filmfigur Fantômas[15]) oder extrem schnell »wegzutauchen« vermag (wie etwa der Boxer Sven Ottke, den man das »Phantom« nennt). In der französischen Bedeutung von »fantôme« als »Geist« oder in der bei uns durchaus geläufigen Verbindung mit »Hirngespinst« oder »Gespenst« findet diese immaterielle Seite einen deutlichen Ausdruck. In Fantasy-Filmen vorkommende Phantome sind zumeist Ungeheuer, die aus dem Nichts auftauchen und nur durch »Spirits«, gute Geister, wieder unschädlich gemacht werden können.

Wenn man, in psychoanalytischer Betrachtungsweise, der Nähe von Phantom und Phantasma nachgeht und sieht, welche Macht diese scheinbar irreale Sphäre im tatsächlichen Erleben hat, und zudem bedenkt, welche Relevanz die moderne Physik dem Immateriellen (gegenüber dem Materiellen) zumisst, dann kann man die psychosomatischen Wirkungen eines Phantoms gar nicht hoch genug einschätzen.

Treffend bringt dies auch Martin Heidegger in philosophischer Terminologie zum Ausdruck, wenn er von der Zeit sagt, sie sei, als Phantom, *seiender* also realer und wirkungsvoller, als alles andere Seiende.

Bedenkt man, welche Rolle die Zeit als Stressfaktor spielt und dass sie trotz ihrer Immaterialität – man kann sie ja nicht greifen, sondern nur an Erscheinungen wie etwa Tag und Nacht oder Älterwerden ablesen – oft als peinigend real empfunden wird, dann liegt es nahe, von der Zeit ebenso wie vom Tinnitus als Phantom zu sprechen.

Da das Phantom Tinnitus seine Rolle aber nicht abstrakt, sondern ganz konkret in der Lebensgeschichte eines Menschen spielt, müssen wir hinter dem Phantom psychische Strukturen und Mechanismen vermuten, sozusagen individuelle seelische Botenträger, die fest in einem »Lebensdrama« verankert sind. Dies sind die Phantasmen. Sie haben sich gleichsam ihr Dasein damit »erkauft«, dass ungelöste Konflikte oder Vorstellungen verdrängt wurden.

Phantasmen sind zum Beispiel Namen, die sich einem bei dem Versuch, ein Ereignis zu erinnern, aufdrängen, von denen man aber weiß, dass sie nicht zutreffen. Freud gibt (in seinem Buch *Psychopathologie des Alltagslebens*) das berühmt gewordene Beispiel, dass er sich nicht an den Namen Signorelli erinnern konnte und ihm, aufgrund komplizierter psychischer Verarbeitungsprozesse, immer nur die Namen Botticelli und Boltraffio (die den eigentlichen Namen und die damit verknüpften Konflikte überdecken) in den Sinn kamen.

Die Wirklichkeit des Phantasmas kommt also durch Verdrängung zustande. Zudem wird eine ursprünglich beunruhigende oder gar bedrohliche Vorstellung ausgeblendet und gleichsam abgekühlt. An ihre Stelle tritt eine weniger bedrohliche Vorstellung, eben das Phantasma. Im Untergrund bleiben aber die ursprünglichen Bilder aktiv und mächtig. Phantasmen symbolisieren das, was unbewusst und eben deswegen undurchschaut bleiben soll.[16]

Unser Tun, unsere Verhaltensweisen und Reaktionen speisen sich, genauso wie unsere Träume, nur zu einem Bruchteil aus dem aktuellen Geschehen; die latenten Inhalte knüpfen an das »älteste Erlebte ... das bis in die Gegenwart rezent geblieben ist«[17], an. Dieser (phantasmagorische) Untergrund bestimmt nicht nur unser eigenes Tun, sondern wird auch wirksam in unserer Wahrnehmung von Menschen, die Macht ausüben und in deren Tun eigene Konflikte väterlicher Autorität aktiviert werden.

Von der Wortbedeutung her sind Phantom und Phantasma eng miteinander verwandt, leitet sich doch »Phantom« vom griechischen *phantasma* (das den Augen Erscheinende, das Trugbild) her. Es gibt eine philosophische Unterscheidung, die vage auf das psychoanalytische Denken hinweist: Die Einbildung kann, gemäß den Stoikern, von Träumen, den Phantasmen, veranlasst werden.

Dies lässt entscheidende Rückschlüsse auf den Tinnitus zu: Anders als etwa ein Magengeschwür oder Krebs, die sich, falls man sie psychosomatisch deuten will, bereits eindeutig körperlich materialisiert haben, ist der Tinnitus ein Zwitterwesen. Das Symptom ist in diesem Fall noch nicht vollständig materialisiert worden.

Wenn man (wie der Physiker Hans-Peter Dürr) die Materie[18] als »Schrott der Energie« versteht, dann ist der im Tinnitus manifest gewordene Schrott – in Form neuronaler Verschaltungen – noch beweglich. Während man ein körperlich eindeutig manifestes Symptom unmittelbar als *real* anerkennen kann, muss sich die therapeutische Arbeit mit dem Tinnitus direkter auf das Zwischenreich von Realität und Irrealität einlassen und sich heilend in die Verbindungen von Phantom und Phantasma einschalten. Das Phantom wird zwar vom Betroffenen in seinen peinigenden Aspekten als überaus real erlebt; zugleich aber hat er die Chance, in der lebensgeschichtlichen Rekonstruktion und Aufarbeitung der ungelösten Konflikte, die zugrunde liegenden alten phantasmatischen Strukturen und Muster aufzulösen. Dem Phantom (zum Beispiel dem Tinnitus) wird dann die Nahrung entzogen, die es von den Phantasmen erhält.

Diese Erkenntnis hat zudem weit reichende Auswirkungen auf die Art und Weise, wie man andere Menschen wahrnimmt. Wenn man nicht mehr nur die Spinne im eigenen, aus Phantasmen gesponnenen Netz ist, dann sind auch die anderen realer in *ihren* Konturen, weniger nur Repräsentanten und Erfüllungsgehilfen der eigenen Ein-bildungen.[19] Dann besteht die Möglichkeit, den anderen nicht mehr nur als »Satelliten unseres eigenen Systems, unserer Welt der Phantome, in der wir leben«[20], wahrzunehmen.

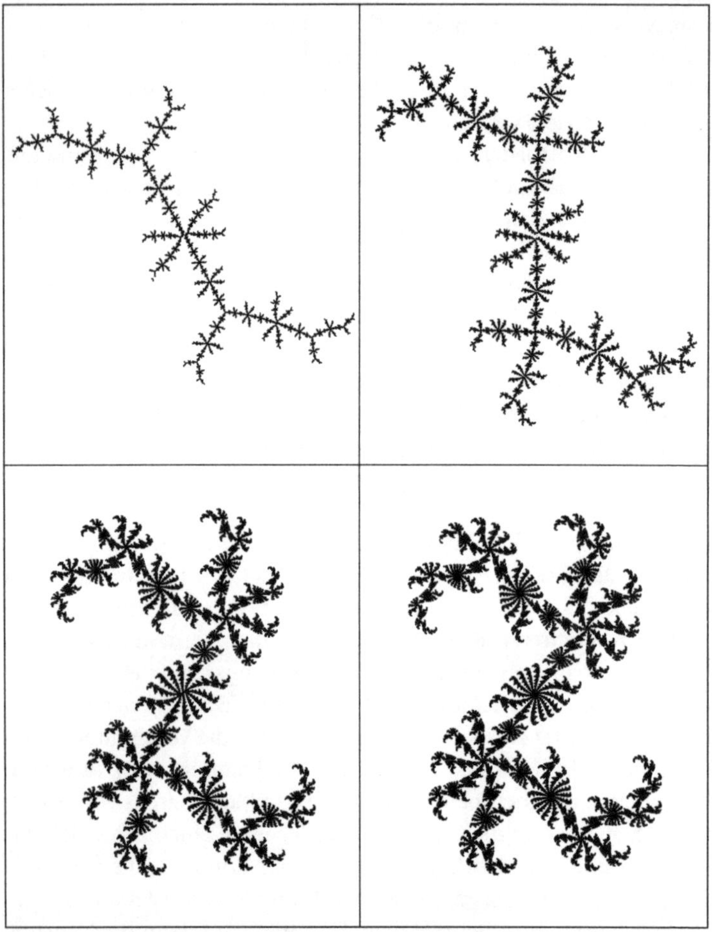

Nehmen Sie diese möglichen bildlichen Entsprechungen des Ohrgeräuschs zum Anlass, Ihr eigenes Geräusch zu zeichnen. Oder stellen Sie etwa diese Gebilde in eine Theaterszene, die Sie selbst entwerfen oder die Sie etwa einem Theaterprogrammheft entnehmen. Die Uraufführung Ihres Tinnitus – sein erstes Auftreten – ist vorbei. Jetzt können Sie selbst zum Autor einer spielerischen Neu-Inszenierung werden. Sie haben jetzt ein Mitspracherecht bei der Gestaltung. Sie sind nicht mehr Opfer, sondern Gestalter.

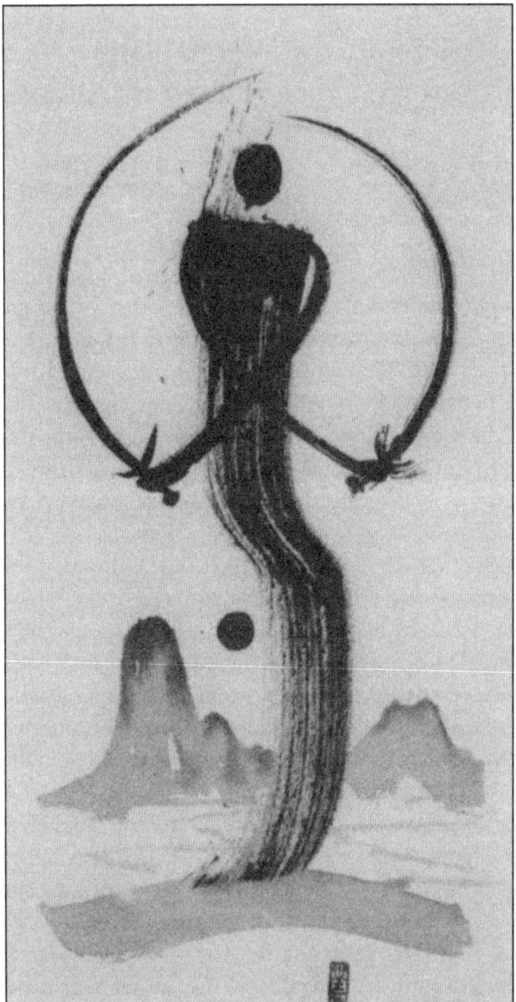

Man kann zwischen einer Energie, die aus den Bewegungen schöpft (»Vestibular-Energie«) und einer Energie, die sich den Tönen verdankt (»Cochlea-Energie«), unterscheiden. Das Gehirn vermag von sich aus keine Energie zu erzeugen, sondern erhält sie aus den Bewegungen und der »Sinnesenergie«. Der Arzt Alfred Tomatis ist der Meinung, dass neunzig Prozent der gesamten Sinnesenergie, die das Gehirn versorgt, vom Ohr stammen. (Die moderne Hirnforschung sieht den größeren Anteil bei den visuellen Reizen.) Die Vitalität der Bewegungen, der Sehreize und der Töne verleihen dem Menschen die notwendige Lebensenergie.

7.
Tinnitus, der unerwünschte Begleiter: Von der gestörten zur erfüllten Hörsituation

Der Lebensrhythmus der Menschen wird immer weitgehender von außen vorgegeben und stärker in den Körper implantiert, als dies je zuvor möglich war: Herzschrittmacher, Prothesen, Hör- und Sehgeräte sind Bestandteile einer Besetzung des eigenen Terrains von fremden »Mächten«. Diese wirken wie ein drittes Auge und Ohr, sie übernehmen einen Teil des Geh- und Atemrhythmus, gestalten Aspekte unserer Wahrnehmung und des Erlebens von Welt, Leben und Alltag.

Oft bringen wir das auch sprachlich durch die unscheinbar wirkenden Wörter »mein« und »haben« zum Ausdruck: »Ich habe eine Erkältung«, »ich habe Schmerzen«, »ich habe Tinnitus«; oder »mein« Hörgerät, »mein« Tinnitus etc. Therapeutisch sinnvoll ist es, offenere Formulierungen auszuprobieren, von der Art »Mich begleiten zur Zeit Tinnitus-Symptome« oder »Mich beschäftigen Geräusche, die man mit Tinnitus bezeichnet«. (Noch besser ist es, wenn man das alarmierende Wort »Tinnitus« ganz vermeidet.)

Um nun dem unerwünschten Begleiter Tinnitus beizukommen, wird in der Therapie oft ein weiterer künstlicher Begleiter eingeführt, der in beide Ohren eingesetzt wird. Im Unterschied zu einem Herzschrittmacher etwa stellen die so genannten »Sanus-Noiser« auf den ersten Blick eine Intensivierung des Geräuschpegels dar. Es handelt sich um kleine Geräuschgeneratoren, die, in der Ohrmuschel getragen, ein angenehmes Rauschen erzeugen. Im Gegensatz zum früher verwendeten »Masker« soll der (fein einstellbare) Noiser das störende Ohrensausen nicht überdecken, nicht maskieren, sondern nur weich umspülen. Der noch wahrnehmbare Tinnitus wird also nicht künstlich verdrängt, sondern nur gemischt und angereichert mit nicht bedrohlichen, sondern beherrschbaren, autonom kontrollierbaren und angenehmen akustischen Signalen.

Diese positive Beeinflussung und gleichsam *subversive* Unterwanderung des Tinnitus soll zur »Habituation« führen. Unter Habituation eines Reizes versteht man – nach seiner Gewöhnung – die bis zur völligen Unmerklichkeit vollendete Integration in das eigene Erleben und Wahrnehmen der Außenwelt. Da dies eine kontinuierliche Aufklärung über die physiologischen Vorgänge und ein beständiges Einüben in die veränderte Wahrnehmung verlangt, spricht man von einer »Retraining-Therapie«.

Neben der ständigen Umlenkung der Wahrnehmung gehört zur Retraining-Therapie eine Schallbehandlung. Dabei sollen die gesunden Anteile der zentralen Hörbahn aktiviert werden und auf diese Weise gleichzeitig die tinnitusbefallenen Hörbahnanteile lateral gehemmt, das heißt geschwächt und deaktiviert werden. Dies führt zu einer Stabilisierung der (funktionalen) Zustände in der Hörbahn insgesamt. In leichten Fällen kann schon durch gezielte Anreicherung der Geräusche in der Umgebung dieser Effekt erzielt werden, in den schwereren Fällen müssen zusätzlich diese kleinen Noiser angepasst werden. Im Rauschen des Noisers verliert der Tinnitus – genauso wie eine Glühbirne im Sonnenlicht – an Kontrast und wird entscheidend schwächer wahrgenommen.

Schon diese wenigen Erläuterungen machen deutlich, dass der Noiser eine Sonderstellung unter all den Begleitern einnimmt, die sich der Mensch in den letzten Jahren mehr äußerlich zugelegt oder in seinen Körper implantiert hat. Es handelt sich nicht um eine Fremdbesetzung des eigenen Terrains. Auch bestimmt der Noiser nicht den eigenen Lebensrhythmus, sondern trägt dazu bei, diesen wieder selbst neu festzulegen. Das Geräusch des Noisers ist ein Angebot, eine Erinnerung an das sanfte, so genannte »rosa« Rauschen. Keine Verdrängung, sondern ein Vorschlag, das neue Hören in die lustvolle Wahrnehmung der Welt zu integrieren. Dieses Rauschen soll den Tinnitus (gleich einem Felsen im Meer) wie mit einer sanften Brandung umspülen. (Vorübergehend kann aber selbst das angenehme Rauschen als störend empfunden, unbewusst in eine unheilvolle Verbindung mit dem Ohrensausen gebracht und abgelehnt werden. In diesem Fall kann man etwa damit experimentieren, den Noiser zeitweise nur im gesunden Ohr zu tragen.)

Der »Sanus-Noiser« hilft ganz entscheidend beim notwendigen Abbau der Ängste, die das Ohrensausen auslöst. Vor allem auf die schwankende Lautstärke reagiert der Betroffene zumeist mit Panik. Er nimmt wie selbstverständlich an, dass die Geräusche immer lauter werden können. Der Tinnitus wird aber nicht grundlos lauter; die subjektive Lautstärke ist immer das Ergebnis eines höchst komplexen Vorgangs. Eine ausführliche individuelle Aufklärung ist erforderlich, um die Bedeutung der einzelnen neuronalen Komponenten bei den Lautstärkeschwankungen verständlich zu machen.

Der Tinnitus ist zunächst keine Krankheit, sondern ein Symptom, ein Zeichen, ein besonders eindringlicher Fingerzeig. Seiner Eigenschaft als Symptom ist es auch zu verdanken, dass er selbst keine anderen Schäden verursacht. Er ist aber Teil eines psychosomatischen Geschehens. Hier entfaltet er sein als destruktiv erlebtes Potential, das gewaltige Ausmaße annehmen kann, bis hin zu Panik-Attacken, Irritationen und massiven Schlafstörungen.

Die unterschiedlichen bewussten und unbewussten Anteile des Tinnitus treten besonders deutlich zutage, wenn sich die irritierte Hörempfindung im Laufe der Zeit wandelt: Solange der Tinnitus den Betroffenen stärker tagsüber beeinträchtigt, sind beruflicher und alltäglicher Stress oder eine depressive Verstimmung für sein Auftreten ausschlaggebend; verändert sich dies und stört der Tinnitus vor allem beim Einschlafen und während der Nacht, dann sind die unbewussten Anteile, also ungelöste psychische Probleme, maßgeblicher die Ursache seines Auftretens.

Es hat den Anschein, dass bei Menschen, die nachts nicht vom Tinnitus belästigt werden und auch beim Aufwachen unbekümmert dem Tag entgegensehen, erst der Gedanke an das Ohrgeräusch, ja, geradezu das Wort »Tinnitus« das Sausen oder Pfeifen hervorruft. Das Wort »Tinnitus« figuriert als Auslöser für die Erinnerung und stellt wieder die alte Verbindung zum ursprünglichen Konflikt her.

Die Koppelung an die Leidenserfahrung wirkt wie ein Antriebsmotor für den Tinnitus. Hier greift therapeutisch nur die zu übende Dekonditionierung: die Umlenkung und Auflösung der unheilvollen Verknüpfungen.

Dekonditionierung, Umpolung der im Gehirn und im Unbewussten gespeicherten Informationen und Codierungen – das sind unerlässliche Schritte bei der Tinnitus-Beseitigung.

Die Vorgänge im Gehirn, vor allem während des Schlafs, sind noch längst nicht entschlüsselt. Auch ist noch keineswegs klar, warum wir überhaupt so viel Schlaf (ein Drittel unseres Lebens) benötigen, denn die Erklärung, wir schliefen, um auszuruhen, greift nicht so recht angesichts der Erkenntnis, dass das Gehirn auch während des Schlafs sehr aktiv ist. Der Neurobiologe Terrence Sejnowski hat die Vermutung geäußert, wir schliefen, um uns besser erinnern und klarer denken zu können.

In der Nacht werden die am Tag aufgenommenen Informationen über biochemische Reaktionen im Langzeitgedächtnis gespeichert. Und von den Träumen wissen wir, dass sie »Tagesreste« enthalten, diese mit unbewussten Inhalten kombinieren und, verschlüsselt, freigeben. Es findet also ein lebendiger, vielseitiger Austauschprozess zwischen bewussten und unbewussten Inhalten, zwischen dem Gehirn, dem Bewusstsein und dem Unbewussten statt. Von besonderer symbolischer Kraft und voller Rätselhaftigkeit ist der von Bernhard Kellerhals berichtete Fall, dass ihm mehrfach Menschen erzählten, sie hätten im Traum einen fürchterlichen Knall gehört – eine Art Hörsturz im Traum. Er kann dieses »exploding head syndrome« auch aus eigener Erfahrung bestätigen.

Solange der an Tinnitus Leidende sich nicht ohnmächtig in sein Schicksal fügt, sondern sich als tätiger Autor und Regisseur seines Lebensdramas oder Romans begreift, gibt er dem Phantom keine Chance, sich definitiv einzunisten und die Oberhand zu behalten. Der Tinnitus kann also gar nicht erst chronisch werden. Als chronisch sollte man den Tinnitus erst dann bezeichnen, wenn der Betroffene sich der Krankheit ergeben hat, sie hingenommen und resigniert hat.

Eigentlich aber – und hier müsste sich jeder Tinnitus-Betroffene als Philosoph betätigen – kann man ja ein Phantom weder »haben« noch »loswerden«. Diese *Anwesenheit der Abwesenheit* lässt sich im Grunde nur feststellen und dann beiseite schieben, aus dem Wahrnehmungsfeld verbannen. Man muss dem Tinnitus das Heft aus der Hand nehmen und darf ihm nicht die Schauplätze, die er erst hier (am linken Ohr), dann dort (am rechten Ohr) okkupiert, überlassen. »Ich bin ganz Ohr« – der Ausdruck großer erwartungsvoller Konzentration zeigt beim Tinnitus seine Schattenseite: ganz Ohr zu sein heißt in diesem Falle, die Aufmerksamkeit nicht mehr vom Tinnitus ablenken zu können. Die Retraining-Therapie hat zum Ziel, der Formulierung »Ich bin ganz Ohr« wieder etwas Schönes abgewinnen zu können, sie von der Erfahrung dramatischen Erlebens abzukoppeln.

Ganz in diesem Sinn ist daher für die leitenden Ärzte, Gerhard Hesse und Helmut Schaaf, der einzigen in Deutschland ausschließlich auf Tinnitus spezialisierten Klinik (in Bad Arolsen), die Hörtherapie ein tragender Pfeiler der Behandlung. Sie gehen von einem ganzheitlichen Verständnis des Hörvorgangs als eines neurologischen und seelischen Wahrnehmungsvorgangs aus, der in seiner »erwachsenen« Ausprägung auch das Ergebnis vielfältiger Lernprozesse ist. Wenn das Hören durch Schwerhörigkeit, Hyperakusis oder Tinnitus stark gestört ist, sollte der Betroffene durch das Hörtraining wieder ein positives Verhältnis zum Vorgang des Hörens gewinnen.

Bei Schwerhörigkeit geht es darum, die noch vorhandene Hörfähigkeit zu mobilisieren und die Kommunikationsfähigkeit zu verbessern. Bei Hyperakusis ist das Ziel der Hörtherapie, die Angst vor lauten Geräuschen zu mindern, die akustische Isolation aufzulösen, weil die Empfindlichkeit durch eine Vermeidungshaltung nur noch verstärkt wird. Bei Tinnitus sollen dem Betroffenen Prozesse vermittelt werden, durch die, so Gerhard Hesse, »die positiven Anteile der Hörwahrnehmung gefördert werden«, das heißt, der Betroffene »lernt, das Ohrgeräusch aktiv in den Hintergrund zu drängen und das Störgeräusch Tinnitus wegzufiltern«.

Dazu ist es erforderlich, dass in einem Einzelgespräch die konkrete individuelle Hörsituation erfasst und eine darauf aufbauende Therapie entwickelt wird. Dazu gehören: Übungen zur Schärfung der Wahrnehmung, Verbesserung der akustischen Zuordnung von Tönen und Geräuschen, Ausbildung einer positiven Hörwahrnehmung, Verbesserung der gestörten Grundwahrnehmung (das heißt, aus den Geräuschen Wichtiges und Schönes herauszuhören und Unwichtiges wegzufiltern: Trennung von störendem und nützlichem Schall), Integration von wohltuenden Klängen und Musik. Dabei wird die »Filterfähigkeit des Gehirns« genutzt, störenden Schall zu unterdrücken und die Sinneswahrnehmung neu zu schärfen.[21]

Das »Neurofeedback«-Verfahren, wie es Elmar Weiler und Klaus Brill praktizieren, versucht solche Umpolungen auf der Ebene neuronaler Verschaltungen in der Großhirnrinde herbeizuführen. Nach einer computergestützten EEG-Analyse[22] zur quantitativen Beschreibung und Auswertung von Hirnfunktionen sollen ganz spezifische akustische und visuelle Reize und Impulse zur Korrektur der Abweichungen gegeben werden: Der Patient wird über Elektroden, die am Kopf befestigt sind, mit einem individuell erstellten Computerprogramm verbunden. Die Schaltung erfolgt über eine Box, die Hirnsignale aufnimmt, sie in digitale Zeichen umwandelt und an den Computer sendet. Das Computerprogramm soll in der Lage sein, diese

Zeichen in Bilder und Tabellen umzuwandeln. So seien die verschiedensten Facetten der Hirnfunktion abrufbar und zuordnungsfähig. Das Gehirn gebe dem Computer entweder eine (mehr oder weniger) positive Anpassungs-Lern-Antwort oder eine negative (Nicht-Reaktions-)Antwort, sozusagen einen »Korb«.

In der Neurofeedback-Methode[23] findet also ein Zwiegespräch zwischen dem Computer und dem Gehirn statt. Die Amplituden einer oder mehrerer Wellen seien beim Tinnitus-Patienten gestört; entweder von geringerer Fülle oder in Überaktivität gegenüber dem Normalfall. Die entsprechende Therapie besteht also entweder in einer Aktivierung und Vitalisierung oder aber Sedierung der entsprechenden Hirnareale. Die Impulse, die dem Gehirn und dem Limbischen System sowohl durch die Neurofeedback-Methode gegeben werden, filtrieren, so die Idee, neue angenehme und harmonisierende Informationen in das Umfeld des Tinnitus und unterwandern es. Im gewissen Sinn wird erst einmal Chaos im Chaos geschaffen, das vorherrschende Chaos aufgewühlt und durchmischt – in der Hoffnung, dass es sich in eine angenehme Ordnung transformiert.

Dabei ist oft eine Erstverschlimmerung zu beobachten, ganz im Sinne einer homöopathischen Reaktion. Retraining-Therapie und Neurofeedback haben, über die neuronale und cerebrale[24] Harmonisierung und Entzerrung gestörter Wahrnehmungsmuster hinaus, vor allem auch eine nicht hoch genug einzuschätzende psychologische Funktion: sie reduzieren die Panik angesichts der Dauerhaftigkeit und, in vielen Fällen, der scheinbaren Unbeweglichkeit und Starrheit des Geräusches. Sie erreichen zumeist, sogar bei hartnäckigem neuronalen und psychischen Widerstand, eine Auflockerung und Aufhellung. Sie bringen Bewegung in ein erstarrtes, mit dem Etikett »chronisch« versehenes »Schicksal«.

Beide Vorgehensweisen sind ganz unterschiedlich ansetzende Hoffnungsträger, die sich durchaus nicht als Allheilmittel präsentieren, sondern eher zurückhaltend mit Heilungsversprechungen sind, vor allem was die Möglichkeiten eines völligen Verschwindens des Geräuschs betrifft. Sie sprechen eher von Adaption und Habituation des Geräusches, von Neustrukturierung und Aufmerksamkeitsverlagerung der Wahrnehmung, von Übungsschritten und einem neuen Wahrnehmungsverhalten als von Heilung. Dem entspricht auch die psychotherapeutische Arbeit, die ja auch nicht davon ausgeht, dass die gelungene Therapie Ärger, Wut, Angst und Sorge eliminiert, sondern zu einem situativ angemessenen emotionalen Verhalten führt und auf diese Weise das Spektrum der gelebten Gefühle sogar erweitert.

Und in noch einer Hinsicht gibt es signifikante Entsprechungen und Ergänzungen zwischen medizinisch-naturwissenschaftlichen und tiefenpsychologischen Verfahren: auf der Ebene der symbolischen Aussagekraft von Begriffen, Diagrammen und Beschreibungen. Kein Experte kann heute erklären, warum Tinnitus-Betroffene die Geräusche gerade auf ihre Weise (als Klingeln, Sausen, Pfeifen, Rasseln, Hämmern etc.) hören. Es liegt also eine symbolische Deutung nahe, die der Betroffene therapeutisch erarbeiten sollte. Selbst die naturwissenschaftlich orientierte Neurofeedback-Methode kann in ihren Therapieansätzen sinnvoll durch Symboldeutungen ergänzt werden.

Eine Variation der Retraining-Therapie, des Neurofeedback-Verfahrens sowie musiktherapeutischer Ansätze stellt die »Customized Sound Therapy« dar. Diese von Alexander Kadner an der University of California San Diego entwickelte Therapie versucht eine Desensibilisierung des Bewusstseins und der gestörten Wahrnehmung dadurch zu erreichen, dass das Geräusch individuell ermittelt und technisch reproduziert wird und vom Betroffenen so lange gehört werden sollte, wie es für ihn angenehm ist. Offensichtlich arbeitet das gelegentlich auch in Deutschland angebotene »ReSampling« nach dem gleichen Muster: Durch ein elektronisches Verfahren wird der Tinnitus objektiviert und von außen in die Wahrnehmung eingespielt. Bei diesen Vorgehensweisen werden (verhaltens-)therapeutische Ansätze teilweise mit hinzugenommen, ohne dass man aber von einer integrativen (die verschiedenen Methoden eng miteinander verbindenden und in einem Team praktizierten) Therapie sprechen könnte.

Wenn wir zu unseren Ausgangsüberlegungen zum Tinnitus als »Begleitersatz« zurückkommen, sollte man auch die akustische Überflutung des modernen Menschen mit Reizen und Informationen betrachten, die gar nicht mehr aus dem Alltag wegzudenken ist. Dies betrifft zum einen die unausweichlichen Geräusche des Straßenverkehrs und der modernen Maschinen im Berufsleben und zum andern die zusätzlichen akustischen Angebote, die der Ablenkung und Zerstreuung oder dem Anreiz zum Kauf von Konsumartikeln dienen. Würde man auch in diesem Fall in die kommerzielle akustische Berieselung wie selbstverständlich andere, künstlerische Darstellungsformen integrieren, würden auch diese die Wahrnehmung der Menschen mitprägen. Die Infiltration und Kolonisierung der Wahrnehmung würde ihre ideologische Starre und Dumpfheit verlieren.

Wie wir aus Linguistik, Ethnologie und Musikwissenschaft auf ganz unterschiedliche Weise lernen können, steht dem Menschen ursprünglich ein enorm breites Spektrum an Wahrnehmungsformen zur Verfügung, die dann aber durch Abstumpfung und Spezialisierung eingeengt werden. Wahrnehmungsformen, die nicht trainiert, nicht von außen unterstützt, die sogar diskriminiert und mit Vorurteilen belegt werden, verkümmern. Ekstatische Ausdrucksformen, die in traditionalen Gesellschaften eher selbstverständlich sind, werden im zivilisatorischen Prozess erst einmal eingeschränkt und kommen höchstens dann, auf einem Umweg, doch wieder, bei Rock-, Pop- und Rap-Konzerten, zur Geltung.

Auf dieser Plattform des Alltags haben die akustischen und visuellen Begleiter des neuzeitlichen Menschen geradezu monströse und beängstigende Züge, denen auszuweichen aussichtslos erscheint. Was dem von Tinnitus geplagten Menschen als Trost vermittelt werden kann – dass es der natürliche Zustand des Menschen ist, sich in einer Geräusche-Welt aufzuhalten, und dass das Gehirn auf absolute Stille panisch reagiert –, erweist sich in einer allgemeinen Betrachtung unserer heutigen medial dominierten Welt eher als Schreckensbild: Jedem Menschen werden derartig viele akustische und visuelle Begleiter aufgedrängt, dass er erst wieder lernen muss, sich von ihnen ein Stück weit zu befreien. In den Fällen, in denen der Tinnitus auf eine Beschädigung durch zu starken Lärm und übermäßigen Stress zurückgeht, wird der Betroffene zu einer solchen Befreiung gezwungen, und er muss lernen, die akustische Begleitung zu dosieren und zu harmonisieren. Letztlich bedeutet dies, zu einer Erweiterung und gleichzeitig Selektion und somit zu einer bewussteren Art von Wahrnehmung überhaupt überzugehen.

Damit ist eine der paradox anmutenden Eigenschaften dieses Leidens beschrieben. Eigentlich hat der Betroffene nur einen Wunsch: *weniger* zu hören. Seine Aufgabe besteht aber gerade darin, mehr hören zu lernen, seine Wahrnehmung zu erweitern, ein breiteres Spektrum des Hörbaren aufzunehmen, in die differenzierte Fülle der Hörreize vorzudringen. Nur so verliert er die Fixierung auf das *eine* phantomhafte Sausen. Was er glaubt *wahr*zunehmen, ist im Grunde ein Amalgam aus Wahr-und-Falsch-Nehmen.

Man kann sich aus der Selbst- und Fremd-Wahrnehmung nicht einfach ausblenden, sich nicht willentlich vornehmen, den Tinnitus jetzt nicht mehr zu hören. Man kann nur andere Wahrnehmungen stark machen, den Aufmerksamkeitsscheinwerfer auf andere Sinnesempfindungen lenken. Wenn ich jemandem sage, er solle sich jetzt ganz intensiv einen roten Elefanten mit einer grünen Hose vorstellen, wie dieser durch die Savanne trabt, dann setzt sich dieses Bild erst einmal in ihm fest. Wenn ich ihm dann sage, er solle das Bild jetzt wieder vergessen, dann geht dies nicht auf Kommando. Im Gegenteil, das willentliche Bemühen, vergessen zu wollen, fixiert die Vorstellung vom roten Elefanten noch fester im Gehirn und hält sie lebendig. Das Bild kann nur verschwinden, wenn es von anderen Bildern neu überlagert wird.

Wahrnehmung lässt sich zwar »einschalten«, aber nicht einfach ausschalten, zumindest nicht in dem Sinne, dass man die wahrgenommenen Bilder sofort auslöschen könnte. Die Bilder beharren. Man kann zwar mit dem Willen neue Inhalte in das Gehirn einspeisen, man kann sich willentlich bestimmten Dingen mit seiner Aufmerksamkeit zuwenden. Aber vergessen kann man willentlich nicht!

Wir sind von Anfang an wahrnehmende, aber auch gehende, stolpernde und tanzende Wesen. Jede Kommunikation ist ein im Grunde tänzerisches Zusammenspiel von Bewegungen und Gesten.

Sprechen, Wahrnehmung und Bewegung sind viel enger aneinander gekoppelt, als uns dies bewusst ist. Nietzsche sprach davon, dass man so wenig wie möglich sitzen und keinem Gedanken Glauben schenken sollte, der nicht bei »freier Bewegung« geboren worden sei. Nur die »ergangenen Gedanken« hätten einen Wert und die Muskeln müssten »ein Fest feiern«.

Auf besonders eindringliche Weise hat der Arzt Peter Greb (in seinem Buch *Godo*) auf die engen Verbindungen unserer Art zu gehen und unserer Gedanken hingewiesen. Er sieht den Hackengang – besonders ausgeprägt beim Marschieren – vor allem mit dem verbunden, was wir einen eisernen Willen nennen, während das weiche Abrollen des Fußes über den Ballen (also die Art, wie man im Sand geht) mehr mit einem Gedankenfluss, einem freien Assoziieren und einer Haltung der Dankbarkeit zu tun hat, was auch lautlich in dem Wort Gedanken (ich gehe danken) anklingt. Diese unterschiedliche Art zu gehen präge den Menschen, so Greb, nicht erst von Geburt an.

»Man darf annehmen, dass das Ungeborene schon durch sein frühes Hörenkönnen die Ballengangbewegungen des Mutterschiffes erlauscht, anstatt dem Knochenklang des Hackengangs ausgeliefert zu sein.

Das Innenohr ist ein dreifältiges Sinnesorgan. Es ist etwa in der fünfzehnten Woche der intrauterinen Entwicklung ausgereift und verbindet sich nun in der sechzehnten und achtzehnten Woche mit seinen zentralen Hirnrindenfeldern. Es ist das erste und offensichtlich wichtigste Sinnesorgan und umfasst die drei Sinne Hören, Bewegung und Schwerkraft. Diese gehören sehr eng zusammen.«

Im Mutterleib werden also wichtige Weichen gestellt, die die Entwicklung des Gang- und Sprachverhaltens und damit die Grundlagen unserer Kommunikationsfähigkeit für das ganze Leben mitbestimmen.

Hören und Sehen sind Lernvorgänge. Das wissen wir nicht nur durch die Erfahrung mit Babys und Kindern, sondern auch mit Erwachsenen, wenn diese etwa nach einer gelungenen Augenoperation erstmals sehen können. Die geradezu ungeheure Komplexität von zu koordinierenden Vorgängen wird dabei überdeutlich. Die meisten Blinden, die durch eine spät erfolgte Operation sehen lernten, waren nicht in der Lage, die erstmals verfügbaren visuellen Reize und Signale zu ertragen und sinnvoll einzuordnen. Licht empfanden sie überdies als schmerzhaft, ja sogar als unerträgliches Geräusch. »Die Patienten vermochten sich nicht von ihrer bisherigen Strategie zu lösen, Räumlichkeit als die ertastete Sequenz nacheinander eintreffender Ereignisse zu interpretieren. Die neuerschlossene Sinneswelt stellte sich als unentwirrbares Chaos dar. Bei den meisten Patienten traten tiefe und behandlungsbedürftige Depressionen auf.« (Singer, *Der Beobachter im Gehirn*)

Diese Erfahrung ist für unseren Zusammenhang von Bedeutung: Wahrnehmungen und Assoziationen werden von Instanzen im Gehirn auf ihre Stimmigkeit hin geprüft und bewertet. Dieses System gerät in Unordnung. Es wird in seinen Funktionen gestört, sobald die Homöostase, das Gleichgewicht, nicht mehr stimmt. Dies ist etwa bei Tinnitus oder der eben erwähnten Operation der Fall.

Der freiwillige oder der in Notfällen erzwungene Entzug von Sinnesreizen und Bewegungen verursacht schwere psychische Störungen. Tomatis spricht einmal von einem »kollektiven Nervenzusammenbruch«, der sich in einem Kloster ereignete, nachdem die Mönche das Singen der gregorianischen Choräle aufgegeben hatten.

Die starke Einschränkung von Sinnesenergie, von Bewegungen, Tanzen, Singen, Lachen hat ernsthafte Einschränkungen in der Lebensenergie zur Folge. Da ein Großteil der gesamten Sinnesenergie, die ins Gehirn (und damit auch in das für den Tinnitus so maßgebliche Limbische System) gelangt, vom Ohr stammt, wird einsichtig, wie wichtig sinnliche und körperliche Aktivitäten bei einer Krankheit sind, bei der das Hörorgan betroffen ist.

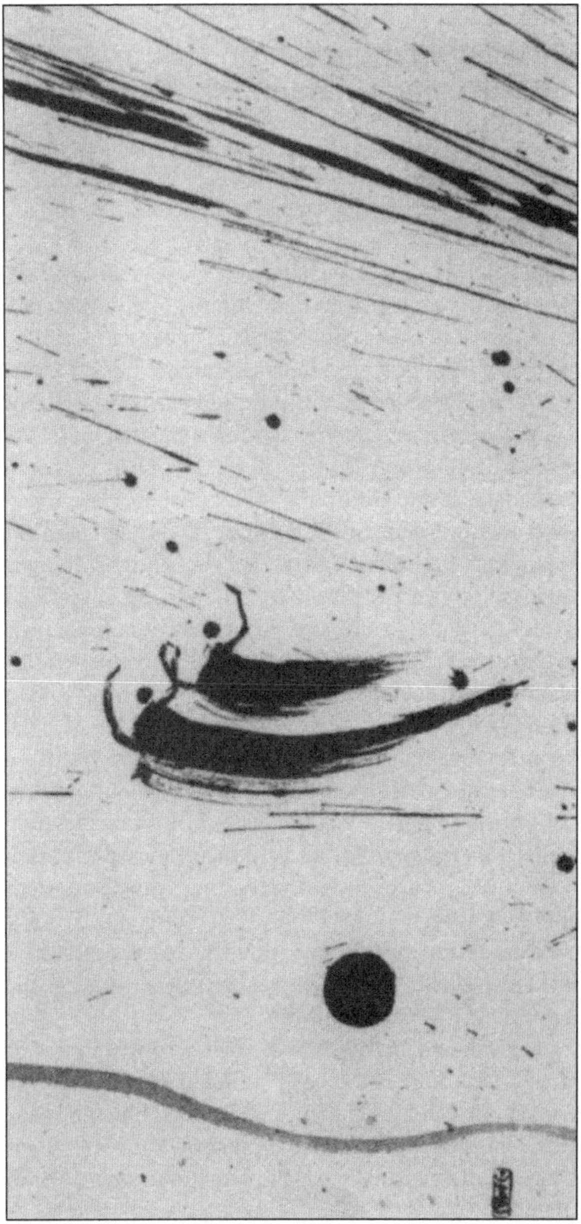

Vom spielerischen Umgang mit dem Tinnitus.

8. Tänzerische Wahrnehmung oder: Vom spielerischen Umgang mit dem Tinnitus

Beim ersten massiven Auftreten des Tinnitus folgte ich dem Impuls, loszulaufen, den unerwünschten Begleiter abzuschütteln, aus dem Körper heraus zu drängen. Stundenlang rannte ich in der Nacht durch die Stadt, rannte durch einen nahegelegenen großen Park. Nie zuvor hatte ich auf diese Weise mein Viertel, die Bäume und die Grünflächen erlebt. Alles war eingetaucht in ein flirrendes Licht aufkommender Panik und zugleich der Hoffnung, ja, Gewissheit, den ungebetenen Gast wieder loszuwerden. Die Vorstellung, er könne bei mir bleiben, versetzte mich in Angst und Schrecken. Die Entscheidung, aktiv zu werden, den ganzen Körper ekstatisch in Bewegung zu versetzen, hatte sich stets bei muskulären und seelischen Verkrampfungen und Verspannungen bewährt. Warum sollte es hier, in diesem Fall, anders sein! Handelte es sich nicht auch um eine Verengung und extreme Anspannung?

In einem Roman von Milan Kundera heißt es zu Recht, dass man automatisch seine Schritte verlangsamt, wenn man sich etwas ins Gedächtnis zurückrufen will, und die Schritte beschleunigt, wenn man einen schmerzlichen Vorfall vergessen möchte, als könne man sich auf diese Weise auch in der Erinnerung schnell von dem Unerwünschten entfernen.

Henry David Thoreau rät einmal, auch den »kürzesten Spaziergang« im Sinne eines »unendlichen Abenteuers« anzugehen, so, als wollte man nie wieder zurückkehren.

Vorwärts gehen, bedingungslos, die Erinnerung und den Schmerz abschütteln – funktioniert das bei Tinnitus? Die erste Erfahrung war deprimierend. Als ich zurückkam und in mich hineinhorchte, hatte sich nichts verändert, außer dass das Herz bis zum Hals pochte. Das Ohrensausen hatte sich nicht verflüchtigt. Wie sollte, konnte man damit leben!

Eines war klar: Der Tinnitus war kein Schmerz, den man, wie eine

Verspannung, auflöst. Ein Phantom ist – weil nicht greifbar –, viel schwerer zu beseitigen.

Konnte ich mit dem Tinnitus sprechen, in dem Sinne, wie man nachweislich mit einem Baby sprechen kann, das einen versteht, auch wenn es nicht in der Lage ist, verbal zu antworten? So wie es möglich ist, dass das Baby körpersprachlich auf die sprachlichen Angebote reagiert, war es vielleicht auch möglich, zum Tinnitus zu sprechen, ihn zum Partner zu machen. Aber auf welch unsicherem Terrain bewegt man sich hier? Ist das Hören nicht extrem leicht zu täuschen? Oft kann das Ohr eine Schallquelle nur schwer orten und bestimmen, aber auch das Auge lässt sich ganz elementar täuschen, etwa bei einer Fata Morgana.

Wirft man einen Blick auf die neurologischen Strukturen, die das Hören ermöglichen, dann zeigt sich, dass sich diese schon in der Embryonalzeit herausbilden und lange vor der Geburt funktionsfähig sind. Das Gehör ist früher als der Gesichtssinn funktionsfähig, reift aber verhältnismäßig langsam. Neugeborene haben – so das Ergebnis der Gehirnforschung – eine Vorliebe für einfache visuelle Stimuli, bevorzugen aber in der akustischen Wahrnehmung komplexe, modulierte Sprachmelodien. Kurzum: sie lieben von Anfang an Musik. Und auch die Art, wie ein Kind sogleich das Gehen und später tänzerische Bewegungen mit Begeisterung initiiert und imitiert, ist ein Hinweis darauf, dass man an diese Bewegungsliebe wieder anschließen sollte, wann immer sich das Leben verengt; besonders wenn sich eine mit Leiden verbundene Fokussierung des Hörens zum Beispiel auf einen Ton einpendelt, das Leben »ein-tönig« wird oder sogar von einem Signal-Phantom-Ton gesteuert wird.

Die hierzu notwendige Veränderung in der Wahrnehmung ist aber sehr schwierig und muss in immer neuen Schritten angegangen werden. Nähern wir uns diesem Vorgang wieder über Beispiele:

Ich schaue in eine mir vertraute Landschaft. Die meiste Zeit des Jahres erstrahlt sie im Licht. Auch ohne Sonne hat sie etwas Helles, Leuchtendes und Leichtes an sich. Die Wahrnehmung ist von diesem visuellen Eindruck, gleichsam untermalt vom Rauschen des Meeres und dem Säuseln des Windes, beherrscht. Heute aber, nachdem es den ganzen Vormittag geregnet hat, drängt sich ein ganz anderer Sinneseindruck auf, nämlich der satte, frühlingshafte Geruch der Erde. Wäre meine Aufmerksamkeit nicht so stark auf das Phänomen der Wahrnehmung gelenkt, hätte ich diesen Wechsel vielleicht gar nicht oder nur nebenbei bemerkt. Auch ohne dass ich den Wechsel sonderlich registriert hätte, wäre ich doch davon mit bestimmt worden. Das gleiche gilt für akustische Reize. Jeder kennt Formulierungen von der Art »Ach, ich höre den Straßenlärm schon gar nicht mehr«. Wir haben es hier mit Gewöhnungen ganz unterschiedlicher Art zu tun: Viele von ihnen sind sinnvoll und notwendig, andere stumpfen ab und können zu ernsthaften physischen, psychischen und psychosomatischen Störungen führen. Übermäßiger Lärm wird dann gar nicht mehr in seiner Bedrohlichkeit wahrgenommen. Es ist bekannt, dass die Alarmanlagen von Feuerwehr-, Polizei- und Rettungswagen jährlich lauter eingestellt werden.

Das Geräusch des Tinnitus hat nur in seiner Abgelöstheit von all den anderen Geräuschen der Umgebung etwas Bedrohliches. Würde man das Sausen oder Pfeifen gemischt mit dem alltäglichen uns umgebenden Lärm (»Konzert«) hören, wäre daran nichts Beunruhigendes mehr. Jetzt kann man natürlich einräumen, dass noch etwas anderes hinzukommt, nämlich die Unmöglichkeit, das Geräusch willentlich abzustellen. Dies gelingt aber bei kaum einem körperlichen oder seelischen Geschehen, und zum anderen ist es tatsächlich sehr schwer, überhaupt eine Aussage über die »Existenz« des Tinnitus zu machen; denn wenn man ihn nicht wahrnimmt, weiß man eigentlich nichts über ihn, und wenn man ihn wahrnimmt, nimmt man ihn »falsch« wahr, insofern es sich um ein Phantom (also um etwas Vorgegaukeltes) handelt. Man ist also wieder auf die Wahrnehmung als solche zurückgeworfen: sie gilt es zu erweitern und zu dynamisieren – Aussagen über die Anwesenheit und Abwesenheit des Tinnitus treten dann in den Hintergrund.

Die Wahrnehmung zu erweitern und zu dynamisieren heißt, aus einer Fixierung auszuscheren, das eigene Leben als Teil eines größeren Ganzen zu erfahren und vor allem zu hören. Sich dem Sein *hörend* öffnen.

Begreift man den Tinnitus als eine schmerzliche Form der Selbstbezogenheit, als eine zur Panik tendierende Form des Auf-sich-selbst-Hörens, dann besteht die Öffnung dieses Gefängnisses in einem Sich-Einschwingen in größere Zusammenhänge, in ein allgemeines »Klingen« und »Tönen« und in die Vielfalt von Gestaltungsformen. Frank G. Grootaers hat eine Therapie auf einem solchen morphologischen Konzept aufgebaut: Der Tinnitus wird als Erlebensgestalt in seinen unterschiedlichen »Qualitäten« und Verwandlungsformen, bis hin zur »schwindenden Gestalt«, durchgespielt und als »eintönig« in den Hintergrund gedrängt.

Ein solches gestalthaftes Durchspielen und Sich-Einschwingen in größere Zusammenhänge ist auch schon deswegen angezeigt, weil die willentliche Ausschaltung des Tinnitus wenig erfolgversprechend ist. Es geht hier vielmehr um ein, etwas paradox formuliert, *aktives Passiv-Sein.* Dies ist auch der Schritt heraus aus dem Räderwerk von »Ich mache mir Gedanken«, »Ich mache mir Sorgen« etc. Es ist die Gegenbewegung zu auf das Leichte, Tänzerische und Musikalische, das »Innere Lächeln« und die universelle Energie.

Viele Menschen empfinden Berührungsangst gegenüber einem Üben des »Inneren Lächelns«, das dazu führen soll, jedes einzelne Organ mit Freude zu erfüllen, um es in seinem Selbstheilungsprozess anzuregen. Selbst wenn wir zu denen gehören, die sich Harmonie in ihrer Familie oder am Arbeitsplatz über alles wünschen, so kann uns doch zugleich eine Technik misstrauisch machen, die eine Harmonisierung der Lebensenergie im Austausch mit »kosmischer Energie« anstrebt. Selbst wenn wir leidenschaftlich gern tanzen und singen, mag manchen das Üben heilender »Ur«-Laute befremden.

Ideologisch verfestigte und verkrustete Barrieren (Denkmuster und Verhaltensweisen) haben sich in unseren Körpern als Verhärtungen eingeschrieben. Nur die Erfahrung, wie hinderlich, einschränkend, künstlich und krankmachend diese sind, kann den einzelnen auf Dauer dazu bringen, sie aufzugeben und sich – zur Unterstützung – auf körperkonzentrierte Therapien zu besinnen. Ich sage »zu besinnen«, denn diese Heilmethoden sind keine Erfindungen der Neuzeit; vielmehr gibt es diese als altes Wissen gespeicherten Erfahrungen in jedem einzelnen von uns. Und keine Kultur ist je ohne die Ritualisierungen der Freude und der Ekstase, des Außer-sich-Seins und des In-sich-Hineingehens, der fließenden Energie und Lebenskraft ausgekommen. Ob Zen-Buddhismus, Meditation, Sonnenanbetung oder Astralprojektion, ob Wodu oder Zâr-Kult, ob Trance-, Ekstase- oder Besessenheitskulte, ob Initiations- oder Fruchtbarkeitszeremonien – stets hat sich der Wunsch, den eigenen Körper bewusster und ganzheitlicher zu fühlen, durchsetzen können und sich eine Form geschaffen. Der heutige Mensch ist allerdings durch die herrschende, rein naturwissenschaftliche Denkweise, die zuweilen wahnartige Züge in unserer Gesellschaft anzunehmen beginnt, von seiner leiblichen Existenz distanziert worden. Der eigene Körper wird wie ein wissenschaftliches Objekt behandelt, das man von außen betrachtet, untersucht und sogar zerlegt.

Jerzy Grotowski, der polnische Theaterregisseur, hat dagegen in seinen »paratheatralen Projekten« und in seinem »Theater der Quellen« eine Reinkarnation aller früheren Körper zu erreichen versucht. Der Schauspieler spielt sich nicht auf eine *Rolle*, sondern auf die Er-Findung, die Wiederfindung seiner vielen Körper- und Energieebenen (der Körper im Körper) ein. Er spürt und aktualisiert das in ihm gespeicherte und vererbte Wissen und Fühlen, löst die Blockaden und Barrieren auf, öffnet sich dem Energiefluss und der Erinnerung.

Es ist der heute vielleicht theoretisch fundierteste und praktisch am weitesten entwickelte Versuch, über das Theater die Körpervergessenheit aufzuheben und zu einer *universellen Sprache* zu finden, die in erster Linie nicht von den Wörtern, sondern vom Ausgleich der Energien, vom Erfahrbarmachen der Rhythmen und Vibrationen lebt: »Es singt den Schauspieler, es tanzt ihn.« Grotowskis auf alte rituelle Techniken zurückgehendes »Theater der Quellen« erschöpft sich gerade nicht in der Imitation »exotischer« Riten, sondern sucht in jedem einzelnen Schauspieler nach dem Punkt, wo die Riten ihren lebensgeschichtlichen Ursprung haben. Das Schauspiel selbst ist ein Ritus. In diesem Sinne arbeiten auch Grotowski und seine Schauspieler niemals auf eine Premiere hin. Jede Probe *ist* die Aufführung, wobei stets eine noch größere Präzision angestrebt wird. Jedes Durchspielen von Riten, Tänzen und Zeremonien ist gleichermaßen wichtig. Der Weg ist das Ziel. Die »Weg-Begleiter« der Schauspieler sind Schwerelosigkeit, Genauigkeit und Erfindung.

Körperwissen und Körperweisheit, Gesundheit und Harmonie sind als Potential in ihrer Gesamtheit in allen Menschen vorhanden. Sie können aber nicht von jedem zu jedem Zeitpunkt und nicht überall aktiviert und realisiert werden – und vor allem selten in allen Verknüpfungen und Verzweigungen.

Auf eine künstlerische Weise vermag der Tanz Blockaden und Dezentrierungen zu korrigieren, Barrieren und Verhärtungen aufzulösen und einen Energiefluss herzustellen. Zudem stellt er eine äußerst spielerische Form dar, Körperkontakt und Kommunikation zu ermöglichen. Man könnte ihn auch als eine *Artistik des Gleichgewichts* beschreiben: sowohl in einer Person als auch zwischen den Personen, zwischen dem Ich und den anderen. Wenn ich dem Tanz hier so viel Raum gebe, so geschieht dies aus der Erfahrung, dass die dem

Tinnitus eigene Schwere nur durch die starke emotionale und energetische Besetzung des Beweglichen und Leichten aufgelöst werden kann. Ohne diese Vision von einem tänzerischen Sein droht man zu erstarren und zu versinken.

Beim Tanz sehen wir den anderen Körper in Beziehung zu unseren eigenen Haltungen, Gesten und Ausdrucksformen, finden uns darin wieder und erleben doch zugleich die extremsten Gestaltungen eines Andersseins, einer von uns noch nicht bewusst gelebten Existenz. Jeder Tänzer hinterlässt für Bruchteile von Sekunden die Spuren und Schriftzeichen seines Lebens (und das in ihm gespeicherte Wissen) im künstlichen Raum der Bühne, so wie der Künstler Joseph Beuys archaische Zeichen in den Sand (am Strand von Kenia) zog, die, kaum dass sie existent waren, schon wieder von den Wellen weggespült wurden. Während hier die Macht der Natur in die künstlerische Fixierung eingriff, bedarf es beim Tanz nicht eines solchen Eingriffs von außen; er ist *von Natur aus* vergänglich, von zeitlich begrenzter Dauer.

Der Tanztheoretiker Johannes Odenthal sieht darin den »Keim des ästhetischen Widerstands«: Der Tanz entzieht sich, viel weitgehender als alle anderen Künste, der Fixierung in Raum und Zeit, er widersetzt sich der Reproduktion. Er öffnet, in ästhetischen Aktionen, sensible Zugänge zur verhärteten und in Reproduktionstechniken erstarrten Kommunikation. Kaum sind wir der tänzerischen Form inne geworden, ist sie auch schon verschwunden und nur noch Teil einer vagen Gedächtnisspur. Sie hat sich, um einen Begriff des Physikers und Biologen Rupert Sheldrake aufzunehmen, wieder in die morphogenetischen Felder eingereiht, aus denen sie noch ungegliedert, ungeformt, unspezifisch hervorgegangen ist. Diese Felder sind so etwas wie das *Gedächtnis der Natur.*

Eindrucksvoll hat dies gerade auch die jungianisch orientierte Tanz- und Bewegungstherapie (mit ihrem auf Whitehouse zurückgehenden Konzept einer »authentischen Bewegung«) dokumentiert: In der Zurücknahme der ichbetonten Bewegung, der Verstärkung eines Bewegtwerdens durch den Energie- und Wahrnehmungsfluss und in der aktiven Imagination aller auftauchenden Bilder, Zeichen und Szenen entsteht eine offene Dramaturgie. Dabei ist es wichtig, dass der Tänzer (ebenso wie der Schauspieler) ein inneres Bewusstsein von seinen Bewegungen ausbildet und weder auf Scheinvirtuositäten noch auf eine individualistische Formensprache verfällt.

So wie man heute von einer Archäologie der Sinne, einer Archäologie des Unbewussten, einer Archäologie der Klinik oder einer Archäologie der Städte spricht, so gibt es auch eine Archäologie der Körper und ihrer Bewegungen. Sie ermöglicht uns einen weiten Blick in die Ausdrucksformen, in die »morphogenetischen Felder« unserer Physis.

In der bewussten Bewegung aktualisieren und erfinden wir das Gedächtnis unserer Körper mit jedem Schritt neu. Indem wir es herausfordern, zerstören wir alte Klischees, Raster, Bewegungsabläufe und setzen neue Konstellationen. Erinnern, Vergessen und die Neu-Konstruktion von Verhaltensformen hängen somit aufs engste zusammen. Der moderne Tänzer hat die Möglichkeit, einen hohen Grad an *Awareness* (Bewusstheit) durch diese Dialektik zu entwickeln. Er kann, in einem ganz elementaren Sinn, auf der Höhe seiner Zeit und in der Tiefe des Raums sein. Seine Bewusstheit ist der ruhende Pol in dem durch das blitzartige Verschwinden jeder Bewegung charakterisierten Kunst des Tanzes.

Dem Tanz zusehen heißt, sich diesem endlosen Vergehen (mit einem nur bewusstseinsmäßigen Fixpunkt) zu überlassen. Tancerituale sind Manifestationen eines Prä-Theaters und Urformen des Tanzes.

Sich diesen Urformen wieder anzunähern, sie in der eigenen Körpersprache zu erfahren und auszudrücken ist eine Tendenz, die im spirituellen Denken einen entscheidenden Rückhalt gefunden hat. Tanz und Körpertechniken (wie T'ai Chi, Alexander-Technik oder Feldenkrais-Methode) sind nicht mehr strikt voneinander getrennte Disziplinen, sondern werden von vielen Tänzern parallel praktiziert.

Das Hineinspüren in den eigenen Körper erweitert die Sprache des Tanzes. Da er einer *Ästhetik* folgt und nicht *therapeutisch* zielgerichtet vorgeht, kann er sehr weitgehend den Spielraum der Bewegungen experimentell erforschen. Seine Form ist die Augenblicklichkeit. Tanz und Meditation kommen sich in diesem Sinn nahe.

Der Tänzer verwirklicht die »Jetztheit«. Er ist ein Träger des Jetzt – und der Magie, die in dieser Befähigung liegt. Indem der Tänzer die Wirklichkeit durch seine Bewegungen als eine potentiell vollkommene Gestalt evoziert, wird er selbst, so wie es der buddhistische Gelehrte Chögyam Trungpa vom Krieger gesagt hat, zu »lebendiger Magie«; er *verkörpert* Drala (eine konfliktfreie Wahrnehmung).

Solche Überlegungen liegen dem Tinnitus-Betroffenen erst einmal fern. Sie klingen in seinem Ohr wie eine ferne Botschaft von einem anderen Stern. Aber genau dies ist seine große Chance, ist erwünscht: Solche Überlegungen sollen ihn wegziehen in eine dynamische

Gegenwelt, weg vom passiven Hören, hin zu einer Sphäre heilender Bewegtheit.

Der tiefste Grund dessen, was wir »heilenden Tanz« und die in ihm sich vollziehenden Transformationen nennen können, ist keine kognitive Ebene mehr, auf der etwa verhandelt wird, sondern eine spirituelle, auf der etwas Wesentliches geschieht. Ichhafte Selbstbezogenheit, Bewerten, Beurteilen und Verurteilen, Projektionen und Selbstzweifel werden in Bewegung übersetzt und verlieren sich im Raum.

Der Begründer des Aikido, Morihei Uyeshiba, hatte den Kampfsport erlernt, um andere zu besiegen, um gegen sie Krieg zu führen, bis er den »Weg des Kriegers« als eine rituelle »Läuterung« begriff, in der individuelle und kosmische Lebenskraft zur Einheit gelangen. Auf diese Weise wurde Aikido zum Weg der Harmonie, die gerade allen Kampf beenden soll.

Ebenso wie der Tänzer und seine Bewegung, der Meditierende und sein Konzentrationspunkt der Leere in der vollendeten Form »Eins« werden, so verschmelzen auch in der Kunst des Bogenschießens Schütze, Pfeil und Bogen und Scheibe. Es gibt einen selbst-losen Augenblick beim Bogenschießen wie beim Tanz. In der Kunst des Bogenschießens wird das Können zu einer »›nichtgekonnten Kunst‹, die aus dem Unbewussten erwächst.« Der Philosoph D. T. Suzuki spricht auch von einer »Prajna-Intuition«, um die Totalität und Individualität aller Dinge zu bezeichnen und damit den Zustand der Unbewusstheit im (selbst-losen) Augenblick des Bogenschießens näher zu kennzeichnen.

Der Meister bedarf nicht mehr des Bogens, um die in dieser Kunst angestrebte Bewegung zu vollziehen. Er hat sie weitestgehend verinnerlicht; er *ist* diese Bewegung – auf ähnliche Weise, wie auch Sein und Werden eins sind. »Bewegungslose Bewegung«, »tanzloser Tanz« oder »kunstlose Kunst« sind keine Paradoxien, sondern Ausdruck einer Vollendung oder, anders gesagt, eines Handelns, in dem die Bewegung nach außen und nach innen eins geworden ist. Aus »absoluter Leere« (was auch als identisch mit absoluter Fülle zu denken ist) entspringt, gemäß der Zen-Lehre, die in sich völlig harmonische Entfaltung des Tuns. Aus westlicher Tradition heraus formuliert hat dies etwa Maurice Blanchot (in seinem Buch *Das Unzerstörbare*), wenn er die »Einsamkeit des schriftstellerischen Werks« dessen »schweigende Leere« nennt: Das Werk *ist.* »Außerhalb dessen ist es nichts.«

Aber gerade in dieses »Außerhalb«, in periphere Bewertungen,

Zuweisungen und Zuordnungen, Klassifizierungen und Interpretationen geben wir viel von unserer Kraft hinein. In rollen- und statusbestimmten Aktivitäten glauben wir, uns einander nahe zu sein. In Wirklichkeit aber schichten sich neue Barrieren der Rationalität, der Systeme und der Begriffe, der Egozentrik und der Scheinobjektivität auf und behindern uns im Austausch; denn auch unser Gegenüber sieht sich dazu gezwungen, ebenfalls mit Absicherungen und Beweisen zu reagieren.

Unablässig geben wir Energien in Objekte hinein, um sie an uns zu binden; an Projekte, um sie uns gemäß zu lancieren; an Aktivitäten, um uns zu exponieren; an Beziehungen, um deren Struktur und Entwicklung gemäß eigenen Vorstellungen zu steuern. Zum weitaus größeren Teil sind dies außengesteuerte *Vergewisserungen*: bloß übernommenes Wissen.

Dagegen können wir Körpertechniken, die Kunst des Bogenschießens, den Tanz und die Meditation als Formen des Innehaltens und der Fokussierung verstehen lernen.

Am Ende dieser sich von der Unmittelbarkeit der Tinnitus-Erfahrung bewusst auch wegbewegenden Überlegungen soll ein praktischer Hinweis stehen, der sich ganz und gar diesen Gedanken und Visionen verdankt: Die kontinuierliche Integration der tänzerischen, schwebenden und in die Gleich-Gültigkeit (das heißt in die Ausklammerung von Wertigkeiten) kommenden Haltung hat sich in Form von Sätzen in Akut-Phasen vor allem am Abend, beim Einschlafen, in der Nacht und am Morgen beim Aufwachen bewährt. In einem lautlosen, innerlichen Sich-Vorsagen von Ausdrücken des Sein-Lassens konnte die verzerrte, starr auf ein Phantom fixierte Aufmerksamkeit gelockert und immer mehr befreit werden. Man erfindet in diesen Augenblicken Formulierungen von der Art »Ich bin ganz im Sein«, »Ich bade in den Tönen«, Ich bin ein Teil der Musik«, »Jedes Geräusch ist Teil eines Natur-Konzerts«, »Der Atem fließt frei«, »Der Atem durchströmt mich«, »Alles ist in Bewegung«, »Alle Begrenzungen lösen sich auf«, »Alles kommt ins Runde«, »Der Körper verliert seine Konturen, er schwebt und fühlt sich mit allem eins« usw. Diese Formulierungen haben einen subjektiven Erfahrungswert. Sie sind wandelbar und beanspruchen keinerlei objektiven Wahrheitsgehalt. Sie sind selbst Teil eines fließenden, schwebenden Denkens. Sie sind erfahrungs- und praxisbezogen. Sie sind unerlässlich für die Ablösung von starren Fixierungen und Bildern – was Gegenstand des folgenden Kapitels sein wird.

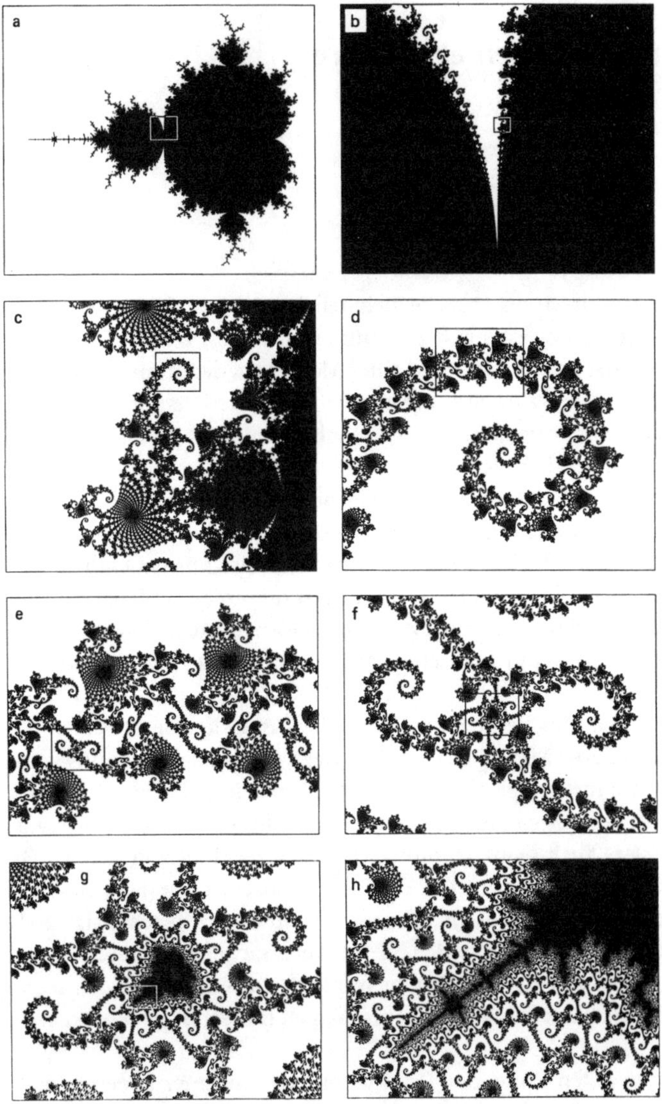

Entwickeln Sie Zutrauen zur Visualisierung des Geräuschs, wie Sie (und nur Sie!) es hören. Versuchen Sie zu unterscheiden: zwischen dem peinigenden und einem eher nicht störenden Geräusch. Suchen Sie nach positiven, schönen und hässlichen, zerstörerischen Bildern, die Sie um die hier abgebildeten Formen herum gruppieren. Achten Sie dabei auf Ihre Empfindungen.

9.
Ein Bild gegen ein anderes

Tinnitus lässt sich als die Beharrlichkeit eines Bildes beschreiben, genauer: eines akustisch unterfütterten Bildes. Der an Tinnitus Leidende hat von sich das Bild eines Menschen, der etwas *Schrilles* wahrnimmt. Die Wahrnehmung ist aber ein Falsch-Nehmen, insofern das Geräusch ein Phantom ist. Die Einbildungskraft arbeitet hier besonders schmerzlich als *Ein*-Bild-setzende-Kraft.

Diese der Einbildungskraft eigene Fähigkeit erfahren wir im Allgemeinen vor allem in den beiden Extremsituationen des Verliebtseins und des Abschieds von einem Menschen, der uns willentlich verlässt oder stirbt. Diese beiden Erfahrungen führen besonders eindringlich die Macht der in uns eingegrabenen Bilder vor Augen: Wir können das Bild des anderen Menschen nicht loslassen. *Es hat von uns Besitz ergriffen.*

Im Fall des Verliebtseins wird die Inständigkeit des *einen* Bildes (des anderen Menschen) lustvoll erlebt, im Fall der Trennung wandelt sich die Inständigkeit in Unerbittlichkeit. Einmal geht man geradezu auf in dem *einen* Bild; das andere Mal fühlt man sich darin gefangen. So ist es auch beim Tinnitus. Man wird das Bild von sich als Opfer eines Phantoms nicht los. Ein Bild-Wechsel ist unerlässlich: Die fixe Vorstellung »Es rauscht in meinem Ohr« wird durchlässig für Vorstellungen von der Art »Ich bin der Verursacher des Rauschens«, »Die Symbolik des Rauschens gibt mir Aufschlüsse über mich ...«. »Der Tinnitus kann sich vielleicht als Weg zu mir selbst erweisen ...«

In der ersten Phase des Tinnitus machte ich unter anderem die folgenden Aufzeichnungen. (Jede Art von Aufzeichnungen oder künstlerischen Betätigungen dient der Bearbeitung der Tinnitus-Problematik. Dabei gibt es keine inhaltlichen oder formalen Vorschriften. Vielleicht gestaltet sich die Form eher nüchtern und sachlich oder wie im Fall der auf den nächsten Seiten folgenden Skizzen zuweilen eher pathetisch.)

Die Trauer

Die Trauer ist ein beharrendes, statisches Bild, das sich andere Bilder nur zur Befestigung, nicht aber zur Auflösung sucht. Erst in der einge-bildeten Sphäre des Erdhaften und des Luftigen verlieren die Trauer-Bilder ihre Festigkeit, werden durchlässig und erfahrbar als fließend, als etwas, das von irgendwo kommt und irgendwohin geht. Trauerflut statt Trauerkloß. Ein Bild für ein anderes. Beweglichkeit in die Starrheit der Bilder und die Penetranz der Ohrgeräusche bringen.

Wohin soll sich die Trauer auflösen, in welchen Fluss sich ergießen? Niemand und nichts, noch nicht einmal ein Tümpel, will sie haben.

Nichts ist so billig wie die Trauer, und doch reißt sich niemand darum. Warum eigentlich, ist sie denn weniger »wert« als irgendein anderes Gefühl? Als irgendein anderes Bild? Aber jetzt will ich sie gar nicht mehr verschenken. Ich mache einen Tausch in mir. Ein Bild gegen ein anderes. Schwäche gegen Stärke, Abhängigkeit gegen Souveränität: Optionen. Zurückhaltender gesagt: Etwas Altes gegen etwas Neues.

Was wären Trauer, Glück und Schwelgen, ohne ein Bild davon zu haben? Ohne die Visualisierung eines anderen Lebens bleibt das Leben das alte. Einen dem Tinnitus vergleichbaren Einbruch des Wahrnehmungssystems gibt es im Visuellen nicht.

Tag des Strahls

Immer wieder setzt man sich verstärkt den Bildern des Terrors, des Schreckens, des Leids, der Unfreiheit und Gefangenschaft aus, um das eigene Leid in eine Relation zu bringen, um sich von dem *einen* inneren Bild der Trauer zu lösen und andere Bilder (sowohl des Unglücks als auch des Glücks) einströmen zu lassen.

Wer im Gefängnis sitzt, macht sich ein Bild von der Welt da draußen als einer Welt, an der man zugrunde gehen oder an der man sich rächen wird. Die täglich gelebte Realität ist eine andere als in dem Fall, da man ein Bild in sich stärkt von innerer Freiheit, die dann in äußerer Freiheit zur Entfaltung kommen könnte. Ich lerne, dass die Negativ-Bilder bei der Heilung des Tinnitus nichts bewirken. Nur die Positiv-Bilder und Visionen – das visualisierte und zu erlauschende »Andere« – führen weiter.

Tag des Donners

Gleisgewitter, Trennung, Spaltung, Riss, kein Stein bleibt auf dem anderen. Alles wirbelt durcheinander: die Organe und die Sinne. Und die Schiffe rasen wie im Sturm. Und die Züge fahren außerhalb des Fahrplans. Scharf an allem Geplanten vorbei. Der Tinnitus kreischt dir zu: Erinnere dich! Der Schreck ist noch in dir!

Tag des Bangens, Tag des Hoffens
Ein Bild gegen ein anderes. Ein schwaches gegen ein starkes. Das unerschöpfliche Potential der Einbildungskraft. In den Ohren ein silbernes Zellen-Urgeräusch. Es hören und das Singen entstehen lassen. Ein schwelgender Gesang des Uranfänglichen. Vom Geräusche-Terror des Tinnitus zu einer Art kosmischem Konzert.

Bilder kommen und gehen. Eines kann beharren oder sich mit einem anderen vernetzen, Teil eines Gemäldes werden. Wenn es erstarrt, wird aus der Einbildungskraft ein Fluch, und der, dem dies widerfährt, wird zum Opfer: Er leidet unter seinem Bild. Die Schönheit und unendliche Mannigfaltigkeit seiner *mentalen Fotografien* schrumpfen zu einem Schreckensbild. Von Schwelgen keine Spur.

Neuer Tag …
Was kann der Glückliche vom Trauernden tatsächlich fühlen? Wie weitgehend kann man den Schmerz des anderen, ja sogar den eigenen, sobald er sich aufgelöst hat, empfinden. Aber unter welchen Umständen – sind es nur rituelle? – fühlen sich Trauernde ineinander ein? Das Trauer-Ritual erzeugt auch eine Art Schwelgen: gemeinsames Weinen, Beten, Beschwören.

Der Austausch der Bilder
Die alten, erstarrten Bilder losschweißen, abkoppeln, loszurren: von den sie umhüllenden Klischees, Rastern und Rollen. Das Innen-Sein der Bilder begreifen und sie unablässig am *fließenden* Außen überprüfen – und korrigieren. Sich von der *Ein*-Bildungskraft lösen. Oder anders gesagt: dem Fluch der *Ein*-Bildungskraft entkommen, nicht an den Bildern hängen; sie sollen laufen lernen. So kommt die Einbildungskraft in ihr äußerstes Potential, in ihre Totalität: Außen ist innen, oben ist unten, alles dringt, wechselhaft, von hier nach dort, von dort nach hier; es gibt dann nur den turbulenten Austausch der Bilder.

Die »Beziehung« zieht, zerrt. Aber sie sollte doch fließend sein. So wie die Liebe. Liebe IST. Weil wir es nicht aushalten, etwas nur SEIN-zu-lassen, sind wir ständig von irgend etwas okkupiert, besessen, das heißt: etwas hat von uns Besitz ergriffen: Ein Bild, zum Beispiel, wie wir den anderen Menschen sehen und *haben* wollen. So machen wir den Raum eng. Dann nennen wir es manchmal eine »enge Beziehung«. Eine *Bindung*. Wenn sich jedoch die Liebe vom Besitz-Wunsch und *Ein*-Bild (und den damit einhergehenden Illusionen) löst, entsteht eine schöne Bilder-Welt, die nicht mehr quält. Dann trägt die Einbildungskraft zum Glanz des inneren Auges bei.

Das Licht, die Farben und die Töne entstehen (in ihrer Erfahrbarkeit), im Brennpunkt von innen und außen, dort, wo Resonanzen sich entwickeln. Deswegen sprechen wir vom Dritten Auge (oder entsprechend vom Dritten Ohr). Etwas sieht und hört in mir. Sehen und Hören sind allumfassend. Sie schließen das Reale und das Imaginäre in sich ein.

Tag der Überfahrt

Leonardo da Vinci notiert einmal, man könne in den Schlägen der Glocke »jeden Namen und jedes Wort, die man sich einbildet, wieder finden«. Und im *Tibetanischen Totenbuch* heißt es: »Möge es kommen, dass wir alle Töne als unsere eigenen erkennen. Möge es kommen, dass wir alle Strahlungen als unsere eigenen erkennen.« Dank der Einbildungskraft versetzen wir uns an den Punkt ungeschiedenen (Innen- und Außen-)Seins. Die Trennung von Innen und Außen ist nachträglich, eine Hilfskonstruktion. Wer auf Reisen geht, lehnt sich weit aus dem Fenster hinaus und öffnet dabei, wenn er Glück hat, die Fenster zur eigenen Seele.

In jedem Fall entzündet sich die Einbildungskraft immer am Fremden und Fernen. An der Überfahrt. Darin ist eine vitale Poesie und poetische Vitalität enthalten.

Der Überfahrt inhärent ist das Scheitern. Es kann Jahre, ja Jahrzehnte dauern, bis dies erfahren wird.

Häfen wurden zuerst für die Ausfahrt gebaut. Wessen Boot im Hafen liegt, der will auch ausfahren. Die Fremde erobern.

Wie in der Liebe. Wenn die Fremdheit des anderen von Gewohnheitsenergien überfrachtet wird, verliert sie ihre Magie. Dann stirbt die Liebe, und die Sehnsucht nach Fremdheit sucht sich andere Schauplätze. Das *partir* setzt sich durch. Was tun, wenn man an der Liebe festhalten möchte? Ein neues Bild von sich – für sich selbst und den anderen – als fremden Kontinent entwerfen. Die Ein-Bildungskraft dynamisieren.

Ich werde mir selbst fremd: Ich werde der schwarze Kontinent und das Licht des Nordens, ich werde die Sonne des Südens, der Aufgang der Sonne im Osten und der Untergang der Sonne im Westen, ich werde die Welle, das Meer und die Insel, ich höre mich in den Schlägen der Glocke. Ich denke und erlebe mit dem Kopf, dem Körper, den Sinnen und der Sehnsucht, im Fluss des Einbildens und Mehrbildens. Ein Bild gegen ein anderes. Immer wieder. Vom Geräusche-Terror zum kosmischen Konzert. Sich ins Sein schleudern.

Ein »nüchterner« Nachtrag:
Der Vorstellung, sich ins Sein zu schleudern, ist ein gewisses Pathos und ein Überschwang, auch Übermut, eigen. Dies ist im Fall des Tinnitus ein extrem wichtiger Faktor, da ja dieses Leiden besonders häufig zu psychischen Folgeerscheinungen (mit Depressionen und Panikattacken) führt. Damit aber die Energetisierung nicht verpufft und nicht, nach kurzzeitiger Euphorisierung, ins Gegenteil umschlägt, dürfen die beiden anderen Aspekte der Heilung, nämlich die Aufmerksamkeitsverschiebung und die sukzessive und kontinuierliche Bearbeitung des seelischen Konflikts, nicht vernachlässigt werden.

Dabei kann man auf die produktive und kreative Kraft vertrauen, die in jeder Krankheit verborgen liegt. Krankheiten stellen sehr oft Versuche dar, seelische Verletzungen und Verluste auszugleichen und zu reparieren. In jedem Menschen gibt es seelische Selbstheilungspotentiale im Umgang mit der körperlichen Krankheit. Diese mag in einer bestimmten Zeit eine wichtige Funktion für die Realitätsbewältigung dargestellt haben. Vielleicht verbarg sich dahinter der noch unerkannte Wunsch, den unbewussten Konflikt zu lösen. Wenn die Realitätsbewältigung und die Konfliktbearbeitung angenommen werden, verliert das somatische Symptom in der Regel seine Funktion. Dies ist aber ein längerer Prozess, während dessen am eigenen Körper bis dahin abgespaltene und verdrängte Emotionen erlebt werden. Der körperlich Leidende erweitert dann das Spektrum seiner seelischen Erlebnisweisen. »Die Krankheit dient einer gefühlsmäßigen Ich-Erweiterung.« (Dieter Beck, *Krankheit als Selbstheilung*)

Jetzt ist ein halbes Jahr seit diesen Aufzeichnungen – die ganz aus dem distanzlosen Schrecken heraus geschrieben wurden – vergangen. Dennoch drängt sich zuweilen der Eindruck auf, als sei der böse Traum immer noch so lebendig wie damals. Aber dann gewinnen wieder die

Einsicht in das Erreichte und der Blick auf die Veränderungen die Oberhand.

Die Bilderflut ist endlos. Sie ist nicht willentlich zu stoppen. Auch die darin enthaltenen Schreckensbilder verlieren erst ganz langsam und nur phasenweise ihr destruktives Potential.

So wie die Fußstapfen in einem feuchten Waldweg erst unkenntlich werden, wenn neuer Regen fällt und der Weg immer wieder begangen wird, so verlieren auch die alten Bilder erst ihre Kontur, wenn sie mit neuen Bildern sich vermischen.

Die Gedächtnisspuren können nicht gelöscht werden. Aber die alten Bilder werden neu gedeutet und in die Chronik der laufenden Ereignisse integriert.

Die Gefühle unmittelbar in Relation zu den Situationen leben und auf diese Weise in die aktuell erlebte Realität kommen – so entwickelt sich ein Gefühl der eigenen Stärke und Stimmigkeit des Geschehens.

Dies wirkt sich auch retrospektiv auf die Betrachtung des schreckhaft Erlebten aus: *Es war gut, so wie es geschah.*

Die somatischen und die seelischen Wunden heilen. Der Assoziationsspeicher entleert sich und wird neu aufgefüllt. Erst dann verliert der Tinnitus, als ein Haltepunkt im Strudel der Gefühle, seine Funktion.

Solange sich der schrille Ton, das Pfeifen, das Sausen und Rauschen noch durchsetzen wollen, lassen sie sich auch durch das Rosarauschen des Noisers nicht unterdrücken. Den schrillen Ton verstand ich als ein Zeichen für das Getrenntsein und die Ver-zwei-flung.

Werde weit wie das Universum.

Wenn das Ohrgeräusch unerträglich laut und peinigend ist, gilt es zu lernen, das dazu passende Gefühl aufkommen zu lassen und es zu leben.

Es kann einem nichts dabei passieren.

Ein Gefühl für Korrelationen entwickeln: Womit steht gerade *mein* Ohrgeräusch (und wie *ich* es erlebe) in Verbindung? Die Permanenz des Ohrgeräuschs – die Gewissheit auch, dass es nicht einfach weggeht – steht zum Beispiel in enger Relation zur Gewissheit, dass die erfahrene Trennung von einem anderen Menschen oder eine andere existenzielle schmerzliche Erfahrung endgültig ist. Abwesenheit und Anwesenheit sind hier emotional aneinander gekoppelt. Beides ist dem eigenen Willen entzogen. Dies ruft tiefen seelischen Schmerz hervor und führt zu Labilität und Verzweiflung.

Ver-zwei-flung: Erkennen, dass darin, auch allein durch die Schreibweise ersichtlich, das Gefühl des Getrenntseins ausgedrückt ist. Das Ich, das sich in diesem Gefühl artikuliert, kann man – wertfrei – das »kleine Ich« nennen. Es vermittelt dem Menschen die illusionäre Vorstellung, von allen anderen und der Welt abgespalten zu sein. In der Bekämpfung der anderen als »Feinde« (bis hin zum Krieg und zur Auslöschung von Leben) macht der Mensch das in Dualismen gefangene »kleine Ich« stark, verleiht ihm Kontur und eine höchst zweifelhafte Macht. Solange der einzelne in der Illusion des Dualismus, als einer primären Gegebenheit, verbleibt, schafft er sich »Feinde« und ist von Angst erfüllt.

Der Angst ist das Moment des Unbestimmten eigen. Die Angst vor dem *In-der-Welt-sein als solchem* sucht sich scheinbar konkrete Gegner, stellvertretend für nicht benennbare Objekte. Hinter den Erscheinungsformen der Angst verbirgt sich die Urangst, verbunden mit der Frage, ob man sich (wieder) mit dem Ganzen verbinden kann.

Die Urangst und ihre lebensgeschichtlichen Manifestationen aufzulösen, kann schrittweise in der Aufarbeitung des eigenen Lebensdramas gelingen. Dabei wird die Fähigkeit entwickelt, zu jeder neuen Situation das passende Gefühl zu leben. Sri Nisargadatta Maharaj beschreibt in seinen Gesprächen (erschienen unter dem Titel: *Ich bin*) diesen Zustand als den natürlichen: »Wenn man das Gefühl des Getrenntseins aufgibt und die Aufmerksamkeit für etwas Bestimmtes nachlässt, erscheint das reine Sein als der natürliche Zustand … ›Ich bin so und so‹ löst sich auf, ›Ich bin lediglich der Beobachter‹ verbleibt, und auch das geht in dem ›Ich bin alles‹ unter. Dann wird alles zu dem Einen, und das Eine werden Sie selbst sein, nicht getrennt von anderen. Geben Sie die Vorstellung von einem getrennten ›Ich‹ auf, und die Frage ›wessen Erfahrungen?‹ wird erst gar nicht auftauchen … Gehen Sie in Richtung des ›Ich bin‹ … Für mich existiert nichts für sich allein. Alles ist das Selbst, ich bin alles. Mich in jedem wiederzuerkennen und jeden in mir, ist sicherlich Liebe … Ich mache mir keine Sorgen um die Zukunft. Die richtige Antwort zu jeder Situation, das ist meine Natur … Ich handle und gehe weiter. Die Ergebnisse berühren mich nicht … In allem, was ich tue, ist kein Gefühl von Sinn oder Zweck.«

Der therapeutische Umgang mit dem Tinnitus kann diese Lebenseinstellung bestätigen. Denn dieses Symptom symbolisiert durch die peinigende Schrillheit des Geräuschs besonders krass das Getrenntsein von allem. Gleichzeitig symbolisiert gerade dieses Geräusch das Verbundensein mit allen Geräuschen der Welt, sofern man diese wertfrei betrachtet. Der wichtigste Schritt besteht darin, zu den lebensdramatischen Wurzeln des Symptoms, zu dem individuellen »Urtinnitus« zurückzugehen, dann die aufkommenden Gefühle und Bilder zu analysieren und zu durchleben. So lernt man, die negative Wertung und den Kampf mit dem Symptom aufzugeben und das Symptom als verschlüsselte Botschaft anzunehmen. Es wird möglich, eins mit dem Phantom, als einer ureigenen Produktion, zu werden. Man kommt sozusagen *ins Runde*. Dualismen wie die von Ich und Welt, von Ich und Tinnitus lösen sich auf.

Die neuronale »Schaltstelle« im Zentralnervensystem ist das schon mehrfach angesprochene Limbische System. In der so genannten »Amygdala« – bei der man wegen ihrer Form auch von »Mandelkernen« spricht – hinterlassen Erlebnisse, Reize und angstbesetzte Erinnerungen ein dichtes Spurengeflecht, das nur in kontinuierlicher Aufarbeitung und Umwertung aufgelöst und durch angstfreie Botschaften und neue Bilder durchsetzt werden kann. Prinzipiell scheinen Angst und unbearbeitete, negative Bewertungen im Gehirn schneller ihre Spuren zu hinterlassen als Reflexion und Aufarbeitung dieser Gefühle.

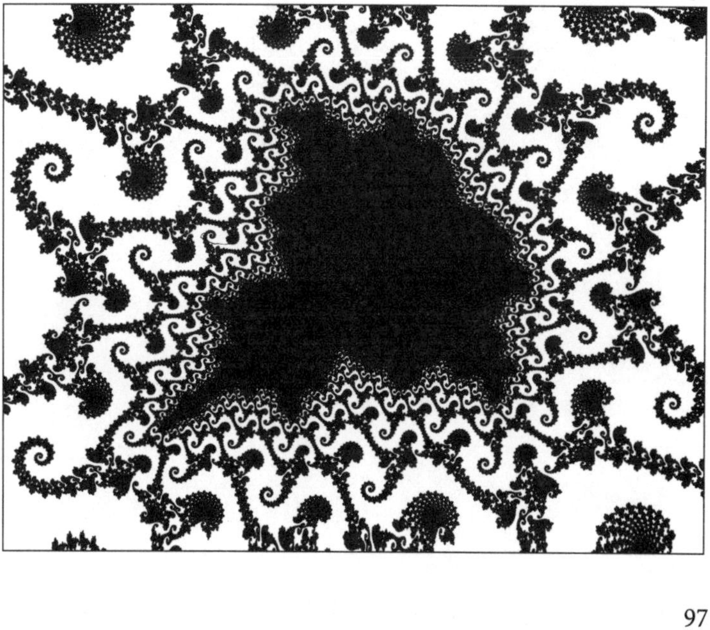

Der Tinnitus kann als eine Art Geburt erlebt werden: Etwas Neues, mit ungewissem Ausgang, beginnt. Das Lebensskript kann noch einmal korrigiert, in einigen Teilen neu geschrieben werden.

Der Vorgang der Geburt hat etwas Dramatisches an sich. Das ungeborene Wesen kann im Mutterleib nicht bleiben und für die Außenwelt ist es, im Augenblick der Geburt, noch nicht »reif«: Der Mensch ist eine Frühgeburt.

Bei der Geburt wird er ins Sein – in eine ihm unangemessene Wirklichkeit – geschleudert. Dieses Urmuster wiederholt sich später in den großen Lebenskrisen und Krankheiten, die zerstörerisches und konstruktives Potential in sich bergen. So ist es auch beim Tinnitus: Entweder er zerstört dich am Boden oder er erhebt dich zu neuem Leben.

10.
Tinnitus, Schöpfung und Geburt: Einübungen ins Leben

Der Tinnitus gleicht, wie gesagt, in seiner Dramatik, dem Vorgang der Geburt: Man findet im Innern – beim Tinnitus: im eigenen Innern, bei der Geburt: im Mutterleib – keinen Halt mehr, und im Außen ist es ebenso unwirtlich, unbehaust.

»Wenn du dich retten willst, riskiere deine Haut; wenn du deine Seele retten willst, zögere nicht, sie hier und jetzt dem Sturm der Veränderung auszusetzen. Unstet erhellt ein Nordlicht die Nacht. Es breitet sich aus wie diese Leuchtreklamen aus Lichterketten, die fortlaufend blinken, aufleuchten und verlöschen; das läuft oder läuft nicht, aber anderswo fließt es wie irisiert. Du wirst dich nicht verändern, wenn du dich dieser Unbeständigkeit und diesen Abweichungen nicht hingibst. Vor allem wirst du nicht erkennen.« Der Philosoph Michel Serres (der dies in seinem Buch *Die fünf Sinne* berichtet) benutzt die Erfahrungen während eines Beinahe-Schiffbruchs, um die Situation des Geborenwerdens zu verdeutlichen. Die erlebten Qualen eines Feuerausbruchs versetzen ihn zurück an den Ort und die Zeit der Geburt, dorthin, wo das Ich entweder den Zipfel des Lebens ergreifen kann oder aber erstickt. Die Seele befindet sich an dem Punkt, so hält er fortan für sich fest, wo das ›Ich‹ sich behauptet, sich gegen den Tod und für das Leben, für die Welt entscheidet. »Wir alle haben eine Seele, seit wir unser Leben … gerettet haben.«

So geht es also um die existentielle und die seelische Dimension des Menschen, von dem Zeitpunkt an, da sein Ich in den Raum eintritt, den wir Außenwelt nennen. Es ist der Raum, den wir mit den Sinnen erfahren, ertasten, erfühlen, *erhören*, seit wir den ersten *Durchgang* bei der Geburt meisterten. Und in diesem Sinn ist die *Lust des Neubeginnens* ein vielschichtiger Prozess.

Das Feuer, die unerträgliche Hitze, die Gefahr des Erstickens – sie sind im Inneren des Raums, in dem der Schiffbrüchige – um bei dem

Vergleich mit der Geburt zu bleiben – eingeschlossen ist. Aber draußen erwartet ihn – welch eine furchteinflößende Alternative, so muss er erfahren, sobald es ihm gelingt, seinen Kopf aus dem Bullauge zu strecken – eine ebensolche Qual, ein schneidender Wind, eine eisige Kälte. *Innen* wie *Außen* droht er zugrunde zu gehen. Dies aber ist der Augenblick der Geburt: das Ich ergreifen zu müssen, sich in das *Außen* zu werfen, den engen Durchgang zu passieren. Serres: »Gott sei Dank, ich bin draußen. Ich ziehe die kalte Luft in meine Lungen, dass mir fast die Sinne schwinden. Und gleich ein neuer Schreck: Der heftige Seegang dreht das Heck des Schiffes in eine wilde Sturzsee. Das Schiff neigt sich auf die andere Seite, und ich stecke wieder bis zur Brust in dem eisernen Ring, ich bin drinnen, immer noch. Es war, als wäre der Rumpf über einen Haufen Steine geschürft. Ein Stoß von der einen Seite befreite mich, ein Stoß von der anderen zog mich wieder in mein Gefängnis zurück.«

»Ich war drinnen und draußen.
Wer, ich?«

»Wer, ich?« Diese Frage nach dem Ich (als der »wahren Angststätte«, wie Freud sagte, aber auch als dem Ort der ungeahnten Möglichkeiten und Einsichten) lässt uns nicht los, wenn immer wir uns selbst anschauen und uns unserer selbst gewahr zu werden versuchen.

Solange wir geboren werden, leben wir; glauben wir indessen den Vorgang der Geburt abgeschlossen zu haben, beginnen wir zu sterben. »Die Geburt ist nicht ein augenblickliches Ereignis, sondern ein dauernder Vorgang. Das Ziel des Lebens ist es, ganz geboren zu werden, und seine Tragödie, dass die meisten von uns sterben, bevor sie ganz geboren sind. Zu leben bedeutet, jede Minute geboren zu werden.« Erich Fromm hat in seinem berühmten Dialog mit Daisetz Teitaro Suzuki und Richard de Martino *(Zen-Buddhismus und Psychoanalyse)* zu dieser Klarheit gefunden, indem er die Krise des modernen Menschen als einen »Zustand schizoider Unfähigkeit, einen Affekt zu empfinden« diagnostizierte.

Niedergeschlagenheit und Verzweiflung sind Folgen dieser Ablenkung vom Emotionalen und der Konzentration auf das Dingliche, auf die Vervollkommnung der Dinge. Der Mensch lenkt viele Herausforderungen, die das Leben/Existenz an ihn stellt, in materielle Bewährungen um. Fromm hat zu zeigen versucht, dass es auch in einem so weitgehend auf Vernunft angelegten System wie demjenigen Freuds um die »›Erlösung‹ des Menschen« geht.

»Erlösung« meint hier eine Befreiung von den Fesseln der Ichbezogenheit und der Identität, die immer unterscheidet zwischen »dein« und »mein« – auf den Tinnitus bezogen: »mein« Geräusch / »objektives« Geräusch –, die überall Abgrenzungen vornimmt, in letzter Instanz auch vom Ganzen der Welt. Im Sinne Fromms heißt das gerade, dass der Mensch noch nicht ganz geboren ist. Gibt er hingegen diese Scheinsicherheit und Scheinstärke auf, kommt er mit der Natur des Menschen und des Seins in Einklang und in ein In-Eins-Hören. Das In-dividuum erlebt sich dann als das Ungeteilte.

Geburt und Tod sind nicht nur biologische Vorgänge, sondern in erster Linie seelische und vitale Prozesse; es sind auch Entscheidungen und nicht nur schicksalhafte Verläufe. Sich zum Leben entscheiden heißt, den Vorgang der Geburt nicht als abgeschlossen zu begreifen, sondern ihn als eine fortdauernde *Lust des Neubeginnens* in jedem Augenblick, in jeder Situation einzubringen.

Im Augenblick der Geburt noch konturenlos, bezieht sich das körperliche Ich auf seine Seele und bleibt fortan auf sie, gemäß seiner frühesten Erfahrungsmuster, verwiesen. Aber nur wenige sind sich der in ihrem Inneren brodelnden seelischen Sensationen, Prägungen und Signaturen bewusst, spüren an ihrem Körper, hören in ihrem Innern die Präsenz von etwas Früherem. Noch einmal Michel Serres: »Wenn ich meine Hand mit den Lippen berühre, spüre ich die Seele, die wie ein Ball zwischen beiden Seiten des Kontakts hin- und herspringt; die Seele schüttelt sich gleichsam am Ort der Kontingenz.«

Der Tinnitus wird, sobald man sich aus der Spirale der Leidenserfahrung herauswinden kann, als eine besonders intensive Erlebensform der sich »schüttelnden Seele« erkennbar. Der innere Aufruhr findet seine somatische Entsprechung in den kreisförmig sich wiederholenden Nervenzellaktivitäten der zentralen Hörbahn. Man erfährt also sinnliche, körperlich-seelische Sensationen.

Die können an die Grenze des Erträglichen gehen. Aber nach meiner Erfahrung gelingt dem geistig-seelisch-körperlichen System in der Regel ein gleichsam vorausschauendes Ausbalancieren von Glück und Leid: die Seele mutet dem Einzelnen zumeist in seinen Träumen und in seinen bewusst erlebten Einbrüchen gerade das zu, was er noch ertragen und bearbeiten kann.

Die dem Tinnitus eigene Wahrnehmungsverengung enthält andererseits das Potential ungeahnter Wahrnehmungs- und Erlebenserweiterungen. Es ist wie der Eintritt in ein unbekanntes Land, voller Ungewissheiten. Der eigene Blick wird sich dabei seiner entlehnten, geborgten und bloß klischeehaften Anteile bewusst. Die innere Stimme gilt es, in den verzerrten Geräuschen zu erkennen und zu decodieren.

Sich am Fernen, Anderen, Ungewissen, Unerhörten zu orientieren – so könnte man die Richtung dieser »Geburt« und dieses »Wegs« beschreiben. »Geradlinigkeit« und »zielorientierte Entwicklung« sind einer solchen Bewegung eher fremd und äußerlich. Es geht mehr darum, in sein eigenes »Element« zu kommen, die Übung des eigenen Lebens zu erlernen. *Die Seele hört, und ich höre auf die Seele!*

Zuweilen hat man die Vorstellung, dass eine Technik, eine Übung zu *dem* Lebensgefühl hinführt, das man sich immer gewünscht hat und in dem man glaubt, fortan sein Leben führen zu können. Aber es ist vor allem noch etwas anderes damit gemeint: Die Übung des Lebens ist das Leben selbst. Sie ist nicht Vorbereitung zu etwas anderem, nicht Vorstufe für eine andere Ebene, sondern ist selbst Zentrum und Mitte. *Das Leben üben* heißt, durch jedes so genannte Gelingen oder Misslingen, durch jedes Tun oder Nicht-Tun die Gesetze des eigenen Lebensentwurfs besser kennen zu lernen.

»Gelingen« und »Misslingen«, »Gesundheit« und »Krankheit« bezeichnen nur in der Welt der Begriffe, Klischees und Vorurteile qualitativ voneinander getrennte Bereiche. In der Welt des Erlebens dagegen gehen sie fließend ineinander über, sind oft überhaupt nicht voneinander zu trennen und können in jedem Augenblick eine andere, neue Qualität annehmen. Diesen *offenen* Raum des Erlebens mehr und mehr wirklich werden zu lassen sollte als Grundschwingung den therapeutischen Umgang mit jeder gestörten Sinneswahrnehmung, so auch mit Tinnitus, prägen.

Jeder Mensch ist ein Medium aufgeladener und geschwächter Energien; ausgestattet mit geöffneten und verstopften »Kanälen«, durch die alles hindurchgeht, was wir hindurchschicken beziehungsweise passieren lassen. Wer außer uns selbst sollte die Verantwortung tragen für den Zustand dieser Kanäle, Schläuche, Meridiane? Wir sind Meister und Knechte, Täter und Opfer. Jede Grenze ist eine bewusstseinsmäßig und emotiv gesetzte Begrenzung.

Ohne *Achtsamkeit* verfestigen sich die einmal eingespielten Muster immer mehr: jung – alt; gesund – krank; normal – wahnsinnig … Aber all das sind nur graduelle Unterschiede im eigenen Erleben und im Bezug zu dem uns umgebenden Kräftefeld. Wir polarisieren sie. Die »Krankheit« und selbst ein Symptom oder Phantom wie Tinnitus ziehen Lebenskraft ab; »Gesundheit« und »Jungsein« dagegen sind wie ein Sog für Lebenskraft, für »Nahrung«.

Das Bewusstsein seiner selbst schert aus der Informationsberieselung über jung und alt, krank und gesund, normal und verrückt, aus. Im beginnenden Innehalten – Voraussetzung für das, was der Buddhist *Klarblick* nennt – bilden das Handeln und das bewertungsfreie Zuschauen eine Einheit. Das kann man ein *souveränes* Gefühl nennen. Es verzehrt sich weder in bewusstlosem Agieren, noch meint es passives Verhalten.

Alles, was wir als »Krankheit« oder als »Leiden« bezeichnen, kann als Herausforderung begriffen werden, als Chance, dem Leben eine neue Wendung zu geben. Es handelt sich um individuelle Botschaften, die dazu aufrufen, an der Dynamisierung der Lebensprozesse mitzuwirken und Verantwortung für die Souveränität des eigenen Lebens zu übernehmen. Man muss alles selbst *machen*, in einem Prozess der Veränderungen.

Unsere »Konditionierungen« sind nur in kleinen Bewegungen zu verändern, so wie jeder auch durch Erziehung, Schule und Beruf in tausend und abertausend kleinen Schritten geprägt worden ist. So vieles arbeitet und wirkt in uns, dessen wir uns nicht bewusst sind oder nur langsam bewusst werden. Herauszufinden, dass dies auch ein Lustgewinn sein kann, ist eine wichtige Erfahrung. Es macht diese Umstellung zu einer Reise: Die Wahrnehmung erweitert sich. Man fühlt anders – und anderes. Das ist entscheidend; denn der Verzicht auf selbstverständlich gewordene Lebensformen verlangt erst einmal Ersatz. Letztlich gelingt er nur, wenn Neues entdeckt, im Inneren stark gemacht und emotional neu besetzt wird.

Wenn eine Position, ein Denken und ein Wissen ihre Kraft und ihre Bedeutung für das Ganze verloren haben, muss man bereit sein, sich von ihnen zu trennen. Wenn das Leben und die Wissenschaften beschwert sind von der »schändlichen toten Last des Überlebten«, das Denken nur noch ein »faulendes Gerüst« und der Denker ein »Strafgefangener der Bezüge und Gesetze« ist, wie dies der Ethnologe und

Schriftsteller Michel Leiris in den dreißiger Jahren des vergangenen Jahrhunderts formulierte, warum versucht er dann nicht die »Umwälzung der Bezüge«? Das Wunderbare (die Magie) ist »im Inneren des Menschen«, es ist das »imaginäre Leuchten eines Absoluten, das er seinem eigenen Wesen entnimmt und auf die glanzlosen Ereignisse projiziert, deren Dünste durch seine Poren hindurch noch bis zu dem vordringen, was man gemeinhin seinen Geist nennt« (Leiris, *Das Auge des Ethnographen*).

Der Mensch
weil er lebt
prallt auf das was lebt.
Leben
heißt inmitten von Lebenden gehen.
Was lebt
belästigt mit Leben
das Schweigen, den Schlaf, den Körper
der träumte
sich Wolkenkleider zu schneidern.
Was lebt prallt auf,
hat Zähne, Kanten, ist dicht.
Was lebt ist dicht
wie ein Hund, ein Mensch,
wie jener Fluss.

(…)

Und dicht
durch seine dichte Fabel;
durch das Fließen seiner Gallerte aus Erde;
beim Gebären
seiner schwarzen Inseln aus Erde.
Denn viel dichter ist
das Leben
das sich in mehr Leben entfaltet,
wie eine Frucht
dichter ist
als ihre Blüte;
wie der Baum

dichter ist
als sein Samenkorn;
wie die Blüte
dichter ist
als ihr Baum,
und so weiter und so fort.

Dicht,
weil dichter das Leben
das man täglich
erkämpft,
der Tag den man
täglich erwirbt
(wie ein Vogel
der jede Sekunde
seinen Flug erobert).

João Cabral de Melo Neto: Der Fluss

11.
Humor ist, wenn man trotzdem lacht

Ich erinnere mich noch genau daran, dass ich lange Zeit nicht wusste, was meine Eltern oder die Lehrer damit meinten, wenn sie sagten: »Humor ist, wenn man trotzdem lacht«. Trotz was?, habe ich mich wohl gefragt und dann selbst gelacht. Ich habe gedacht, dahinter verberge sich ein geheimes, mir nicht zugängliches Wissen. Ich konnte das »trotzdem« nicht in seiner Allgemeinheit nehmen, die Botschaft nicht verstehen: dass man trotz allem, egal was es auch sei, und sei es das im Augenblick Schlimmste, den Sprung schaffen und einfach lachen könne, trotz allem. Das mache den Humor aus. Ich glaube, es überstieg meine Vorstellungskraft, in Erwägung zu ziehen, dass man tatsächlich *in jedem Fall* den Ernst *durchschneiden* und mit Humor die Sache anschauen könne. Und deshalb habe ich damals auch selbst gelacht über den Satz, aber nicht gewusst, warum. Ich habe mein eigenes Lachen nicht deuten können. Und in der Tat: Kann man etwa bei einer Beerdigung plötzlich loslachen und in die Runde rufen »Humor ist, wenn man trotzdem lacht«?

In jedermanns Leben gibt es einen Augenblick, wo die Humor-Lektion – eingedenk gewisser Einschränkungen – gelernt werden muss, auch gegen einen extremen Widerstand.

Gemäß aller Erfahrungen ist es besonders folgenschwer, wenn Ärzte, nachdem sich das Ohrensausen erst einmal eingenistet hat, die Diagnose stellen: »Man kann nichts machen, Sie müssen halt damit leben«. Verschlimmert wird das Desaster noch, wenn Freunde und Kollegen Horrorgeschichten – sei es von sich selbst oder von Bekannten –, erzählen, von Menschen, die »ihn« seit 7 oder 12 Jahren haben, Suizid-Versuche hinter sich haben und daran zugrunde zu gehen drohen. Die Formulierung »Der geht nie wieder weg« wirkt wie eine Beerdigung bei lebendigem Leib.

Aus dieser Sicht ist auch ein zu intensiver Kontakt zu Leidensgenossen zu vermeiden. Alles Sprechen, Denken, Handeln kreist nur um den Tinnitus, und eine Leidensgeschichte ist noch schlimmer, noch auswegloser als die nächste. Es entstehen kollektive Leidensvibrationen, bei denen auch alle anderen Beschwerden (Rheuma, Gicht etc.) und privaten Probleme in den Chor der Klagelieder mit aufgenommen werden. In diesem Mischmasch von Schicksalen und Opfergeschichten droht der einzelne mit seinen positiven und gesunden Impulsen, jenseits des Leidens, zu verschwinden. Aber gerade darauf kommt es an: Gegenwelten stark zu machen, eigene Gestaltungen, Phantasien und Bilder zu entwerfen, wieder ein Leben führen zu lernen, in dem der Tinnitus die zweite Geige spielt und später ganz im Orchester untertaucht. Diese Erkenntnisse sind inzwischen auch Bestandteil der Arbeit in Selbsthilfegruppen und Tinnitus-Kliniken sowie der Deutschen Tinnitus-Liga (siehe Anhang).

Das Ziel der Veränderung muss sein, wieder Flexibilität in das Leben zu bringen, die Starrheit der Wahrnehmung aufzubrechen und die Energie, die der Tinnitus absorbiert, zurückzugewinnen und sie besser zu investieren. Alle an Tinnitus leidenden Menschen haben anfangs das Gefühl, nicht mehr so stark und aktiv wie vorher zu sein. Der Tinnitus scheint alle Energie an sich zu binden.

Man kann dem nur entgegensteuern, indem man sich die darin beschlossene Absurdität vergegenwärtigt: Ein Phantom nimmt Energie weg. Wie kann das sein? Ist das überhaupt möglich, da ja dieses Phantom ganz und gar Teil des eigenen psycho-somatischen Systems ist, so dass die Energie doch letztlich in dem System verbleibt? Sie wird ja nicht von außen, etwa von einem destruktiven Menschen, abgezogen.

Es geht also um eine Bewusstmachung: Der Tinnitus ist ein Teil von mir. Ich muss das, was er mit mir macht, für mich umpolen, es mir wieder zunutze machen. Ich muss die Energie, die er auf sich zieht, für mich positiv umwandeln. Dies geht aber nicht auf direktem Wege, durch einen willentlichen Akt, sondern nur auf komplexe und auch listige Weise: indem man den Tinnitus *bei-Seite* schiebt, andere Wahrnehmungen stärkt. So wird die Energie *unwillkürlich* zurückgewonnen. *Es geschieht!*

Dem liegt die grundsätzliche Notwendigkeit eines jeden Wandels zugrunde: sich aus der Identifikation mit einem Leid oder auch Ideal zu lösen und sich das eigene Leben als Beobachter anzuschauen. Das eigene Leben als Film, dem man, in der ersten Reihe sitzend, zuschaut. Da erscheint auf einmal der Tinnitus nur als *ein* Akteur, das aktuelle

Leiden als *eine* Etappe in der Folge vieler überstandener, gemeisterter Schicksalsschläge. Dies waren zum Beispiel der Tod der geliebten Eltern, einer an Krebs erkrankten Schwester, eines HIV-positiv-beschiedenen Bruders; oder eigene Unfälle und noch einmal gut überstandene Verletzungen und Operationen.

Der Tinnitus verliert in einer solchen lebensgeschichtlichen Betrachtung viel von seiner Absolutheit, seiner zerstörerischen schneidenden Schärfe. Aber nicht auf einmal, nicht in einem Moment. Ein langer Weg ist zu beschreiten.

Leben heißt, sich in Lebendigkeit üben. Über den dramatischen, vielleicht schockhaften, traumatischen Augenblick hinausblicken. In ihm nicht das Ende, sondern den Anfang von etwas Neuem sehen.

Das Geschehene ist nicht mehr rückgängig zu machen; die Ereignisse und Erlebnisse, die zum Tinnitus geführt haben, sind Wirklichkeit, schmerzvoll erfahrene Wirklichkeit. Diese ist in ihrer Faktizität nicht mehr ungeschehen zu machen, wohl aber ist sie anders wahrnehmbar, »korrigierbar« in der Bewertung.

Ein schwerer Verkehrsunfall oder eine Krebs- oder Gehirntumor-Operation, eine traumatische Trennung oder die jahrelange Arbeit unter krankmachenden, erdrückenden Lebensbedingungen bleiben nicht ohne Auswirkungen – deren Realität muss erst einmal hingenommen werden. Da aber jedes Ereignis eingebettet ist in eine große Fülle auch ganz anders gelagerter, positiv erlebter Geschehnisse, besteht eine wesentliche Aufgabe darin, diese im Grauschleier des aktuell bedrückenden Lebens verschwundenen Erinnerungen wieder farbig zu beleben.

Was war das Beglückende in jener Zeit? Wie kann das früher als schön Erlebte die jetzt aktuell gestörte Wahrnehmung und das blockierte energetische System wieder harmonisieren? Im erzählenden Erinnern einzelner Lebensstationen entflicht sich das Drama; man fühlt sich ihm nicht mehr distanzlos ausgeliefert. Schon allein die Tatsache, dass das eigene Leben eine Geschichte ist, die erzählt werden kann, sich als Film oder als Drama auf einer Bühne mit anderen Figuren anschauen lässt, schärft den Blick für den Charakter der Performance, des In-Szene-Setzens, also des Gemachten am eigenen Leben.

Man wird selbst als Autor und Regisseur des Drehbuchs, des Films, des Dramas erkennbar.

Das Besondere, man könnte auch sagen »Eigenartige« an diesem Lebens-Autor-und-Regisseur ist, dass er keinen Überblick über das

Geschehen hat. Den Überblick kann er nur immer wieder versuchen zu gewinnen, durch eine Distanzierung und einen Perspektivenwechsel. Die Kurzatmigkeit, die Kurzsichtigkeit und das verengte Hören müssen sich weiten. Vieles zeigt sich dann in einem neuen Licht.

Hierzu ein Gleichnis:

Eines Tages verlässt ein Sohn seinen Vater. Die Nachbarn bedauern den Vater – wie traurig, jetzt sei er allein. Er antwortet nur lapidar: »Mal sehn.« Einige Monate später kommt der von den anderen verlorengeglaubte Sohn mit einem Pferd zurück. Die Nachbarn haben wieder ganz schnell ihre Einschätzung parat: »Welch ein Glück«, rufen sie dem alten Mann zu. Dieser entgegnet wiederum nur lapidar: »Mal sehn.« Eines Tages geht der Sohn mit dem Pferd weg. Wieder das gleiche Spiel. Dann kehrt der Sohn zurück, aber verletzt. Er war vom Pferd gestürzt und hatte sich das Bein gebrochen. »Welch ein Pech.« – »Mal sehn.« Einige Tage später werden alle jungen gesunden Männer zum Kriegsdienst eingezogen ... Die Geschichte geht immer so weiter. Sie erzählt vom Auf und Ab des Lebens, vom vermeintlichen Glück und vom vermeintlichen Pech, von dem Unvorhersehbaren in den Verläufen.

Man sollte sich also beim Tinnitus – wie bei jedem anderen Leiden auch – nicht zu lange mit *einer* Sicht der Dinge, mit nur *einer* Deutung des Geschehens aufhalten. Vielleicht ist es auch ganz anders, oder es erweist sich noch im Laufe der Zeit als anders.

Loslassen heißt das Zauberwort. Weniger ideologisch belastet, weniger verbraucht und verschleudert erscheint mir jedoch die Formulierung *Sein-Lassen.* Damit ist keine zielgerichtete Bewegung gemeint, sondern ein So-sein-Lassen, wie es jetzt, in diesem Augenblick, ist. Man könnte auch sagen: So ist es.

So ist es um mich bestellt, jetzt! So haben sich die Dinge gefügt, erst einmal! Oder in den Worten des alten Mannes: »Mal sehn.« Auf den Tinnitus bezogen heißt dies: Erst einmal ist es jetzt so. Solange ich den Tinnitus als aggressiven Feind betrachte, den ich bekämpfen, den ich vernichten muss, habe ich gegen ihn keine Chance. Als Tai'chi-Kämpfer oder als Gi-Gong-Beweger – also als Bewegungskünstler – als Tänzer jedoch kann es mir spielerisch und übend gelingen, mit ihm fertig zu werden.

Die Beziehung zum Tanz wird besonders deutlich, wenn man sich vor Augen führt, was eigentlich bei einer tänzerischen Bewegung geschieht: man »hebt ab«, kommt in einen Zustand des Schwebens und Schwingens, der inneren und äußeren Bewegtheit, mit einem Wort, man löst oder lockert zumindest die ernsthafte, von Sorgen, Ängsten, Verhaltensmustern und Denkformen bestimmte Beziehung zur Welt. Man durchschneidet die Ernsthaftigkeit, die Konzentration auf eine (eingeengte) Wahrnehmung.

Genau dies ist der therapeutische Kern im Umgang mit dem Tinnitus. Man muss Korrelationen durchschneiden, vor allem diejenigen zwischen dem traumatischen, dramatischen Erleben im Umfeld des erstmals massiv aufgetretenen Tinnitus, aber auch die Korrelation zwischen der aktuellen Aufmerksamkeit und dem phantomhaften Rauschen, Sausen, Pfeifen. Den Instanzen im Gehirn und im Hörsystem, die den Betroffenen das Geräusch suggerieren, muss vermittelt werden: Es besteht keine Gefahr mehr, zur Panik gibt es keinen Grund, die Verhältnisse haben sich verändert und verändern sich ständig, alles ist in Bewegung und Wandlung.

Neben dem Bild des Tänzers ist auch dasjenige des Fakirs hilfreich: Er hat grundsätzlich keinen anderen Körper als jeder Mensch. Auch er verbrennt sich, wenn er in unkonzentriertem (das heißt in seinem Fall: in einem nicht entspannten) Zustand, Feuerfackeln an seine Arme und Beine hält. Auch verwundet er sich, wenn er sich einen Nagel in seine Nase schlägt und dabei an den Ärger mit einem Nachbarn denkt. Nur wenn er völlig entspannt, leer, nicht-ich-bezogen ist, schaltet er die Schmerzempfindung aus, durchschneidet er die Relation etwa von Feuer und Wunde beziehungsweise Schmerz. Er ist in seinem Körper, aber seine Wahrnehmung ist, wie in der Ekstase oder auch Hypnose, so verändert, als sei er aus sich herausgetreten.

Auch dies ist eine Technik, die dem Tinnitus-Betroffenen nicht in seiner konkreten Form, aber als Bild hilfreich sein kann. Also: Entspannen, Sein-Lassen, Los-Lassen, sich aus der Überidentifikation mit dem eigenen Leiden – das heißt: mit der Selbstwahrnehmung – befreien, entlassen.

Dabei ist die Konzentration auf den Atem eines der wichtigsten Hilfsmittel. Das Atmen selbst, das Heben und Senken des Brustkorbs und die begleitenden Empfindungen können wie ein Tanz empfunden werden.

So selbstverständlich das Atmen auch ist, im Augenblick, da man die eigene Aufmerksamkeit darauf richtet, tritt erst einmal eine Irritation ein. Man spürt, wie wenig man »es« eigentlich fließen lässt, wie wenig »es« den ganzen Körper durchflutet. Nach einer gewissen Zeit

aber kommt die so genannte Tiefenatmung, ohne die bewusste Aufmerksamkeit aus – *es atmet.*

Dies gilt auch – und dies ist für die Betrachtung des Tinnitus ebenso bedeutsam – für den Seiltänzer. Solange er nur damit beschäftigt ist, das Gleichgewicht zu halten, droht er ständig abzustürzen. Erst wenn er ganz von Gleichgewicht erfüllt ist, also die scheinbare Notwendigkeit, auf die Füße zu schauen, wegfällt und er den Blick weit nach vorne richtet, *ist* er im Schwebezustand. Auf den Tinnitus bezogen heißt dies: Solange die Aufmerksamkeit auf das Geräusch zentriert ist, droht der Absturz. Der Blick – und in diesem Fall: das Hören – in die Weite lässt ein Gleichgewicht entstehen. *Es* pendelt sich aus. Eine Art schwebendes Gleichgewicht und ein Gefühl des All-eins-Seins stellt sich ein.

Hierzu ein Gleichnis:

Ein Mann ist tief in sein Gebet versunken. Da bemerkt er, dass eine Maus an seiner Sandale nagt. Er ist zu entrückt, um sie augenblicklich abzuschütteln. Die Maus nimmt seinen Ärger wahr und fragt ihn, was er denn da tue. »Ich bete zu Gott«, antwortet er entrüstet. »Und warum tust du das?« – »Um mit ihm in Frieden zu kommen.« – »Aber wie willst du mit Gott in Frieden kommen, wenn es dir noch nicht einmal mit einer Maus gelingt?«

Auch der Tinnitus ist eine Art Maus. Man hat Großes vor, leitet vielleicht einen Konzern oder steht einer Bank vor, man entwirft gewagte Theorien oder will mit dem Kosmos eins werden – aber man scheitert bereits an einem Surren im Ohr.

Der Vergleich mit dem Gebet kann aber auch noch in anderer Hinsicht hilfreich sein. Vielleicht hat man in von Panik dominierten Situationen den Wunsch verspürt, die gewohnte Haltung des rationalen, modernen, nicht an Götter glaubenden Menschen aufzugeben und eine göttliche Instanz anzurufen, sie um Gnade zu bitten. Diese Haltung der Demut stützt sich nicht auf einen institutionalisierten religiösen Glauben, sondern folgt dem elementaren Impuls, sich mit etwas Großem in Verbindung zu setzen, was das menschliche Umfeld übersteigt und weit über die kognitiven (vom Denken geleiteten) Möglichkeiten und Willensanstrengungen hinausgeht.

Genau diese Wende in der Haltung zum Tinnitus muss vollzogen werden, auch wenn man Begriffe und Vorstellungen wie Gnade und Demut außer Acht lässt und ihnen skeptisch gegenübersteht. Die Grunderfahrung beim Tinnitus ist, dass man ihn nicht gedanklich und willentlich ausschalten kann. Dennoch sind die kognitiven Fähigkeiten und der Wille wichtige Bestandteile der angestrebten Veränderung, aber Teile, die wie die verschiedenen Musiker eines Orchesters sich einer kompositorischen Idee fügen müssen und nur im geübten Zusammenspiel das erreichen, was man dann zum Beispiel »schön« nennt. In diesem Sinne könnte man Heilung als einen ästhetischen Vorgang und das Ergebnis als schön bezeichnen. Damit sind wir beim vielleicht schwierigsten Terminus angelangt: dem des Heilers beziehungsweise der Heilung.

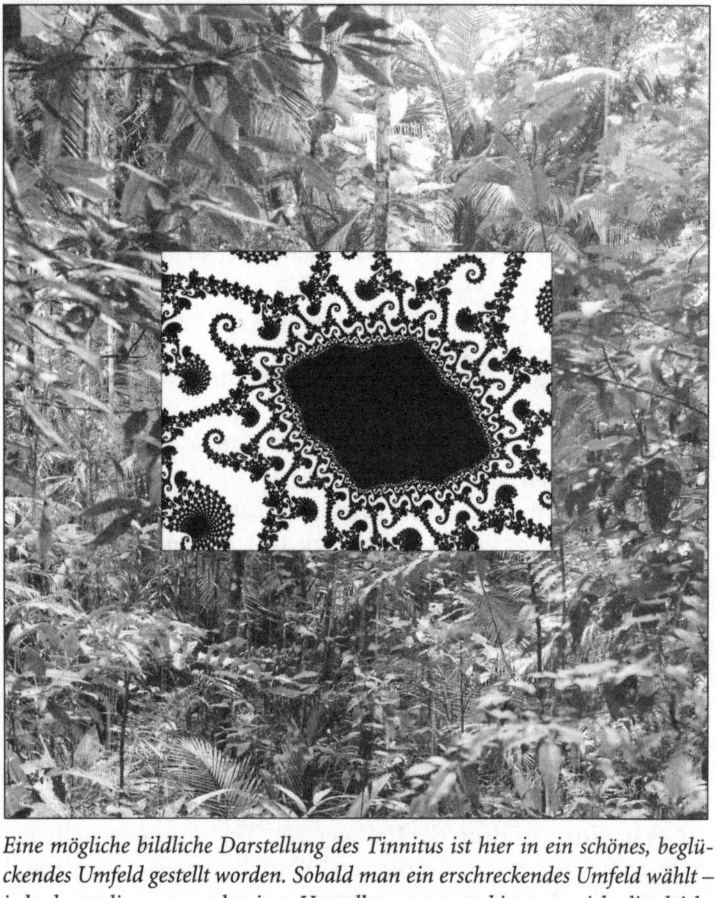

Eine mögliche bildliche Darstellung des Tinnitus ist hier in ein schönes, beglückendes Umfeld gestellt worden. Sobald man ein erschreckendes Umfeld wählt – jeder kann dies ganz nach seinen Vorstellungen ausprobieren –, wirkt die gleiche Struktur im Inneren völlig anders. So ist es auch beim Tinnitus-Geräusch.

12.
Der verwundete Heiler oder: Arzt-Patient – eine Schicksalsgemeinschaft?

Während meiner Studentenzeit schaute ich mir, zumindest eine Zeit lang, mit einer gewissen Regelmäßigkeit schlechte und mittelmäßige Filme an. Zu Anfang ohne jede Absicht; der eine Film erwies sich einfach als ein guter, der andere nicht. Aber Retrospektiven zum Beispiel über den melodramatischen Film oder über die großen Stationen der Western-Streifen schärften schon sehr bald den Blick für die Machart und die Techniken des Films und gaben dem Wunsch Nahrung, genauer zu erforschen, warum eine Szene überzeugend und spannend wirkte, eine andere nicht, warum ein Film mehr über das Leben zu sagen schien als etwa ein wissenschaftliches Lehrbuch, ein anderer Film dagegen so hoffnungslos banal, ja albern wirkte. Erst vor dem Hintergrund dieser nicht gelungenen Filme wurde der Blick für künstlerische Qualität geschult. Ich lernte die Wertschätzung für die *Kunst* des Filmemachens, für den Schnitt und den Rhythmus, die Aufnahmetechnik, die Führung der Schauspieler und deren darstellende Fähigkeiten.

Auch wenn ich mir absichtlich keine schlechten Filme mehr anschaue, so pflege ich doch nach wie vor diese Methode einer vergleichenden Betrachtung: ein Boxkampf (inszeniert wie ein archaisches Ritual), eine Talkshow (als Spiegelbild eines leergelaufenen Gesprächs, das mit einem Minimum an Denken und Erfahrung auskommt), eine Samstagabend-Unterhaltungssendung (als Wunsch, den Abschluss einer Woche angemessen rituell, festlich zu begehen und dabei alle zur Verfügung stehenden gesellschaftlichen und, im weitesten Sinne, künstlerischen Ausdrucksformen gleichzeitig zu nutzen) – diese und vergleichbare medialen Ereignisse bannen den ethnografischen Blick auf das Fremde im Eigenen, auf die ganz neuen Amalgame von wahr und falsch, gut und schlecht. Auch diese »Filme« wirken wie Folien, vor deren Hintergrund die »Wirklichkeit« genauer sichtbar wird.

Ich erwähne all dies, um eine etwas umfassendere Vorstellung von dem »guten« und dem »schlechten« Arzt zu entwickeln. Ob der Arzt gut oder schlecht ist, stellt sich erst im Austausch mit jedem einzelnen Patienten und dessen Erwartungen heraus. Auch kommt es darauf an, inwiefern der einzelne Patient in der Lage ist, produktiv, kreativ und selbstverantwortlich mit den Angeboten des Arztes umzugehen. Die verschiedenen Diagnosen sind Folien, die der Patient lernen muss, gegeneinander zu halten. Er wächst in der Konfrontation mit »schlechten« Diagnosen. Er löst sich aus der ihm zugewiesenen Rolle als Rezipient, als Empfänger von Befunden und Medikamenten. Er muss die Botschaft selbst identifizieren und dechiffrieren.

Er wird souveräner.

Die Larmoyanz im Klagen über den »schlechten« Arzt erübrigt sich dann. Der einzelne wird zum Erforscher seiner selbst, der Ärzteschaft und des Verhältnisses von Arzt und Patient. Er wird zum Beobachter, der sich verschiedene Identitätsangebote anschaut.

»Ich stehe nicht fertig vor den Dingen.« Wie weitgehend können der Arzt, der Therapeut und der Heiler in der Praxis diesem Motto folgen? An welchem Punkt will sich sein Wissen Geltung verschaffen und aus etwas Unfertigem, Offenem etwas mehr oder weniger Fertiges, etwas tendenziell Geschlossenes machen? Also etwas Verstandenes.

Wann sagt ihm entweder seine therapeutische Erfahrung oder aber sein Wunsch, sich als Autorität, als Wissender darzustellen: Jetzt ist es an der Zeit, eine Deutung vorzubringen oder eine Arznei zu verschreiben oder Hand anzulegen, also zu »be-handeln«? Es ist in jedem Fall ein einschneidender Augenblick, denn an diesem Punkt wird aus einer noch verhältnismäßig offenen Situation eine festgelegtere, eine auch sprachlich und symbolisch bestimmtere. Ein Wort oder eine Rezeptur des »Heilers« hat immer eine quasi magische, auratische Wirkung, das heißt eine Wirkung, die rational nicht hinreichend zu erklären oder zu begründen ist. Das Urbild des Heilers ist schließlich der Schamane (außer-europäischer Kulturen).

»Ich stehe nicht fertig vor den Dingen.« – Vielleicht ist dieser Satz vor allem für diejenigen wichtig, die nach Perfektion streben.

Was sind Bekenntnisse wert? Diese Frage zu stellen ist für das Verhältnis »Heiler-Patient« von grundlegender Bedeutung. Sind meine Deutungen und Rezepturen wirklich meine Stärken oder hindern sie mich daran, etwas anderes in mir oder in der Situation zur Entfaltung zu bringen, zum Beispiel zu *dienen* (was ja die ursprüngliche Bedeutung von Therapie ist)?

Der Arzt und der Psychotherapeut – ich spreche in einem wertfreien Sinn vom »Heiler« – sollten nicht *abgeschlossen* vor dem »Patienten« (besser vielleicht: Gast, Besucher …) stehen, sondern sich als Unterbreiter von Angeboten verstehen. Dies ist ihnen aber nur möglich, wenn sie sich auch selbst in Bewegung sehen, wenn sie ihre eigenen Defizite anschauen, kurz: wenn sie sich als *verwundete* Heiler begreifen. Tinnitus-Heilung bedeutet in diesem Sinn Heilung des gestörten, vielleicht zerstörten Selbstbildes. Der Geräusche-Terror kann nur langsam zu einem in sich harmonischen Konzert umgewandelt werden.

Dies ist ein langwieriger Prozess, der ein schrittweises Sich-Vortasten, Erproben und Üben erfordert. Vergegenwärtigt man sich das von Tinnitus-Betroffenen immer wieder gebrauchte Bild, dass der Geräusche-Terror Zacken habe, dann könnte man sagen, dass Heilung hier heißt, ins Runde zu kommen. Nicht der Tinnitus, sondern der am Tinnitus Leidende ist heilbar, ganz in dem Sinne, in dem der Arzt Georg Groddeck wiederholte Male bemerkte, dass es eigentlich gar keine Krankheiten, sondern nur kranke Menschen gäbe und dass sich der Arzt »nicht nur mit einem Teil seiner Menschlichkeit« an den Anderen wenden dürfe.

Georg Groddeck – ein Prototyp des sich bekennenden »verwundeten Heilers« – sprach einmal davon, dass Gedankengänge (im assoziativen freien Sprechen) eine »Seelengymnastik« seien, und er empfahl, das Sprunghafte zu üben, auf die »Illusionen ichgewollter Planmäßigkeit« zu verzichten. Dem vergleichbar rufen uns der Maler Alfred Kubin und der Dichter Fernando Pessoa zu: »Schauen, schauen, schauen – Welch unübersehbarer Reichtum!« – »Unser einziger Reichtum ist Sehen … mein Leben ist eine einzige Kommunion mit Augen und Ohren.« Aber der Dichter warnt auch vor der Veräußerlichung dieses Vorgangs, denn »alles was vor sich geht, geht in uns selber vor sich.«

Diese Art von Seelengymnastik soll also nach außen und nach innen gleichermaßen gerichtet sein. Daher die Rede vom »Dritten Ohr« und vom »Dritten Auge«. Das »Dritte Ohr« ist ein Begriff, der sich von Theodor Reik herleitet und das psychoanalytische Hören, also das Hören auf das meint, was nicht ausgesprochen wird. Im Sprechen des Analysanden hört der Analytiker das Nichtgesagte, das

Verdrängte, das Verschwiegene mit. Und das »Dritte Auge«, das zwischen den beiden Augen lokalisiert ist, bezieht sich auf das spirituelle Sehen. Beide Begriffe haben einen Bezug zum Sinnlichen und gehen doch weit darüber hinaus.

Wir wissen, dass der Traum oft eine Wahrheit (verschlüsselt) zum Ausdruck bringt, der dann der Träumende in seinem bewussten Leben, etwa als Wissenschaftler, gefolgt ist und entlang dieser Traumspur entscheidende Entdeckungen gemacht hat. Daraus hat man die Folgerung gezogen, den Traum führen zu können, ihm eine bestimmte Richtung zu geben. Man nennt dies »Klarträumen« oder auch »Traumyoga«, um so im bewussten Leben stärker dem im Unbewussten Vorgezeichneten folgen zu können.

In der Heiler-Patient-Situation geht es immer um die Entscheidung, ob man die Situation als eine eher geschlossene begreift oder versucht, die Situation so weit und so lang wie möglich offen zu halten und damit dem zu folgen, was Freud »freischwebende Aufmerksamkeit« genannt hat. Es ist die Frage, ob nicht in diesem Zustand die Spannung einsichtiger werden kann, die zwischen der Erfahrung besteht, dass jeder Mensch ein Einziger, ein unvergleichbares Wesen ist und sich andererseits in die Gesamtheit aller Menschen nahtlos einfügt und in seinem Verhältnis von Leib, Seele und Geist das repräsentiert, was sich als Subjekt, als Individuum in der jeweiligen Gesellschaft als ein »Kollektives« herausgebildet hat.

Der Heiler muss sich selbst ins Spiel bringen und dabei doch auch so etwas wie eine weiße Leinwand für den Patienten sein. Und dennoch müssen wir uns fragen, ob wir – selbst wenn wir in diese Dimension der freien Assoziation hineinkommen und versuchen, den anderen so weit wie möglich in seiner eigenen Wirklichkeit anzunehmen – ob es uns auch in dieser Dimension möglich ist, so etwas wie des Wesens Kern oder die Seele zu ergründen.

In den bisherigen Überlegungen war es besonders wichtig herauszustellen, dass wir in allen Deutungen, die wir geben – seien diese nun sprachlicher oder mehr praktisch-therapeutischer Art, auch im Sinne des Verschreibens einer Medizin –, dass wir immer, selbst in allen scheinbar ganz auf den anderen gerichteten Vorgehensweisen, uns selbst ausdrücken und eigene Vorstellungen, Meinungen, auch politische und gesellschaftliche Vorstellungen mit ins Spiel bringen.

Wir deuten immer schon, selbst dann, wenn wir noch glauben, im Zustand des Sammelns und reinen Beobachtens zu sein. Jeder Arzt, jeder Heiler folgt stets seinem eigenen Bild, und er kann nur diese *Verzerrung* des Bildes als etwas immer schon Gegebenes akzeptieren, auf sie aufmerksam werden oder sich auf sie aufmerksam machen lassen. Sie ist niemals auszuschalten. Sie ist nur, wie es der Ethnologe und Psychoanalytiker Georges Devereux genannt hat, als zur Beobachtung gehörig zu erkennen und zu verringern: »Jede Beobachtung ist eine Beobachtung am Beobachter selbst.«

Man kann sich diese Einsicht nicht entschieden genug zu eigen machen. Um es an einem Beispiel zu sagen: Einige der Studenten, die mit ihrem Professor zusammen einen Film anschauten, in dem eine lebende Kuh angestochen wurde und die Menschen das Blut tranken, hatten diese Szene überhaupt nicht wahrgenommen. Georges Devereux folgert daraus, dass jeder Mensch eine ihm eigene *Erträglichkeitsgrenze* hat, eine emotionale Grenze, die festlegt, bis zu welchem Punkt er etwas wahrnehmen und erkennen kann.

Scham, Scheu, Ekel und andere Gefühle bestimmen auch den Heiler und machen ihn zu einem *verwundeten Heiler.* Dies bedeutet in letzter Konsequenz für die Therapie, dass der Heiler nicht nur den anderen verwundeten Kranken, sondern dabei auch sich selbst heilen muss.

Ich erinnere mich, dass ein Astrologe einmal in ganz ähnlicher Weise fragte, ob er nicht letztlich immer nur sein eigenes Horoskop stelle. Und ein Bioenergenetiker sagte einmal nach einem Seminar, das für alle Beteiligten von größter Bedeutung war: »Das Seminar war vor allem für mich selbst wichtig.« Der Psychoanalytiker Fritz Morgenthaler hat mit aller Deutlichkeit hervorgehoben, dass die psychoanalytische Technik nicht so sehr für den Patienten wichtig ist als vielmehr für den Analytiker selbst. Er braucht die Technik, um die eigenen Affekte unter Kontrolle zu halten.

Heißt das nun aber, verallgemeinert, dass wir immer nur eine Selbstdiagnose stellen? Dass wir aus den einmal eingeschlagenen Denkbahnen nicht mehr herauskommen? Oder gibt es doch einen Punkt, an dem wir so etwas wie eine Freistellung von unserer eigenen Subjektivität erreichen können? Gleichgültig, wie wir diese Frage entscheiden mögen, die Formulierung *der verwundete Heiler* gewinnt an Evidenz. Das Bild des Heilers als eines gelungenen Vorbildes kann nicht aufrecht erhalten werden. Alle großen Heiler litten auch an dem, was sie behandelten. Ihre Theorien und Praktiken waren in erster Linie Selbsttherapien und stimmten in dieser Ausprägung vor allem für sie selbst. Und dennoch gibt es eine ethische Verpflichtung – wie immer man diese auch begründen mag. Ich erinnere hier nur etwa an Lacans Ethik-Seminar oder, gegenteilig, an das aktive Eingreifen des Analytikers, wie es etwa von C. G. Jung vertreten worden ist.

Noch eine Bemerkung zu dem Verhältnis zwischen dem freien Sprechen – Groddecks »Seelengymnastik« – und der offenen Arzt-Patient-Situation. In beiden Fällen geht es doch immer darum, in jedem Augenblick die eigene Mitte aufs neue zu suchen, sich auf das eigene Selbst zu zentrieren und nicht in erster Linie einer Rolle, einer fremden Identität zu folgen. Das gelingt nicht nach einem festgelegten Plan, sondern folgt mehr einer fast imaginären Spur, an der man sich entlang bewegt.

Welche Rolle aber übernimmt dabei der Heiler? Mit Sicherheit wird er seinem traditionellen Rollenverständnis nicht gerecht. Er übernimmt mehr die Funktion eines Weggefährten, eines Begleiters. Damit rückt er in die Nähe des Schamanen, der auch als Begleiter auf der so genannten inneren Reise verstanden wird, auf einer Reise, die das Individuum – Individuum heißt ja: das Ungeteilte – in eine totale Eigenverantwortlichkeit entlässt.

Die Arzt-Patient-Situation ist nicht ein augenblickliches, in sich abgeschlossenes Ereignis, sondern ein über die aktuelle Situation hinaus andauernder Vorgang. Dies heißt aber, sich weitgehend von dem Rollenverständnis, von der Identität, von den eindeutig bestimmten Grenzen des Ich zu lösen und auch die Hierarchie von Arzt-Patient und Gegensatzbegriffe wie gesund/krank, normal/anomal, rational/irrational usw. aufzugeben oder zumindest nicht als Leitvorstellung zu benutzen.

Die Korrektur verzerrter Sinneswahrnehmungen geht weit über das Erlernen von Techniken hinaus. Diese Erkenntnis ist auch elementar für die Tinnitus-Therapie, sofern sie ein Ohr und ein Auge für die Seele des »Patienten« hat. Dies soll im Folgenden, ausgehend von dem Tinnitus als »Infarkt«, an einem konkreten Beispiel erläutert werden.

Begreift man den Tinnitus als einen »Infarkt« im Ohr, dann gibt dies auch einen Hinweis auf die Notwendigkeit, extrem stark unterdrückte, nicht gelebte Aggressionen zum Ausdruck zu bringen. Versteht man die Botschaft nicht, steuert man vielleicht der viel ernsteren Form, dem Herzinfarkt, zu. Konnten jedoch – im Verlauf einer therapeutischen Arbeit – die Wutanteile etwa gegen den Partner (der einen *vor der Zeit*, also bevor die Beziehung leer gelaufen war, verlassen hat) gelebt werden, wurde dabei vielleicht auch eine tiefer verwurzelte, traumatisch erlebte Trennung bearbeitet, zum Beispiel die Trennung von der Mutter, die Suizid verübt hatte, also ebenso *vor der Zeit* gegangen war. Ist der Partner nur noch als Phantom präsent, so wie der Tinnitus? Wie wird der Tinnitus in den Phasen gelungener Ablösungen wahrgenommen und wie in den Phasen der Rückfälle? Wird der Tinnitus im letzten Fall stärker und störender, ja peinigend erlebt, heißt dies, dass er wieder aus der traumatischen Trennungserfahrung zerstörerische Nahrung bezieht. Man hat dann die Möglichkeit, darin unterzugehen oder das Wagnis der Transformation zu versuchen, sich zum Souverän des eigenen Lebens zu machen, die Ohren wieder freizuschalten.

Man kann sich also immer fragen: Was für ein Gefühl habe ich im Augenblick, da mich der Tinnitus quält, und welchen Rückbezug auf Vergangenes stelle ich selbst her? Dann lassen sich diese Wut und die sich einstellende Trauer – und die Freude, wenn die Energie der Trauer sich verbraucht hat – leben. Wenn man das Symptom möglichst früh »packt«, dann lässt sich das Symptom leichter aus der schwerfälligen körperlichen, materiellen Form lösen.

Der Tinnitus hat bei einer (frühzeitigen) seelischen »Grundlagenforschung«, therapeutischen Körperarbeit und neuronalen Harmonisierung nicht die besten Karten: Er verblasst. Als Symbol und als Indikator für ungelöste Konflikte kann er als überaus hilfreiches Instrument therapeutischer Arbeit dienen.

Jemand, der gerade eine intensive Phase seiner Tinnitus-Therapie durchlebte, träumte, er gehe mit seiner ehemaligen Freundin ans Meer. Die Frau an seiner Seite ist aber zugleich auch eine andere Frau. Der Weg gestaltet sich als äußerst hindernisreich, und das Meer ist eines, wie es nur im Traum oder auf surrealistischen Bildern vorkommt: Die riesigen Wellen brechen sich nicht, sondern laufen auf Stromschnellen und wunderbaren Steinfeldern, wie in überdimensional großen Gebirgsbächen, sanft aus. Der Mann sagt zu seiner Begleiterin: Da können wir nicht hineingehen.

Die Wellen (der Emotionen), so eine mögliche Botschaft des Traums, sind noch bedrohlich, aber sie laufen aus. Er kann im Meer untergehen oder eins mit ihm werden. Und das Bild seiner Partnerin verschwimmt, vermischt sich mit einem anderen Menschen. Die Verzauberung verliert an Kraft. Ein Detail – der Hinweis auf das Porträt von Kavafis, einen homosexuellen Dichter – verweist auf die für den Mann zu dieser Zeit beginnende intensive geistige Freundschaft zu einem Mann, der sich von ihm ebenso wie seine frühere Partnerin in seinem Schreiben inspiriert fühlt.

Mit Gefühlen überladene Bilder sind »konservativ,« drängen auf Bewahrung. Der Traum offenbarte eine neue Phase der Ablösung – getrieben vom Leiden am Geräusche-Terror des Tinnitus. Die therapeutisch notwendige Entzauberung fällt auch deswegen oft so schwer, weil damit ebenfalls eine Entzauberung der eigenen Person einhergeht. Das alte Zaubergebilde kann erst langsam einem neuen Bild weichen.

Auf diesen beiden Ebenen also – dem versuchten Ausleben der unterdrückten Aggressionen und der begonnenen lebensgeschichtlichen Rekonstruktion seiner Konflikte sowie der schrittweisen Ablösung von Anhaften und der Integration in eine weiter gefasste Liebe andererseits – betritt er seinen vom Tinnitus und dessen Symbolik geleiteten Weg.

Kein Weg führt daran vorbei, die wahren Bedürfnisse, die »Botengänger unserer Seele« (Edward Bach) kennen zu lernen, um zu einer inneren Stärke zu gelangen, in der sich die Dualismen rational/irrational, krank/gesund und viele andere auflösen. Dass Krankheiten verschwinden, wenn sich der »Geist«, das »Gemüt« und die »Natur« im Einklang miteinander befinden, ist eine alte Einsicht.

Die Krankheit hat ihren Daseinszweck erfüllt, sobald wir aus den Schmerzen und den Leiden die richtigen Schlussfolgerungen gezogen haben – Georg Groddeck hat dies ebenso wie Edward Bach immer wieder dargelegt. Bei Krishnamurti heißt es einmal, man könne zusehen, wie ein Schmerz verschwinde, wenn man mit dem »Kranken« in eine innige Beziehung trete, ihn mit Liebe umhülle und damit sein Selbst-Mit-Leid (sein Leiden an seiner Einsamkeit, an seinem Dasein) auflöse. Tinnitus-Heilung bedeutet in diesem Sinne Heilung des gestörten, vielleicht zerstörten Selbstbildes.

Fernando Pessoa *(Das Buch der Unruhe)*:

Mein Denken durchschwimmt den Strom nur langsam, von dem
Anzug behindert, den die Menschen ihm angezogen.
Ich versuche, was ich gelernt habe, abzulegen, suche die Art des
Erinnerns, die man mir beigebracht,
zu vergessen
und den Farbstoff, mit dem man mir meine Sinne bemalte,
abzuschaben.

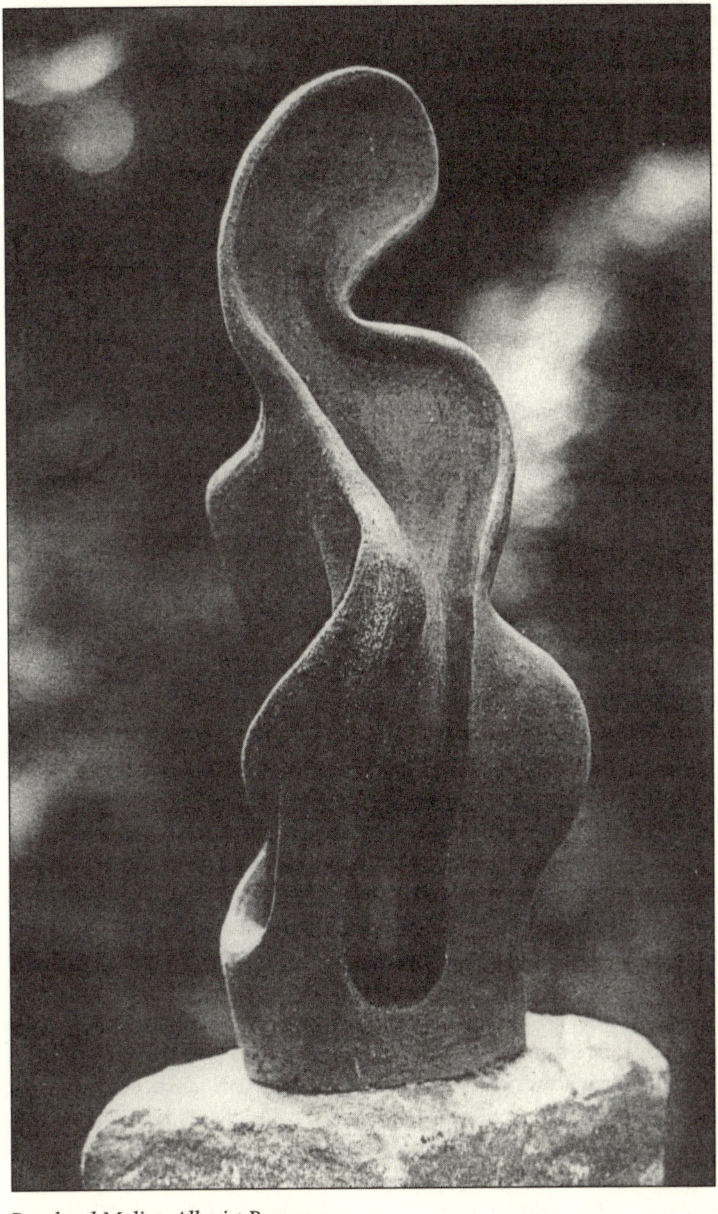

Bernhard Malin: Alles ist Bewegung
Bewegung ist alles

13. Stop it! – das Gedankengerassel beenden

Es wurde schon mehrmals auf die »konservative«, beharrende Kraft der alten (Phantom-)Bilder, die in unseren Köpfen herumspuken, hingewiesen. Mit dieser *Insistenz* des Gewesenen – beschönigt oder verteufelt in der selektiven Erinnerung – geht dieses ewige Gedanken-Gerassel von »Wäre ...« und »Hätte ...« einher: »Wäre ich nur ...«, »Hätte ich nur ...«, »Wäre nur dieses geschehen und jenes nicht ...«

Man kann dies den »Hätte-und-wäre-Würgegriff« nennen. Er führt *todsicher* zu Traurigkeit, Depression, Verzweiflung, Ängstlichkeit, Hoffnungslosigkeit. In seiner Umklammerung erstickt er jede vitale Energie. Unglück und Schwäche breiten sich epidemisch aus. Dem kann man sich überlassen. Zeitweise mag dies auch richtig und notwendig sein, um zu spüren, wohin ein solcher Weg auch führen kann, nämlich in eine Sackgasse. Irgendwann einmal macht sich aber vielleicht ein Überdruss bemerkbar, ja, vielleicht ein Ekel. Dies ist der Zeitpunkt für eine Richtungsänderung – und für die Übung:

Stop it!

Stellen sich die »Hätte-und-wäre-Gedanken« ein – eigentlich sind es ja gar keine Gedanken, sondern nur Repetitionen und Litaneien –, kann man sich zum Herrn über sein Denken machen, das Gerassel mit dem Satz *Stop it!* beenden und somit Raum für sinnvolle, in die Zukunft führende Überlegungen schaffen.

Sehr oft haben Tinnitus-Patienten eine Odyssee durch Arzt-Praxen und Heilverfahren hinter sich, in deren Verlauf sie zu Experten ihres Leidens beziehungsweise ihres Leidens-Katalogs geworden sind. Sie lernen die medizinischen Bezeichnungen für dieses und jenes Symptom kennen und werden zu wandelnden Lehrbüchern.

Aber all dies bringt sie nicht weiter. Die medizinischen Kategorien reichen nicht wirklich an sie heran, bleiben abstrakt. Der Therapeut kann ihnen empfehlen: *Stop it* oder *Forget it.* Deine medizinische

Selbst-Katalogisierung führt nicht weiter, du entfremdest dich von deinem Leiden als einem seelischen Geschehen.

Die Umstände einer Tinnitus-Erkrankung sollten nicht zu Versatzstücken einer abstrakten Erörterung erstarren, sondern im subjektiven Empfinden wieder verlebendigt und noch einmal auf einer anderen Stufe durchlebt werden. Wenn jemand den Terror seiner Familie, des Arbeitgebers oder einer durchgedrehten Klimaanlage für sein Leiden verantwortlich macht, dann kommt es jetzt darauf an, dieses Beziehungsgeflecht aus dem damaligen und dem jetzigen Erleben heraus noch einmal zu inszenieren, in Szene zu setzen.

Besteht der »Hätte-und-wäre-Würgegriff« in der ewigen Beschwörung eines Phantombildes von einem anderen Menschen, dann eröffnet das *Stop it!* den Blick auf das real gelebte Leben, auf dessen Defizite und auf die in der *eigenen* Begrenzung begründete Unlebbarkeit. Jemand konnte die Beziehung vielleicht weder *stark* leben noch *stark* beenden, sondern wurde in den Misserfolg getrieben, weil er sich noch nicht seelisch stark fühlte und zu einer Entwicklung *innerhalb* der Beziehung nicht in der Lage war.

Es war alles sehr gut, dass es so passiert ist. – Diese Einsicht kann sich erst langsam einstellen, im Hindurchgehen durch den Schreck, das Leid, die scheinbare Hoffnungs- und Sinnlosigkeit des Geschehenen. Nur die Schärfung des Blicks für den latenten Sinn und die verborgene Botschaft der Krankheit ermöglicht die Umkehrung des Leidens in Erkenntnis.

Die Botschaft (des Tinnitus etwa) liegt im Schattenbereich der eigenen Existenz und Erkenntnis.

Aus diesem Schattenreich dringen die Botschaften nur in verschlüsselter Form an die Oberfläche. Erst unter hohem Leidensdruck – etwa bei Tinnitus – beginnt man mit der Entschlüsselungsarbeit. Und auch dies in der Regel erst dann, wenn alle anderen Heilungsversuche fehlgeschlagen sind.

Aber im Augenblick der Verzweiflung und tiefen seelischen Schmerzes kommen auf irgendeine Weise doch die besseren Alternativen zum Vorschein. Durch die Vehemenz, mit der sich auf einmal die Formulierungen »Dies ist mein Leben, ich habe kein anderes!«, »Ergreif es!«, »Der Tinnitus zerschmettert dich oder er erhebt dich!« in mir aufdrängten, kam, wundersam genug, das Lächeln zurück.

Der Tinnitus war mein Freund, wenn ich seine Botschaft und seinen etwas zweifelhaften, ja monströs erscheinenden »Beistand«

annehmen konnte. Vertraut war mir dieser Gedanke schon seit längerem gewesen, und es hatte auch Phasen gegeben, in denen es gelungen war, daran festzuhalten und entsprechend zu handeln. Aber die neue Einstellung hatte noch keine Kontinuität, weil die Basis einer (selbst-)therapeutischen Bearbeitung nicht stark genug ausgebildet worden war.

Die beim Tinnitus mit Notwendigkeit auftretenden depressiven Verstimmungen können ohne therapeutische Begleitung nicht in ihrer individuellen lebensgeschichtlichen Verankerung gesehen werden. Der Tinnitus, mit all seinen Begleiterscheinungen und Folgen, erscheint dann nur als lästiges Übel. Damit aber geht man ganz in Widerstand und Abwehr zum Tinnitus, also in einen Kampf. Gegenüber dieser Haltung hat der Tinnitus leichtes Spiel.

Nur in einer *Individuellen-Tinnitus-Therapie* besteht die Chance, an singuläre lebensdramatische Punkte heranzukommen, an denen erkennbar wird, warum der Tinnitus von dem einen Menschen viel stärker als von einem anderen empfunden wird und extreme Niedergeschlagenheit hervorruft. Auch erscheint einigen Menschen die Vorstellung unerträglich, das Überhören des Geräuschs nicht *willentlich* erreichen zu können. Das Gefühl der Ohnmacht und des Ausgeliefertseins versetzt sie in Panik; andere Menschen scheinen das Geräusch, wenn es auftritt, gut zu bewältigen beziehungsweise zu adaptieren.

Viele Tinnitus-Betroffene werden sich zu Anfang der Therapie immer wieder fragen, warum eine bestimmte seelische Konfliktsituation gerade zu einem solch fürchterlichen Leiden führen musste. Hier gilt es, sich in die Symbolik des Symptoms zu vertiefen. Wie schnell kann ich hoffen, so schließt sich sogleich als Frage an, dass die introspektiven, die selbsterforschenden Erkenntnisse das Symptom überflüssig machen und es zum Verschwinden bringen? Dies kann niemand wissen. Und dann schließlich: Wie erreiche ich die für den Umgang mit dem Tinnitus notwendige seelische Stabilität? Sie kommt nicht von außen, sie wird nicht »geliefert«.

An diesen Erkenntnissen setzt die *Heilung* an: Wird der einzelne in seiner Selbsterfahrung *heil*, kommt er in seine Seinsform, also in Harmonie mit sich. Dann braucht er solche Schreckgespenster und Phantome wie den Tinnitus – ein höchst zwielichtiger Geselle und Begleiter! – nicht mehr. Als Mahnung bleiben die störenden Ohrgeräusche solange, bis die Botschaft – in Freiheit leben zu können – verstanden und die Wende vollzogen ist.

Der therapeutische Prozess weicht alles auf. Die mühsam über die Jahre und Jahrzehnte hinweg aufgerichteten Staudämme brechen Stück für Stück. Es ist wie bei einer Flutwelle, die alles mit sich reißt. Aber im Fall des Therapieverlaufs ist man selbst der brechende Staudamm *und* die Flutwelle.

Zum einen sieht man, wie alles sich auflöst und es doch eben nicht »alles« ist. Denn man bleibt auch Zuschauer, Beobachter. Man erlebt sich noch einmal als Kind in den konkreten Verletzungen und Dramen und ist doch der Erwachsene, der jetzt zu lernen hat und erkennen muss, wo er schon steht, wer er schon ist.

Er wird, der er ist.

In Zuständen der Trauer und Depression droht diese Gewissheit verloren zu gehen. Der Betroffene scheint in einem diffusen grauen Licht zu versinken. Aber er behält die Möglichkeit, weiterhin den Beobachterposten besetzt zu halten, von dem aus er zurück auf die Situationen schaut, in denen er, ohnmächtig gegenüber der Autorität der Erwachsenen, gekränkt und verletzt wurde. Der diffuse Grauschleier ist ja nur die Summe vieler konkreter Erlebnisse, die nicht durch Wut beantwortet werden konnten.

Macht ein Tinnitus-Patient die Erfahrung, dass das Ohrgeräusch in Situationen stärker wird, in denen er sich als schwach, unterwürfig oder gar als ohnmächtig erfährt, dann kann ihm der Tinnitus als Indiz dafür dienen, diese Wut jetzt leben zu lernen. Der Tinnitus kann ihm, wenn er sich nicht von ihm erdrücken lässt, dazu verhelfen, sein altes Verhalten zu verändern und, statt Depressionen anzuhäufen, aktiv zu werden. Die anschaubaren Personen der Gegenwart haben dabei den Vorteil, dass man an ihnen stellvertretend etwas bearbeiten kann, was ohne sie sehr viel abstrakter (in der Rekonstruktion der alten, zugrunde liegenden Muster) bliebe.

Die tiefen, schmerzhaft erfahrenen Konflikte der Trennung und des Todes rühren an ganz frühe Wunden und gleichen einer Operation. Es steht einem jetzt frei, ob man in die aufgeschnittenen Wunden ganz hineinschaut oder ob man sie so belässt und wartet, bis sie vernarben. Wenn man die ohnehin stattgefundene Operation nutzt, lässt sich das eigene Selbstbild neu begründen. Damit wird auch die seelische Kraft viel stärker für die Abgrenzung von selbstzerstörerischen Prozessen, wie sie im Tinnitus einen exemplarischen Ausdruck finden.

Bei der Neukonturierung des eigenen Selbstbildes sind, bei aller Individualität und Singularität, auch einige allgemeine Komponenten zu beachten. In jedem Lebensdrama sind die Eltern, die Geschwister und andere Familienmitglieder, dann Nachbarn, Lehrer und weitere Autoritäten (wie der Pfarrer, der Sporttrainer etc.) die Hauptfiguren auf der seelischen Bühne; sie beeinflussen einander mit ihren Projektionen, Über-Ich-Anteilen, Unterdrückungen, Aggressionen und auch Liebeszuwendungen, ihren Ermutigungen und Entmutigungen. Es ist kein Leben denkbar, das ein solches »Spiel« ohne Erniedrigungen, Demütigungen und Zerstörungen erfährt.

Auch wiederholen sich in den unterschiedlichsten Lebensläufen immer wieder die gleichen Konstellationen, aus denen das Kind, der Jugendliche und der Erwachsene gebrochen, ungeliebt und unsicher in ihrem Selbstbild hervorgehen. Die traumatischen und phantomatischen Anteile dieser lebensgeschichtlich instabilen Basis werden in der Therapie dadurch anschaubar, dass das Lebensdrama noch einmal virtuell aufgeführt wird.

Die Tatsache, dass man sein Leben Irrlichtern (wie dem Tinnitus) überantwortet hat, sagt viel über die instabile seelische Basis aus. Verlängert man diese aktuelle Erfahrung in die Vergangenheit und schärft den Blick für das eigene Lebensdrama, füllt sich auf einmal die seelische Bühne mit weiteren Phantomen. Phantome, Schwächeerfahrungen und Enttäuschungen sind »Spielgefährten« im Lebensdrama.

Der Tinnitus-Betroffene ist vergleichbar einem Quantenphysiker, der dem klassischen Physiker von *Realitäten* erzählt, die es gemäß dessen Gesetzen eigentlich nicht geben kann; und er ist in der Rolle des Zen-Schülers, der nicht weiß, wofür er die Schläge bekommt: Der Tinnitus ist z. B. morgens laut, obwohl es weder äußeren noch inneren Stress gibt, obwohl die Nacht gut und der Schlaf geruhsam waren. Der Schüler muss sich selbst auf die Spurensuche nach einem »Vexierbild«, einem »Trugbild«, einem »Hirngespinst« machen. Er wird zum Forscher und Forschungsreisenden.

Was den Schlaf betrifft, so wird scheinbar von fast allen Tinnitus-Patienten der so genannte Sekundenschlaf schreckhaft und überhaupt nicht wohltuend erlebt: Sie nicken kurz ein und wachen vom lauten Tinnitus auf. Es gibt dafür keine monokausale Erklärung. Vorstellbar ist folgende komplexe Deutung, die aus meiner Selbsterfahrung hervorgegangen ist: Die plötzliche Auslöschung der Ablenkungen und der direkte Bezug auf den Hörsinn (durch die Ausschaltung des Sehsinns) feuern Warnsignale ans Gehirn. Wenn das Gehirn außerdem keine Hinweise dafür hat, dass der Betroffene sich um die traumatischen und seelisch ungelösten Konflikte kümmert, wird auch dies als Bedrohung erfahren. Das schrille Ohrgeräusch und das traumatische Erleben sind verkoppelt und verschaltet. Dies wird augenblicklich beim Sekundenschlaf evoziert. Es ist vergleichbar mit der Situation eines Menschen, der einschläft, während ein fürchterlicher Horrorfilm im Fernsehen läuft oder um ihn herum ein Attentat verübt wird. Er erlebt die Taten nicht bewusst, aber sie finden einen Widerhall in seinem seelischen Echoraum.

Im Grunde geht seelisch Erfahrenes nicht verloren. Fast alles ist einer Wandlung zugänglich.

14. Wandel in der Aufmerksamkeit und Wahrnehmung: Tinnitus als »Droge«

Ganz einfache Experimente, die jeder augenblicklich durchzuführen vermag, können eindringlich demonstrieren, wie leicht täuschbar die menschliche Wahrnehmung ist:

Legt man zwei Finger übereinander und reibt sich auf diese Weise den Nasenrücken, glaubt man zwei Nasen zu spüren. Der gleiche Vorgang mit den nebeneinandergelegten Fingern wiederholt, lässt diesen Eindruck nicht mehr entstehen.

Malt man ein Kreuz auf ein Blatt Papier, schaut aus etwa dreißig Zentimeter Entfernung konzentriert darauf und bewegt dann einen Stift nach rechts, gibt es nach ca. zehn Zentimetern einen blinden Fleck, also einen Punkt, wo man den Stift nicht sieht. Die Einschränkung ist lediglich in der subjektiven Wahrnehmung; im »objektiven« Wahrnehmungsfeld gibt es keine Blockaden.

Die subjektive Wahrnehmung ist also voll von Verzerrungen und Tücken, von Einschränkungen und Begrenzungen. Verständlich ist daher der Wunsch nach Bewusstseins- und Wahrnehmungserweiterung durch äußere, geographische und innere, seelische Reisen und Drogenexperimente.

Der Schriftsteller Henri Michaux hat in seinem Buch *Erkenntnis durch Abgründe* seine Erfahrungen mit verschiedenen Drogen, unter anderem mit Psilocybin, beschrieben. Es handelt sich dabei um eine Droge, die den Menschen aus seiner Verwobenheit in die Gegenwart herausschleudert, ihn in einen Zustand »stiller Ekstase« bringt, verbunden mit der Empfindung, »in einem Kern zu sein, im Wesentlichen, fern von den Menschen und ihrem Tun«. Diese »Entwirklichung« kann aber zugleich dazu führen, dass der mit der Droge Experimentierende seine Verschlossenheit aufgibt, wieder Erinnerungen an traumatisierende Ereignisse hervorgerufen werden und nun besprochen werden müssen.

Seine eigene Erfahrung beschreibt Michaux als ein vollständiges

Nachlassen von Mobilität und Interesse an jedem Geschehen. Der nächste Schritt, der den Menschen im Alltag mit Begeisterung oder etwa Sorge erfüllt, sei völlig unwichtig geworden. Es schien ihm absolut unwichtig zu sein, Handlungen auszuführen und das Augenmerk auf äußere Wahrnehmungen und Aktivitäten zu lenken. Michaux schreibt:

»Am Leben sein heißt: *bereit* sein. Bereit für das, was im Dschungel der Stadt und des Tages geschehen kann. Mit einer unaufhörlichen und unterbewusst zugerichteten Voraussicht. Der Normalzustand, weit davon entfernt, ein Ruhestand zu sein, ist eher ein *Unter-Spannung-Setzen* im Hinblick auf (gelegentlich oder in Bälde) zu machende Anstrengungen ...

Diejenigen, die davon unbeleckt sind, sind selten, sehr selten (wenn es sie überhaupt gibt). Das Psilocybin würde bei ihnen genauso wenig wirken wie bei denen, die Tranquilizer oder Neuroleptika nehmen...

Man wird zur Ruhe, zum Stillstand gebracht. Devitalisierung. Der gesamte Überbau eines Menschen, der glaubt und von dem man glaubt, dass er in seinem Leben etwas getan hat, ist mit einem Mal nichtig geworden. Nichtig, auf affektivem Wege. Er existierte nur aus dem Blickwinkel des Handelns, der Aufregung, vielleicht der Fortführung, der Anstrengung. Gleichfalls verschwinden die Träumereien: sie enthalten zu viele Hoffnungen, zu viele Zerstreuungen.«

Eine solche Drogenerfahrung kann also die scheinbare Stabilität und Selbstverständlichkeit im eigenen Erleben und Wahrnehmen ins Wanken bringen, ja vollständig aushebeln. Der Mensch wird dann von der Energie seiner Aktivitäten und Planungen abgeschnitten. Er wird demobilisiert, verliert jedes Interesse an der Zukunft, an der Intentionalität, der Zielgerichtetheit und dem Ehrgeiz, die unsere Handlungen begleiten. Auf der körperlichen Ebene büßt er die Muskelkraft ein, ja, verliert das »muskuläre Bewusstsein«, das als eine Brücke zur Zukunft aufgefasst werden kann. In dieser Hinsicht hat die Droge Psilocybin die gegenteilige Wirkung wie Kokain, das die Muskeln stimuliert und verstärkte Antriebskräfte hervorruft.

Allein diese wenigen Hinweise vermitteln schon ein Bild von den Bedingungen, in die menschliches Wahrnehmen und Erleben eingebettet sind. Einige wenige Faktoren bereits können die Koordinaten ins Wanken bringen und zu einer Verminderung und gar Auslöschung oder aber zu einer enormen Steigerung von Aktivität bis zu einem rauschhaften Erleben führen.

Fasst man die Natur, so wie es ekstatische und mystische Erlebnisse nahe legen, als eine Art Konzert auf, in das wir unablösbar eingebunden sind und in dem wir im Grunde nur lernen müssen, der Musik zuzuhören, um Teil von ihr zu sein und solcherart all die subjektiven Abspaltungen aufzulösen, dann verändert sich die gewöhnliche Auffassung von Wahrnehmung grundlegend. Sie erscheint viel weniger als ein Akt, der von einem deutlich abgegrenzten Subjekt, dem Beobachter, ausgeht, und sich auf ein Objekt in der Außenwelt richtet. Vielmehr wird die enge Verwobenheit der Innen- und Außenwelt, der Subjektivität, Objektivität und Natur deutlich. Der Blick richtet sich dann auf Atmosphären, Stimmungen, Gestimmtheiten, Befindlichkeiten und ein Sich-eins-mit-der-Natur-fühlen, ein All-eins-Sein.

Betrachtet man etwa Theodor Storms Gedicht *Meeresstrand* unter einem solchen (also nicht literaturkritischen) Blickwinkel, dann zeigt sich hier sehr eindringlich, wie das Vereinzelte, das Dingliche, nebensächlich ist, angesichts der Atmosphäre und der emotionalen Berührtheit von der Natur. Das Ich kommt als abgetrennter Beobachter nicht mehr vor. Das Hören auf etwas wird zu einem In-sich-hinein-Horchen und Lauschen, einer Teilhabe an Natur:

Ans Haff nun fliegt die Möwe,
Und Dämmerung bricht herein;
Über die feuchten Watten
Spiegelt der Abendschein.

Graues Geflügel huschet
Neben dem Wasser her;
Wie Träume liegen die Inseln
Im Nebel auf dem Meer.

Ich höre des gärenden Schlammes
Geheimnisvollen Ton,
Einsames Vogelrufen –
So war es immer schon.

Noch einmal schauert leise
Und schweiget dann der Wind;
Vernehmlich werden die Stimmen,
Die über der Tiefe sind.

Zu Ende des 19. Jahrhunderts wandelt sich die wahrnehmbare Wirklichkeit grundlegend. *Zerstreuung* kennzeichnet jetzt die Wahrnehmung. Die moderne Zerstreuung ist kein linearer Vorgang, sondern überschneidet sich mit anderen Formen konzentrierter Aufmerksamkeit im neu sich formenden Gesellschaftsleben, etwa im Zeichen des Massenkonsums, und in den kreativen Prozessen der Kunst.

Damit wir auf etwas aufmerksam werden, muss mehr geschehen als nur ein Beobachten der äußeren Welt und auch mehr als nur ein bewusstseinsmäßiges Nach-innen-Schauen. Notwendig ist ein Akt, den Edmund Husserl in seiner Phänomenologie intentional, also gerichtet nennt. In diesem Akt sind Subjekt und Objekt aufs engste miteinander verflochten. Gegen die starken Tendenzen zur Rationalisierung der Erfahrungsprozesse gegen Ende des 19. Jahrhunderts entstand ein komplexeres Bild von Wahrnehmung.

Dabei wurde unter anderem eine Frage zentral: Gibt es trotz der von ständigen nicht-rationalen Austauschprozessen geprägten Wahrnehmung objektiv gültige Erkenntnisse? Genau an diesem Punkt wird deutlich, wie die Wissenschaft und die Kunst Stabilität zu retten versuchen, angesichts der unglaublichen Beschleunigungs- und Auflösungsprozesse im beginnenden neuen Zeitalter der explodierenden Sinne. Man sah sich – angesichts der Fragmentierungen, Dissoziationen und Fluktuationen der alltäglichen Wahrnehmung – gezwungen, an einer festen, unerschütterlichen Basis und Einheit des Bewusstseins festzuhalten.

Man versuchte in den Wissenschaften, das gegen Ende des 19. Jahrhunderts aufkommende starke Interesse an optischen Täuschungen und Illusionen sowie am ganzen Bereich der relativen individuellen Wahrnehmung zurückzudrängen und das Augenmerk auf die allgemeinen, universalen Strukturen der Aufmerksamkeit zu lenken. Aufmerksamkeit also als eine Sphäre, die die individuelle Wahrnehmung übersteigt, unpersönlich und überzeitlich ist, ja, etwas Absolutes an sich habe. Aufmerksamkeit wird wie eine Art Scheinwerfer verstanden, der nicht Gegenstände und empirische Beziehungen beleuchtet, sondern Wesenheiten.

Aufmerksamkeit hieß in einer nicht technologisch und medial dominierten Welt, sich einem breiten, umfassenden Feld visueller und akustischer Attraktionen zu öffnen. Bereits seit der Mitte des 19. Jahrhunderts kündigt sich eine andere Form der Aufmerksamkeit an, die darin besteht, sich zunehmend auf eine begrenzte Anzahl isolierter

Reize zu konzentrieren, ja sich gezielt den als virtuell erkannten Attraktionen zu verschließen.

Wir haben es zu Beginn des 20. Jahrhunderts, auf exemplarische Weise in der Philosophie Husserls wie in der Malerei Cézannes, mit massiven Anstrengungen zu tun, inmitten der dynamischen Auflösungsprozesse und Fragmentierungen die Einheit und die Konsistenz der Wahrnehmung zu retten, also im Zerstreuten, Vieldeutigen und Beschleunigten das Bestimmte und Universale zu erkennen.

Zur gleichen Zeit entsteht mit der Psychoanalyse ein Modell, das ebenfalls den Blick auf die universalen Strukturen der Erfahrung, des Erlebens und der Wahrnehmung lenkt, dabei aber gerade die Lebendigkeit des Einzelnen, seine Lebenswelt und das damit verbundene konflikthafte Erleben zum Ausgangspunkt nimmt. Gerade die Pathologie des Seelenlebens, das Leiden an Wahrnehmungsstörungen, die körperlich schmerzhafte Erfahrung von Aufmerksamkeit ermöglicht in Freuds Sichtweise den Zugang zu den allgemeinen Strukturen. Zugleich steht der für die psychoanalytische Technik zentrale Begriff der »freischwebenden Aufmerksamkeit« der Idee Cézannes (ein »langes konzentriertes Sehen«, ein »anhaltendes Blicken«) sehr nahe.

Bereits gegen Ende des 19. und zu Anfang des 20. Jahrhunderts ist den Physiologen, Psychologen, Psychoanalytikern und Philosophen klar, wie komplex die Wahrnehmungsvorgänge sind und dass es nur zu einem kleinen Teil in der Macht des Betrachters liegt, was er wahrnimmt, worauf er seine Aufmerksamkeit richtet. Sigmund Freuds berühmte Formulierung »Das Ich ist nicht mehr Herr im eigenen Haus« benennt prägnant die Dezentrierung des Betrachters und öffnet den Blick für die unbewussten Schichten des Sehens. Ein britischer Neurologe äußerte schon 1886: »In den visuellen Reflexen haben wir es mit einem regelrechten Durcheinander von Sehen, Tastsinn, Gehör und dem kinästhetischen Sinn, also praktisch mit allen Sinnen zu tun, sowie mit ein paar Trieben, verschiedenen unterscheidbaren Instinkten und der ganzen Gruppe der höheren Vermögen von Vernunft, Gedächtnis, Urteilskraft, Aufmerksamkeit, etc. – mit einem solchen Durcheinander also, dass es praktisch *ganz unmöglich ist zu sagen, wo das Sehen anfängt oder wo es aufhört* oder, bei manchen Reflexen, was das Sehen überhaupt mit ihnen zu tun hat.«

Das Sehen kann fortan nicht länger als ein isolierbarer visueller Vorgang angesehen werden. Die eindeutige Zuordnung von einem wahrnehmenden Subjekt und einem wahrgenommenen äußeren

Objekt hat sich aufgelöst. Ungerichtete und zeitlich vielschichtige Prozesse werden erkennbar. Das Gedächtnis, vielfältige Interessen und ein unterschwelliges Begehren spielen in jede Wahrnehmung hinein. Ein kompliziertes Netzwerk von geistigen und körperlichen Prozessen und Gehirnfunktionen prägt die Wahrnehmung.

Dieser kurze Exkurs in das sich wandelnde Selbstverständnis unserer Wahrnehmung vom 19. zum 20. Jahrhundert lenkt den Blick auf die Tiefenschichten des Sehens und Hörens. Wahrnehmen ist immer auch ein innerer Prozess, der an Wunschfantasien, Begehren und Erregungen gebunden ist. Gespeicherte Bilder und Erinnerungen vermischen sich mit neuen Eindrücken.

In der Gegenwart isolieren wir dabei stärker einzelne Reize. Und wir nehmen immer mehr künstliche Objekte, die wir mit und in uns tragen – zum Beispiel Hör- und Sehgeräte, Herzschrittmacher und Prothesen – in unser Wahrnehmungsfeld mit hinein.

Glaubt man der Robotik, stehen uns hier noch gewaltige Veränderungen bevor. Aus der Sicht der fortschrittsorientierten Medizin und des erkrankten Menschen erscheinen die moralischen Bedenken gegenüber bestimmten Implantaten und Genmanipulationen zweitrangig, angesichts der Hoffnung auf Heilung. Nieren-, Leber-, Lungen- und Herztransplantationen und die Versorgung mit Prothesen, Hör- und Sehgeräten (in Zukunft auch Augentransplantationen) sowie andere Technologien werden immer selbstverständlicher. Unter dem Gesichtspunkt der Wahrnehmung der Außenwelt und der körperlichen Selbst-Wahrnehmung sind die hier am Menschen vorgenommenen Veränderungen noch überhaupt nicht abschätzbar. Man spricht bereits von »Mischwesen, teils Mensch, teils Maschine«.

In Bezug auf den Gehörsinn ermöglichen Implantate, stark beeinträchtigtes Hören zu verbessern und Klangfrequenzen unterscheiden zu lernen. Die von außen kommenden Schallwellen werden mittels eines Mikrofons im Ohr empfangen und in elektrische Signale umgewandelt. Elektroden geben dann die Töne als elektrische Entladungen an das Nervensystem weiter. Der amerikanische Erforscher künstlicher Intelligenz Rodney Brooks erklärt diesen Vorgang so: Die Elektroden werden neben Nervenzellen eingepflanzt, die in einem gesunden Ohr die (durch die Bewegung der Härchen in der Schnecke stimulierten) Signale von Sinneszellen empfangen würden. Die Elektroden werden über die Länge der Gehörschnecke an die Orte gesetzt, die im Hörorgan normalerweise auf die entsprechenden Frequenzen reagieren.

Mit diesen Implantaten können vorher ertaubte Patienten gesprochene Sprache wieder verstehen. Die geringe Frequenzbandbreite erlaubt es ihnen derzeit aber noch nicht, Musik oder andere Klänge gut genug zu hören, um sie genießen zu können, aber dies könnte sich mit weiterentwickelten Implantaten verbessern. Sowohl in den USA als auch in Europa wird bereits im Rahmen von Forschungsprogrammen intensiv an der Entwicklung solcher Geräte gearbeitet.

Die Implantate werden chirurgisch ins Ohr eingesetzt und die Elektroden permanent implantiert, so dass damit eine direkte elektrische Verbindung zwischen der äußeren Elektronik und dem Nervensystem des Patienten hergestellt wird. Das Hören ist bei diesen Menschen also nur durch eine Kombination von Natur und Technik wieder möglich geworden. Wie weit solche Implantate auf unser Bewusstsein und Gedächtnis einwirken können, ist bisher noch nicht ausgiebig erforscht worden.

Mithilfe des Gedächtnisses und der ins Gedächtnis aufgenommenen Informationen bildet sich in jedem Menschen eine ganz eigene Wirklichkeit und Dynamik von Wechselwirkungen zwischen einzelnen Abschnitten des Zentralnervensystems heraus. Die verschiedenen Regionen des Gehirns verarbeiten die als positiv und als negativ erlebten Situationen und Szenen unterschiedlich. Verantwortlich sind vor allem die Stirn- und Schläfenlappen der Großhirnrinde und das Limbische System, die in einer höchst komplizierten und räumlich unübersichtlichen Weise miteinander verknüpft sind.

Die »Grundverschaltung« des Gehirns ist zwar genetisch festgelegt, aber seine Reifung und funktionale Anpassung an das Leben sind mit der Geburt noch längst nicht abgeschlossen. Von der Erforschung der Strukturen und Veränderungsmöglichkeiten in den Gehirnarealen erhofft sich die neuere Hirnforschung effektivere Therapieverfahren bei Epilepsie, Schmerz, Angst und Parkinson. Bei Schizophrenie und Depressionen etwa ist sie jedoch ebenso zurückhaltend wie bei multipler Sklerose oder Alzheimer.

Die Tatsache, dass Tinnitus in diesem »Katalog« so gut wie nicht erwähnt wird, liegt zum einen daran, dass niemand an Tinnitus selbst stirbt und die Bedingungen für eine hirnphysiologische Untersuchung sehr schlecht sind. Von einem unmittelbar auftretenden, »frischen«

Tinnitus gibt es praktisch keine diesbezüglichen Befunde, und nach dem Tod eines Menschen können auch keine Untersuchungen vorgenommen werden, die Aufschluss über den Verlauf der »Krankheit« geben würden. Zum anderen aber bestätigt die völlig nebensächliche Bedeutung, die der Tinnitus in der Hirnforschung einnimmt, auch die These dieses Buches, dass dieses Symptom nicht monokausal und nicht aus dem Blickwinkel einer Wissenschaft allein betrachtet und vielleicht sogar geheilt werden kann. Die für die Tinnitus-Behandlung zentralen Strukturen im Gehirn stehen in unmittelbarer Beziehung zu den Emotionen und emotionalen Bewertungen. Sie können in ihren Funktionsabläufen nur von der Hirnforschung und in ihrer Symbolik nur von der Psychoanalyse betrachtet, aufgeklärt und gedeutet werden.

Dieser Bereich, das Limbische System, ist die offene Stelle im Tinnitus-Gefängnis. Es ist das »Einfallstor« in ein »hochdynamisches System, das sich selbst organisiert«, also in »selbstgenerierender Aktivität« ist. Anders als früher geht man heute davon aus, dass das Gehirn dezentral gesteuert wird, dass es also nicht so etwas wie einen »Beobachter« im Gehirn gibt, in dem die Signale der verschiedenen Sinnesorgane konvergieren. »Die plausible Annahme eines Konvergenzzentrums, eines Cartesianischen Theaters mit einem singulären Zuschauer, ist in dramatischer Weise falsch.« (Singer, *Der Beobachter im Gehirn*).

Aus dem Blickwinkel des Tinnitus bildet das Limbische System allerdings so etwas wie ein Konvergenzzentrum der Störungen. Es umfasst stammesgeschichtlich alte Strukturen und kümmert sich um die Steuerung von Motivationen, Gefühlen und Gestimmtheiten. Es erhält Signale von allen anderen Hirnrindenarealen und sendet seinerseits Signale aus. »Vermutlich ist das Limbische System in der Lage, die Aktivitätsmuster der Hirnrindenareale zu bewerten und über die Steuerung der aktivierenden Kontrolleitungen bestimmte Aktivierungszustände bevorzugt aufrecht zu erhalten und speicherfähig zu machen.« (Singer)

Was grundsätzlich eine Qualität ist, die Fähigkeit zur Speicherung, hat im Fall des Tinnitus die fatale Folge, dass auch die Negativbewertung und das traumatische Erleben von Ereignissen aufbewahrt werden. Zugleich liegt aber gerade hier die Chance zur Veränderung, zur Umwertung des Geschehenen. Das verlangt nach einer therapeutischen Ausweitung und geht über die rein medizinische naturwissenschaftlich-kausale Therapie hinaus. Ein hirnphysiologischer Dogmatismus, der allein aus dem Zusammenspiel von Nervenzellen das mentale und emotionale Geschehen in einem Individuum (!) erklären will, scheint unangebracht. Auch ist es für die Weiterentwicklung von Therapieformen, etwa bei Tinnitus, wenig hilfreich, nur auf die Entwicklung kausaler Therapieverfahren in der Umsetzung hirnphysiologischer Grundlagenforschung zu bauen. Apodiktische Behauptungen – wie z. B.: »mentale und psychische Funktionen beruhen auf Abläufen in unserem Gehirn …«, »eines Tages werden wir keine Schwierigkeiten mehr haben, Bewusstsein und Gefühle als emergente Eigenschaften hochkomplexer Gehirne zu verstehen« (Singer) – stoßen die Tür zu kooperativen Aktivitäten mit den Geisteswissenschaften und zu integrativen, komplexen Therapieformen eher zu. Gerade diese aber sind nicht nur im Fall des Tinnitus einzig sinnvoll. Die »Architektur der Verbindung zwischen Nervenzellen« steht in enger Verbindung und Wechselwirkung mit anderen geistigen und emotionalen Architekturen und stets einzigartigen Lebensgeschichten.

Die synaptischen Veränderungen und Stabilisierungen bilden bei jedem Menschen ein ganz eigenes »Wertekategoriengedächtnis« heraus. Ohne eine je individuelle lebensgeschichtliche Spurensuche, Rekonstruktion und Aufarbeitung der Erlebnisse, die zu einem negativ stark belasteten und von Traumata mitgeformten Wertegedächtnis geführt haben, lassen sich die in Symptomen und Krankheiten manifestierten Folgeerscheinungen nicht auflösen. Die früheren und die gegenwärtigen Erfahrungen und Wahrnehmungen werden auf eine komplexe Weise im Gehirn, in den neuronalen Prozessen, im Gedächtnis und Bewusstsein miteinander verknüpft. Unablässig werden in den neuralen Prozessen und im Bewusstsein Leistungen der Integration vollbracht. Die Mediziner und Neurobiologen Gerald M. Edelman und Giulio Tononi beschreiben dies so:

»Die Welt um uns herum ist von allen möglichen Gegenständen bevölkert – wenn wir zum Beispiel Auto fahren, bietet uns die Szene vor unseren Augen andere Autos, Lastwagen, Fahrräder, Fußgänger, Fahrbahnen, Bäume, Häuser, Wolken und Himmel usw. – jedes davon hat eine eigene Form, besondere Farben, eine besondere Position in unserem Gesichtsfeld. Manche Dinge bewegen sich vielleicht, geben besondere Geräusche von sich oder haben einen bestimmten Geruch. Obendrein sind diese Gegenstände womöglich in besonderer oder in irgendeiner Form bedeutsamerweise miteinander verknüpft, und wir können jedes davon mit einem bestimmten Begriff oder Namen belegen. Trotz aller bemerkenswerten Vielfalt und Verschiedenheit ist das, was wir in einem beliebigen Augenblick erfahren, eine einzige, einheitliche, bewusste Szene, ein Szenario, das nur als Ganzes Sinn ergibt und sich, während es erfahren wird, nicht in voneinander unabhängige Bestandteile zerlegen lässt. Dennoch verändert sich die Szene vor unseren Augen unablässig von einem Augenblick zum nächsten, während wir unseres Weges fahren.«

Edelman und Tononi folgern, dass in Anbetracht der bemerkenswerten Einheit oder Integriertheit eines jeden Bewusstseinszustands auch die neuralen Prozesse, die bewusstes Erleben hervorbringen, integriert sein müssen. Die Tatsache, dass es unter räumlich verteilten Gruppen von Neuronen zu kohärenten Entladungsmustern kommt, deuten sie als ein klares Zeichen für die Integration neuronaler Aktivitäten. Für sich genommen reichten freilich die Ergebnisse solcher Experimente noch nicht aus, um die *Mechanismen* zu verstehen, die die rasche Integration neuraler Aktivität im Gehirn ermöglichen. Um solchen Mechanismen auf die Spur zu kommen, haben wir, so schreiben Edelman und Tononi, »eine Reihe umfassender Modelle erstellt, die sich um die anatomische und physiologische Anordnung des Systems ranken, das aus der Großhirnrinde und dem Thalamus (in der Mitte des Gehirns) gebildet wird. Diese Modelle zeigen, wie ein integrierter neuraler Prozess aus vielen räumlich weit auseinander liegenden Elementen im zentralen Nervensystem aussehen könnte.«

15.
Seelenräumlichkeit oder: Nach innen hören

Das menschliche Hören stellt genauso wie die Wahrnehmung alles andere als ein konstantes, festgelegtes Geschehen dar. Der akustische »Relativismus«, der in Bezug auf die Tinnitusheilung eine so große Rolle spielt, liegt keimhaft den menschlichen Hörgewohnheiten zugrunde. Das heißt, ihnen ist eine historisch fließende, dynamisch sich verändernde und umschichtende, nicht festliegende Struktur zu eigen.

Im Zusammenhang mit dem Hören von Musik ist dies einfach darstellbar. Die Musikgeschichte zeigt[25], dass die Rezeption komponierter Werke eine durch und durch selektive Wahrnehmungsleistung ist. Viele Musikwerke der Vergangenheit klingen, von heute aus gehört, formelhaft, stilisiert. Dabei waren sie, im Augenblick ihrer Erfindung, neu und unverbraucht. Deutlich stellt sich dies beispielsweise in den vehementen Reaktionen dar, die die Neue Wiener Musik, in den Jahren vor dem Ersten Weltkrieg, hervorrief. Der österreichische Komponist Arnold Schönberg etwa wurde während eines Konzerts in Wien öffentlich beleidigt und tätlich angegriffen. Das Publikum meinte, sich gegen die Zumutung der »Atonalität« wehren zu müssen, die die zeitgenössischen Hörgewohnheiten auf den Kopf stellte und eine tief greifende Irritation auslöste.

Schönberg hatte die Musik für einen völlig neuen Ausdrucksgehalt geöffnet. Ihre krassen Reibungen, ihr freizügiges Stimmgewebe verhalfen den Regungen des Unbewussten musikalisch zum Durchbruch. Schock und Trauma hinterließen in dieser aufgestörten Musik ihre Spuren. Ihre brüchige, zerrissene Klangoberfläche konfrontierte den Hörer mit radikal neuen Klängen. Schönbergs expressionistische, jede Idee von Harmonie und tradierter Tonalität sprengende Kompositionstechnik erschütterte nachhaltig die aus der spätromantischen Musik bekannten Klangräume. Man kann in diesem Zusammenhang von einer Entfesselung des Materials sprechen; von einer eingreifenden Erweiterung des Tonraums, die die klassisch-romantische Überlieferung hinführte zur grellen, sich selbst behauptenden Disharmonie.

Der in unserem Zusammenhang entscheidende Hinweis bezieht sich auf die erstaunliche Tatsache, dass dieser »revolutionäre« Hörprozess, der begleitet war von der Wahrnehmung einer bisher nie für möglich gehaltenen Erfahrung der Dissonanz, nun, im Laufe der Jahre und Jahrzehnte, einen eigenen »historischen« Charakter angenommen hat.

Die Neue Musik ist nicht mehr neu. Schon hören wir die frühen Klavierkompositionen Schönbergs oder seine Fünf Orchesterstücke (op.16) quasi tonal. Das heißt, sie haben ihren albtraumartigen fremden und entfremdeten Klang für unsere Wahrnehmung allmählich verloren. Das Gehör hat sich fortschreitend trainiert und nach und nach den anarchischen Charakter der Kompositionen aufgelöst in ein Klangerlebnis, das sich nun ohne den anfänglichen Schrecken vollzieht, von der noch die erste Generation der Zuhörer heimgesucht war.

Der Musiktherapeut John Beaulieu unterscheidet in der Folge der hinduistischen Tradition zwischen den verschiedenen Ebenen des Hörens und Zuhörens, Ebenen, auf denen dem Gehörten Bedeutung verliehen wird und man sich der sinnlichen Fülle in der eigenen Vorstellung gewahr wird. Zuhören, Horchen, Lauschen und dem »tonlosen Ton« (wie es im Hinduismus heißt), also der Stille, sein Ohr zu leihen, das sind die hochentwickelten Formen, die dem einfachen Hören folgen. Grundsätzlich sind alle Geräusche wertungsneutral und werden erst in unserer subjektiven Wahrnehmung mit Wertungen belegt. »Jedes Geräusch«, notiert Beaulieu in seinem Buch *Heilen mit Musik und Klang*, »steht unserer Wahrnehmung zur Verfügung. Das schließt schrille Zugsignale, Sprache, Martinshörner, populäre Schlager, Staubsaugersummen, jede Art von Musik, Motorengeräusche und so weiter ein. Der Umstand, dass es keine ›guten‹ oder ›schlechten‹ Geräusche gibt, ist in diesem Zusammenhang besonders wichtig. ›Gute‹ oder ›schlechte‹ Geräusche werden von uns erst gemacht. Derartige Bewertungen können uns höchstens in unserem Wahrnehmungsvermögen beeinträchtigen und daran hindern, die tieferen Schichten der Töne zu erfahren. Ich erinnere mich, wie ich als Kind einmal auf eine Blechbüchse schlug und an den verschiedenen Rhythmen meine Freude hatte. Unser Nachbar sagte: ›Hör auf mit dem

Lärm!‹ Was für mich Musik war, hatte er als störenden Krach empfunden. Wenn wir ein Geräusch wahrnehmen, ohne wirklich zuzuhören, so empfinden wir es häufig als Lärm …

Musik hat die Macht, sich gleichsam an unserer bewussten Aufmerksamkeit vorbeizuschmuggeln. Wir können tatsächlich völlig in der Musik aufgehen: Wir sind die Töne und Klänge, die unser Bewusstsein erfüllen …

Die höchste Ebene des Zuhörens ist die Stille. Das Zentrum eines jeden Geräusches ist die Stille. Alle Töne steigen aus der Stille auf und kehren in sie zurück. Richtiges Zuhören ist die Kunst, in die Stille einzutauchen. In der Stille liegt der Schlüssel zu all den Abenteuern, die die Welt der Musik, der Töne und Klänge anzubieten hat. Erst in der Stille sind wir wirklich frei und sicher.«

Die Musiktherapie versucht den Raum des Hörbaren zu erweitern und uns bis in die höchsten Formen »heiliger Laute« und »kosmischer Musik« einzuführen. Dabei spielt auch das Lauschen auf die Elemente, die elementaren Geräusche der Natur, eine entscheidende Rolle.

Auf dieser Ebene des Zuhörens und Horchens, des Sich-Versenkens und Gewahrwerdens von Geräusch, Musik und Stille entfernt man sich ein Stück weit von der Polarisierung zwischen Subjekt und Objekt und gewinnt den Eindruck, Wahrnehmung könne tatsächlich zu dem werden, was das Wort Wahr-Nehmen uns verheißt, dass das Wahrgenommene also tatsächlich *die* Wirklichkeit und nicht nur ein Bild von ihr ist. Um so wichtiger ist es deswegen, daran zu erinnern, dass das, was wir Wahrnehmung nennen, stets durch zahlreiche und ganz verschiedenartige Filter verändert worden ist. Heinrich von Kleist hat dies in einem Brief so formuliert:

»Wenn alle Menschen statt der Augen grüne Gläser hätten, so würden sie urteilen müssen, die Gegenstände, welche sie dadurch erblicken, *sind* grün – und nie würden sie entscheiden können, ob ihr Auge ihnen die Dinge zeigt, wie sie sind, oder ob es nicht etwas zu ihnen hinzutut, was nicht ihnen, sondern dem Auge gehört. So ist es mit dem Verstande. Wir können nicht entscheiden, ob das, was wir Wahrheit nennen, wahrhaft Wahrheit ist, oder ob es uns nur so scheint. Ist das letzte, so *ist* die Wahrheit, die wir hier sammeln, nach dem Tode nicht mehr – und alles Bestreben, ein Eigentum sich zu erwerben, das uns auch in das Grab folgt, ist vergeblich –, und ich habe nun keines mehr.

Ach, Wilhelmine, wenn die Spitze dieses Gedankens Dein Herz

nicht trifft, so lächle nicht über einen andern, der sich tief in seinem heiligsten Innern davon verwundet fühlt. Mein einziges, mein höchstes Ziel ist gesunken, seit diese Überzeugung, nämlich, dass hienieden keine Wahrheit zu finden ist, vor meine Seele trat, habe ich nicht wieder ein Buch angerührt (...)«

Im Vergleich zum Sehsinn des Auges (der viel stärker als der Hörsinn auf die Außenwelt und das Oberflächenbewusstsein gerichtet ist), ist das Hören vor allem ein seelischer Vorgang. Deswegen haben taubstumme Kinder ein starkes Defizit in ihrer seelischen Erfahrung; sie sind wegen des fehlenden Gehörs nicht an den seelischen Innenraum angeschlossen.

Über das Gehör erleben Kinder Geräusche, Sprache und Musik und fühlen sich auf diese Weise besonders tief in die Welt ein. Hirnphysiologisch geschieht dabei folgendes: Die auf die Ohren auftreffenden Informationen korrespondieren miteinander; die in Impulse verwandelten Schallwellen werden in beide Seiten des Hirnstamms geschickt, wo sie mit Informationen aus dem anderen Ohr verglichen und gegebenenfalls vereinigt werden.

Die Verarbeitung akustischer Signale erfolgt weitgehend im Hirnstamm und im Thalamus. Aber erst wenn sie im Schläfenlappen des Kortex eintreffen, werden Geräusche bewusst wahrgenommen. »Entsprechend dem visuellen System, das einen komplexen Anblick zuerst als einzelne Bestandteile – Farbe, Form, Bewegung, Raumlage – wahrnimmt und dann zu erkennbaren Gegenständen zusammensetzt, wird die akustische Information zuerst nach Tonhöhe, Lautstärke und Herkunft verarbeitet und anschließend in den höheren Regionen der akustischen Rindenfelder als Musikstück, gesprochener Satz oder vorüberdonnerndes Flugzeug interpretiert.« (Lise Eliot, *Was geht da drinnen vor?*)

Das Hören ist maßgeblich für die Eröffnung und Vertiefung der seelisch-geistigen Erfahrung. Die anthroposophisch orientierte Medizinerin Michaela Glöckler bemerkt hierzu: »Die Tiefendimension ist tatsächlich ein Geschenk des Ohrs, wo der Schall, der hereinkommt, in die Tiefe geht und nicht, wie der Seheindruck an einer Fläche reflektiert und abgespiegelt wird. Durch den Hörsinn wird die *Seelenräumlichkeit* – Ich wohne mit meinem Ich, mit meinem Selbst in einem seelischen Raum – sehr stark ins Bewusstsein gebracht. Der Hörsinn ist, zusammen mit dem eng benachbarten Gleichgewichtssinn, der Grundsinn des Menschen.« Der Tinnitus manifestiert zwar

Verirrungen und Verzerrungen in den Grundsinnen – lässt aber dadurch erst die Chance einer Wahrnehmungserweiterung aufscheinen.

Allen unseren Wahrnehmungen, Bewusstseinsformen und Bewegungen liegen komplexe Vernetzungen im Gehirn, von Limbischem System und Unbewusstem zugrunde, die ständig wirken und in der Regel so gut koordiniert sind, dass wir uns darüber keine Gedanken machen. Erst Störungen lenken unseren Blick darauf. Besonders gravierend und auffällig sind konvulsive epileptische Anfälle, bei denen sich Menschen völlig verkrampfen, zu Boden fallen und zucken. Bei schweren, länger andauernden Anfällen sind die Gehirnzellaktivitäten massiv gestört, und der Betroffene verliert völlig die Kontrolle über seinen Körper und die Körperfunktionen.

Es gibt aber auch kürzere, so genannte nichtkonvulsive Anfälle, bei denen das Bewusstsein nur kurz aussetzt. Die Spannbreite reicht von schnell vorübergehenden Zuckungen und Wahrnehmungsstörungen – bei denen etwas wahrgenommen wird, was nicht existiert – bis zu massiven körperlichen Attacken und einem starken Bewusstseinsverlust. »Epilepsie«, so schreibt der Biologe und Neurologe Francisco Varela, »ist ein einzigartiges Phänomen des Nervensystems, das viel dazu beigetragen hat, die Mechanismen der Gehirnfunktionen zu verstehen. In der westlichen Medizin ist Epilepsie seit vielen Jahrhunderten bekannt; in der Vergangenheit wurde sie vom religiösen Glauben her als Besessenheit durch den Teufel angesehen. Menschen mit Epilepsie sind dadurch oft doppelt gestraft, zuerst durch die Krankheit und zweitens durch andere Leute, die denken, sie seien besessen oder verrückt.« *(Traum, Schlaf und Tod)*

Es gibt zwei gegenläufige Kräfte im Gehirn: Erregung und Hemmung. Einzelne Gehirnzellen sondern Stoffe ab, die Transmitter genannt werden. Diese regen die Nervenzellen entweder an, so dass sie sich entladen, oder sie hemmen sie und halten sie vom Feuern ab. Wenn Teile des Gehirns zum Beispiel bei einer Lähmung oder einem Bewusstseinsverlust aussetzen, kann dies an fehlender Erregung oder an übermäßiger Hemmung liegen. In manchen Fällen ist Bewusstseinsverlust also ein aktiver und kein passiver Prozess. »Bei Epilepsie unterliegt das Gehirn Bedingungen, bei denen die Zellen in abnormaler Weise aktiv sind. Ist dies nur in einer Region des Gehirns lokalisiert, dann führt es zu partiellen Anfällen; verteilt es sich über das ganze Gehirn, dann werden generalisierte Anfälle verursacht. Die Gesamtaktivität ist derart, dass Erregung zu Bewegungen veranlasst und Hemmung zu Bewusstlosigkeit führt. Der wichtige Faktor dabei ist Synchronisation. Normalerweise arbeiten Zellen unabhängig voneinander. Ihre relative Unabhängigkeit ist eine notwendige Funktionsbedingung. Ist die Synchronisation zu stark, können die Zellen nicht mehr richtig arbeiten [weil es zu einer Art neuronaler Massenpanik kommt]. Es ist so, als würde man Klavier spielen: Jeder Finger spielt etwas anderes, und so entsteht eine harmonische Musik. Täte man dies mit den Fäusten, würde ein einziger Krach entstehen.«

Die Grenzen zwischen normaler und anomaler Wahrnehmung, zwischen gesellschaftlich anerkanntem und als gestört und krank geltendem Verhalten sind fließend. Gesundheit und Krankheit selbst sind weniger als Polaritäten, denn als sich wandelnde Pole einer Einheit zu verstehen. »Die Krankheit macht den Menschen heilungsfähig – doch dazu muss er sie durchwandern, nicht umgehen. So wie die Krankheit ein mikrokosmischer Sündenfall ist, muss Heilung auch immer ein mikrokosmischer Erlösungsprozess sein.« (Thorwald Dethlefsen, *Schicksal als Chance*) In diesem Sinn könnte man von der Krankheit als einer urgeschichtlichen Gegebenheit sprechen. So heißt es denn auch bei Hans Blüher, der »gesunde Idealmensch der Hygiene, der Erbsünde frei«, sei nur »ein erdachtes Kunstprodukt der Medizin, lediglich zum Zwecke der Demonstration erfunden.«

Ein solcher Blick auf die Krankheit modifiziert die sich ausschließlich an östlicher Philosophie orientierenden Formen der Spiritualität, in denen der Mensch, in Einheit mit dem Kosmos, als gesund und in völliger Harmonie gedacht wird. Woher man die Krankheit auch ableitet, *sie* ist Zeichen und Symbol, trägt in sich die Konturen des Weges für eine Heilung, die über das bloße Kurieren von einzelnen körperlichen Symptomen hinausgeht.

Krankheiten können – sobald man sich aus dem unmittelbaren Leidensdruck, dem Schmerz und der Verzweiflung herausgelöst hat – als unsere Verbündeten und Überbringer lebenswichtiger Botschaften erkennbar werden. Diese Erfahrung zieht sich durch dieses gesamte Buch. Ganz in diesem Sinn schreibt Edward Bach in *Die nachgelassenen Originalschriften* und geht dabei noch einen Schritt weiter in seiner Postulierung einer umfassenden spirituellen Wirklichkeit:

»Alle irdischen Dinge sind lediglich Erscheinungsformen der spirituellen Wirklichkeit … Jeder von uns hat in dieser Welt einen göttlichen Auftrag zu erfüllen, und unsere Seele bedient sich unseres Geistes und unseres Körpers, um dieser Aufgabe gerecht zu werden. Wenn alle drei Aspekte unseres Wesens in Einklang miteinander arbeiten, so sind vollkommene Gesundheit und ungetrübtes Glück die Folge.« Man könne, so Bach, am Gesundheitszustand, am Grad der Zufriedenheit ablesen, wie gut wir diese Botschaft verstanden haben. Im vollkommenen Menschen seien alle geistigen Möglichkeiten angelegt, und man komme in diese Welt, um sie nacheinander zum Vorschein zu bringen. So erfülle man seinen Lebenszweck.

»Falls wir nur genau hinhören, so wird unsere Seele uns in jeder Situation und in allen Schwierigkeiten den Weg weisen. Wir dürfen die Wünsche und Sehnsüchte unseres wahren Selbst – das häufig auch als Gewissen bezeichnet wird – nicht mit jenen Wünschen und Sehnsüchten verwechseln, die andere uns eingepflanzt haben. Wir dürfen uns nicht darum kümmern, wie die Welt unser Tun beurteilt ... Krankheit ist der organische Niederschlag unserer Weigerung, uns der Führung durch unsere Seele zu überlassen.«

Beim Tinnitus ist dies besonders sinnfällig, ist doch der Hörsinn aufs engste mit der »Seelenräumlichkeit« verbunden: mit dem Hören oder aber Nicht-Hören auf die innere Stimme. Diese ist von sich aus kraftvoll, energetisch in ihrer Fülle.

Jeder Mensch durchläuft in seinem Leben, ohne dies meist wahrzunehmen, alle energetischen Potentiale. Manche der Energiemuster überrollen uns und drohen uns zeitweise zu vernichten. Manche treten gemäßigt und gemischt, andere »rein« auf.

Entsprechend unserer Erträglichkeit, unserer Leidensfähigkeit und unserer Disposition und Befindlichkeit *bewerten* wir Energien, verengen sie, bringen sie allzu oft auf den Maßstab des schon *gelebten* Lebens, statt sie für den *Entwurf* eines zukünftigen Lebens und für das noch zu entfaltende seelische *Potential* zu nutzen.

»Wer zugleich seinen Schatten und sein Licht wahrnimmt, sieht sich von zwei Seiten, und damit *kommt er in die Mitte.*« C. G. Jung will damit zum Ausdruck bringen, dass wir nie jenseits von Gut und Böse stehen, sondern dass beides immer durch uns hindurchgeht, aufgehoben im allgemeinen »Atman« oder »Pneuma«, das alle Menschen gleichsam »durch-atmet«. Gutes und Böses, Helles und Dunkles sprechen durch jeden hindurch. Sie manifestieren sich im Einzelnen auf die eine oder andere Weise, ohne dass dieser selbst im eigentlichen Sinne gut oder böse *ist.*

»Niemand kann ohne Gefahr eine Richtung einschlagen und die andere ignorieren … ›Wenn du dich nach dem Lichte sehnst … du findest es in deiner eigenen Dunkelheit.‹« Lilla Bek und Philippa Pullar *(Chakra-Energie)* haben im Rückgriff auf verschiedene ältere Quellen und neuere Arbeiten den Vorgang der *inneren* Harmonisierung als Reinigung der Chakren und als Anhebung von deren Schwingungsniveau umfassend beschrieben.

Das körpereigene Energieniveau, die Höhe der Schwingungen und die »Reinheit« des Körpers – der Zustand des weitgehend entschlackten und entgifteten Organismus – entscheidet darüber, wie viel negative und belastete Schwingungen wir aufnehmen und verkraften können.

Einen solchen Zustand erreichen wir aber nicht allein durch die Ernährung, ebenso wenig wie nur durch Yoga, Meditation oder irgendeine andere therapeutische, spirituelle oder medizinische Technik. Erst das Zusammenwirken der verschiedenen Aspekte der Existenz und eine innere Zentrierung können die unternommenen Anstrengungen koordinieren, sammeln und jenseits rein körperlicher oder geistiger Leistungen transformieren.

Durch innere Konzentration schließen wir uns näher an die Elemente an. Wir brauchen dann, wenn wir uns nicht in Gier verzehren, wenn unsere Gedanken nicht mehr »wie Derwische in unserem Kopf umherwirbeln« viel weniger Nahrung. Krankheit ist in diesem Sinn ein fehlgeleitetes Begehren, was in der Gier einen signifikanten Ausdruck findet.

Lernt der Mensch nur aus der Erfahrung von Disharmonie und Dezentrierung, über Entgleisungen und Verfehlungen, über Schreckenserfahrungen, tiefe Einbrüche und Zerrüttungen? Der von sich aus naturverbundene und gläubige Mensch ist ein Anachronismus geworden. Sind wir nur noch zum Glauben Hingestoßene? Kranke, Unfallopfer, vom Schicksal Getroffene? Der Tinnitus kann einen tiefen Einbruch, eine existentielle Zerrüttung bedeuten, die auch deshalb so schicksalhaft erlebt wird, weil der gestörte Hörsinn so eng an unser Innleben gebunden ist und die »Verfehlung« einem »in den Ohren liegt«.

Die Krankheit ist die letzte Etappe, ein Notruf. Der Körper folgt den Spuren, welche die Gedanken und Taten hinterlassen haben. Welch einen weiten Weg müssen Disharmonien und Störungen des Lebensflusses gegangen sein, bevor sie solch eine Macht zu erlangen vermögen, um das in sich tendenziell *vollkommene* System des menschlichen Körpers, den Organismus, tiefgreifend zu stören und ihm neue kranke Muster einzuprägen, die dann sogar »chronisch« werden! Wir taktieren mit dem »Verwerflichen«.

Besonders markant hat dies Franz Kafka in einer Tagebuch-Eintragung vom 30. September 1911 formuliert: »Dieses Verlangen, das ich fast immer habe, wenn ich einmal meinen Magen gesund fühle, Vorstellungen von schrecklichen Wagnissen mit Speisen in mir zu häufen. Besonders vor Selchereien befriedige ich dieses Verlangen. Sehe ich eine Wurst, die ein Zettel als eine alte harte Hauswurst anzeigt, beiße ich in meiner Einbildung mit ganzem Gebiss hinein und schlucke rasch, regelmäßig und rücksichtslos wie eine Maschine. Die Verzweiflung, welche diese Tat selbst in der Vorstellung zur sofortigen Folge hat, steigert meine Eile. Die langen Schwarten von Rippenfleisch stoße ich ungebissen in den Mund und ziehe sie dann von hinten den Magen und die Därme durchreißend wieder heraus. Schmutzige Greißlerläden esse ich vollständig leer. Fülle mich mit Häringen, Gurken und allen schlechten alten scharfen Speisen an. Bonbons werden aus ihren Blechtöpfen wie Hagel in mich geschüttet. Ich genieße dadurch nicht nur meinen gesunden Zustand, sondern auch ein Leiden, das ohne Schmerzen ist und zugleich vorbeigehn kann.«

Etwas Eingeübtes aufzugeben, sich *leicht* zu machen, »Reinheit« zu ertragen, wie Kafka sagt, erfordert ein kontinuierliches Üben.

16.
Tinnitus und Wahrnehmung im Licht der fernöstlichen Denkweise

Mit Vorliebe sprach der große Lehrer Dogen-Zenji – der Begründer des Soto-Zen in Japan – von *shoshin*, vom »Anfänger-Geist«, den wir uns stets erhalten sollten. »Des Anfängers Geist hat viele Möglichkeiten, der des Experten hat nur wenige.« Der Anfänger-Geist ist in diesem Sinn ein »grenzenloser ursprünglicher Geist«.

Die Grenzlinie, die das Subjekt vom Objekt scheidet, ist illusionär. Übergeordnet ist die energetische Einheit. »Gehen Sie sanft nach innen und beobachten Sie den Gedanken. Wenn Sie vollständig zum Beobachter geworden sind, existiert er nicht länger als eine separate Wesenheit. Ebenso wie der Gedanke verschwindet auch der Beobachter.« Der tibetische Gelehrte Tarthang Tulku, der so den Weg zum »verborgenen Geist der Freiheit« und die »Wege zum Gleichgewicht« eröffnen möchte, spricht von einer »brausenden Energie«, einer »Art Schock«, der die Gedankenformen und den dualistischen Geist zum Platzen bringe. In uns gebe es letztlich nichts – und diese Gewissheit gelte es zu erlangen –, was das vollkommene Gleichgewicht aus den Angeln heben könnte. Getragen wird dieses Gleichgewicht, auf der wahrnehmbaren Ebene, vom Atem. Er ist einfach nur da.

»Wir können uns den Atem so vorstellen wie das Kabel, das einen Astronauten, der frei im Raum schwebt, mit seinem Raumschiff verbindet. Der Atem ist unser Lebenskabel, jedoch nicht der Gegenstand unserer Faszination, denn wir können in die Weite des Raums blicken.« (Ngakpa Chögyam, *Reise in den inneren Raum*)

Im Rahmen der in diesem Buch angestellten Überlegungen zu einem erweiterten Begriff von Heilung in der Tinnitus-Therapie ist es aufschlussreich, auf die Übung des Bogenschießens zu sprechen zu kommen. Der Sinn des jahrelangen Übens im zen-buddhistischen Bogenschießen besteht darin, die Fixierung auf ein Ziel aufzugeben und stattdessen mit dem Bogen eins zu werden. Die Kunst des Bogenschießens ist eine Technik, eine Übung – und doch viel mehr: Philosophie und Meditation, die Konturierung des Selbst und zugleich dessen Aufgehen in der Leere, im Nichts.

Jeder dieser Begriffe – Selbst, Gleichgewicht, Leere, Nichts – beinhaltet eine solche Fülle an Konnotationen, an Erfahrungen und Erlebtem, dass es unmöglich ist, sie von Anfang an gleich ganz erfassen zu wollen. Jeder dieser Begriffe will als Ebene des Seins *gefühlt* und als Idee *begriffen* werden.

Als ich vor Jahren in den *Mittelmeer-Essays* von Albert Camus den Satz las: »Um eine eigne Idee zu haben, über die man reden kann, dazu braucht's wenigstens zehn Jahre«, elektrisierte mich diese Aussage. Ich trug sie mit mir herum und würde sie doch heute ergänzen: Es braucht weitere zehn Jahre oder viel mehr, um auch diese vermutlich »eigene« Idee aufgeben zu können – dann erst kann man vielleicht über sie reden. Ideen zu besitzen ist genauso verführerisch wie irgendein materieller Besitz. An einer Idee festzuhalten, ist auch eine Anhaftung oder, energetisch gesprochen, eine Blockade. In der »eigenen« Idee sprechen wir uns eine besondere Bedeutung zu, die über unsere bloße Existenz hinausgehen soll.

Unsere Bewertungen und Rangordnungen entfernen uns von der fraglosen Schönheit, von dem Da-Seienden. Yoga – *Yoga* oder tibetisch *Naljor* hat die Bedeutung von Einheit und Vereinigung – und Zazen (Übungen im meditativen Sitzen) lehren uns, im natürlichen Zustand zu verweilen, in einer ursprünglichen Einheit, jenseits der Dualismen und der Gedanken, auch der Gedanken über die Gedanken. Es gebe so etwas wie ein »anfangsloses Erleuchtetsein« (sein, was wir ohnehin bereits sind), meint der tantrische Yogi aus der tibetischen Nyingma-Tradition, Ngakpa Chögyam Rinpoche; ein Zustand, den wir in der westlichen Philosophie am ehesten noch mit dem Begriff der totalen Freiheit meinen.

Wenn wir uns unsere Gedanken über die Gedanken anschauen, philosophieren wir. Wenn wir den Gedanken an Dinge folgen, bleiben wir verhaftet in den Bezügen unseres Alltags und unserer Beziehungen. Wie aber kann man das Denken »loswerden«? Nicht, indem man darüber nachdenkt, sondern indem man sukzessive in einen meditativen Zustand der Leere wechselt. So lernen wir, ohne Bezugspunkte auszukommen. Der Körper schwimmt – auf den Tod zu. Wenn der Körper schwimmt und darin seine gesammelte Kraft richtungslos ist, kann daraus jede Form erwachsen, und zwar *augenblicklich.* Der

Zustand der Ambivalenz, in dem man nicht nach Antworten sucht, ist in diesem Sinn ein macht-voller Zustand der Machtlosigkeit.

In dieser Offenheit lassen wir die Gedanken ziehen, ohne uns zu verwickeln. Wenn die Gedanken auf diese Weise verschwinden, erscheint der Seinszustand deutlicher; der Geist wird sich seiner selbst ohne Inhalt gewahr. So lassen wir die mechanistischen Denkmuster hinter uns und halten uns in der offenen Dimension des Geistes auf.

Das »anfangslose Erleuchtetsein« bekommt wieder Kraft, die wir zuvor in Techniken hineingegeben haben, um diesen Zustand zu blockieren und zu verhindern. Denn die Leerheit ängstigt den westlichen Menschen. Er will sich ständig definiert fühlen und stellt unablässig innere Bezugspunkte dazu her.

Anders als der sutrische Yogi, so betont Ngakpa Chögyam Rinpoche, wolle der tantrische Yogi Beziehungen nicht durchschneiden, sondern die Fähigkeit erlangen, sich von ihnen lösen zu können, mit ihnen spielen zu lernen, mit ihnen ganz neu Fühlung aufzunehmen, um das riesige Mandala an Bedeutungen, das die Leere und die Form um sich haben, mit Leben zu erfüllen. Im Westen will man die Erfahrungen zuvor absichern durch Erklärungen und Argumentationen; so verbaut man sich den intuitiven Weg. Wir exponieren das endlose Streitgespräch und verkehren darin den Intellekt in ein Machtinstrument.

Die tibetischen Buddhisten legen Wert auf eine klare intellektuelle Vorstellung von den auszuführenden Übungen und den angestrebten Erfahrungen. Die Übungen führen, wie dies etwa Ngakpa Chögyam Rinpoche dargelegt hat, von einem ersten Schritt, über dessen »Frucht« zu einem nächsten Schritt und so fort. Ausgangspunkt ist die Übung Shi-ne, durch die man (vergleichbar dem Zazen) das Loslassen lernt und sich vom Gedankenprozess, vom »mentalen Geschwätz« befreit. Die Frucht ist – und zwar in genauer Umkehrung der von mir vorgeschlagenen Charakterisierung des Tinnitus als Anwesenheit der Abwesenheit – Abwesenheit mit Präsenz. Diese Übung habe eine gewisse Ähnlichkeit mit dem »Cold Turkey«, den Entzugserscheinungen der Heroin-Junkies. Im Shi-ne haben wir »Gedanken-Anhaftungs-Entzugssymptome«. Shi-ne üben heißt, sich mit der Flut der »Gedanken-Geschichten«, mit der aufkommenden Langeweile und Schläfrigkeit auseinander zu setzen.

Der nächste Schritt ist die erweiterte Sicht: die Natur dessen erkennen, was im Geist auftaucht, was *natürlich* auftaucht. Die Frucht dieses Lha-tong genannten Zustandes heißt Mi-yö-wa und ist eine Unbewegtheit.

Auf der nächsten Stufe verbindet sich das Loslassen mit der erweiterten Sicht. Man erfährt deren Gleichzeitigkeit. Die Frucht ist die Erfahrung des Ungeteilten.

Der nächste Schritt leitet über zur reinen und totalen Präsenz der Erleuchtung. Von diesem, auch Rigpa genannten Zustand aber führt der Weg weiter zur Spontaneität, zur spontanen, integrierten Präsenz in jedem Augenblick. Hier nun wird der Schritt mit dessen Frucht identisch und heißt Lhun-drup.

Der tantrische Weg führt von der Leere zur Form; der sutrische Weg führt zur Leere. An die Meditation (sich selbst *direkt* zu erfahren) so Ngakpa Chögyam Rinpoche, schließe sich die *Aktion* an: »reine Angemessenheit unserer Spontaneität im Zustand der Verwirklichung«.

Unser Leben,
womit lässt es sich vergleichen?
Mit dem Tautropfen,
vom Schnabel eines Wasservogels abgeschüttelt,
in dem sich nun das Mondlicht spiegelt,

schrieb der japanische Zenmeister Dogen kurz vor seinem Tod, 1253.

Die Haltung der großen spirituellen Lehrer war meist von einer schier unglaublichen Bescheidenheit geprägt, aus der oft eine Kraft zur Poesie erwuchs, wie sie uns gänzlich fremd ist:

»Die Trauerweide schmiegt sich ohne Zögern dem leisesten Windhauch an.«

Jenseits der Kategorien von Gedanken- und Naturlyrik gelangten sie zu einer elementaren, völlig dekorlosen und im besten Sinne des Wortes abstrakten Kunst und Literatur.

Damit sind also schon einige Linien in dem weiten Feld dessen gezogen, was »spirituell« genannt werden kann: ein hoher Grad an Bewusstheit, aber nicht von »eigenen« Ideen, sondern vom Fluss des Geschehens und wie man sich darin einheitlich erlebt. Unmittelbar, im Hier und Jetzt, mit sich »in Einklang« kommen. Das Hier und Jetzt als vollständig erleben. Sich mehr als Zuschauer, denn als Agierenden begreifen.

Das Erstaunliche ist, welche Kraft sich in dieser nur scheinbar passiven, in Wirklichkeit aber energie-aktiven Haltung entwickelt. Manche sprechen von der Fülle der Chi-Kraft, von einem »Energie-Space«, oder auch der »Buddha-Natur«.

Wir mühen uns zu sehr im Außen ab, ohne die Kraft im Inneren zu nutzen. Während hier der »Diamant strahlt«, machen wir draußen das Leben zur Hölle – wie es in einem alten Text heißt:

Wenn wir auf dem Meer, wo kein Land in Sicht ist, vom Boot aus in alle Himmelsrichtungen schauen, so sehen wir ein weites Rund und sonst nichts.
Indes ist dieser Ozean weder rund noch quadratisch, und seine Eigenschaften sind von unendlicher Vielfalt. Er ist ein Palast; er ist ein Juwel…
Wenn ein Fisch im Ozean schwimmt, so hat das Wasser kein Ende, wie weit er auch schwimmen mag.
Wenn ein Vogel am Himmel fliegt, so hat die Luft kein Ende, wie weit er auch fliegen mag.
Allein, kein Frosch oder Vogel hat je sein Element verlassen seit dem Anfang …

Dogen Zenji

Als ich den Weg eingeschlagen hatte, meine Schreckenserfahrung Tinnitus in die Glückserfahrung eines neuen Lebensentwurfs umzuwandeln, gab es eine Sinnesempfindung, die dieser Formulierung vom »strahlenden Diamanten« am weitestgehenden entsprach: die Wahrnehmung des Ohrgeräuschs als eines *silbrigen Geräuschs.* Damit war es Teil eines strahlenden Ganzen.

17. Individuelle-Tinnitus-Therapie oder: Der Zugang zum Unbewussten

»Hör mal Tinnitus, du machst dein Ding – ich mache mein Ding.« Diese etwas flapsig klingende Handlungsanweisung zu Anfang eines eher programmatischen Kapitels über komplizierte und noch wenig erforschte Wechselbeziehungen zwischen zwei fremden »Kontinenten« (dem Gehirn und dem Unbewussten) mag erstaunen. Und so will ich denn gleich noch zwei weitere hinzufügen:

»Ich lasse dich in Ruhe – und du lässt mich in Ruhe.«

»Einen ungebetenen Gast beachtet man am besten gar nicht.«

Was so einfach klingt, ist extrem schwer und nach meiner Erfahrung nur zu praktizieren, wenn man sich mit den Wechselbeziehungen zwischen der Wahrnehmung, dem Gehirn und dem Unbewussten auseinander setzt. Denn allein auf der Ebene einer antrainierten Verhaltensänderung gelingt diese Veränderung nicht, zumindest nicht im Sinne einer dauerhaften Stabilisierung.

Also gehen wir wieder von der Wahrnehmung aus.

»Wir wissen nicht, was wir sehen«, in dieser bewunderungswürdig knappen und pointierten Feststellung Goethes ist die ganze Fragwürdigkeit und instabile Basis unserer sinnlichen Wahrnehmung ausgedrückt: Können wir wirklich davon ausgehen, dass das, was wir sehen und hören, der Wahrheit entspricht, oder gaukeln uns die Sinne nur etwas vor, dessen Tatsächlichkeit wir letztlich nicht überprüfen können? Erst die mehrfach wiederholte und vergleichende Erfahrung sowie die Überprüfung an bereits gespeichertem Wissen ermöglichen uns eine gewisse Sicherheit im Erkennen der Wirklichkeit.

Man kann dies an einem ganz einfachen Beispiel zeigen: Schaut jemand zum ersten Mal auf die in der Ferne immer schmäler werdenden Eisenbahnschienen, dann vermittelt ihm die sinnliche Wahrnehmung: Die Schienen laufen irgendwo zusammen. Erst die weitergehende Erfahrung, zum Beispiel während der Zugfahrt, oder aber das Wissen davon, dass die Schienen nicht zusammenlaufen, führt uns zur Wahrheit. Dennoch ist auch in der sinnlichen Erfahrung eine Richtigkeit, die des Betrachtens und der Bilder. Und so liegt auch in der alltäglichen Wahrnehmung, dass die Erde ruht und die Sonne auf- und untergeht, eine Wahrheit beschlossen, aber eine andere als die physikalische, die uns ja sagt, dass die Sonne ruht und die Erde sich bewegt. Ähnlich ist es etwa mit dem Stab in einem Wasserglas, den wir gebrochen wahrnehmen – entgegen unserem Wissen, dass dies nicht der Fall ist. Erstaunlicher noch, wenn man, in der Badewanne liegend, einen Fuß aus dem Wasser auf die Kante legt und ihn, abgeknickt, wieder im Wasser unter der Wade erblickt!

Maler wie etwa René Magritte haben sich die Täuschungsmanöver und die Illusionen bei der Wahrnehmung zunutze gemacht und Bilder gemalt, auf denen wir etwa eine Landschaft hinter einer Glasscheibe zu sehen glauben. Die Landschaft ist aber auf die Scheibe gemalt.

Der Betrachter macht sich also ein Bild von einem Bild. In diesem Sinne kann man sagen, dass die von uns wahrgenommene Welt *selbstbezüglich* und *geschlossen* ist. Ganz folgerichtig hat denn auch Magritte festgestellt, dass alles in unserem »mentalen Universum« passiere. Auf das, was außerhalb davon geschieht, haben wir keinen Zugriff in der Wahrnehmung.

Mithilfe des Bewusstseins erzeugen, konstruieren wir also Wirklichkeit. Wirklichkeit ist erfunden – so lautet die Schlussfolgerung derjenigen Psychologen, Kybernetiker und Neurobiologen, die man dem »Konstruktivismus« zuordnet. Gemäß dieser Theorie ist die objektive Erkenntnis bloß eine Illusion. Erkennen heißt nicht, eine objektive Wirklichkeit abzubilden, sondern begriffliche Gebilde zu konstruieren. Diese Konstrukte müssen in die Gesamtheit der Erfahrungen passen. Dann kann man von »Wissen« sprechen. In diesem Sinne korrespondiert die Erkenntnis mit der Erfahrung; sie *funktioniert.* Die neuere Hirnforschung geht davon aus, dass das Gehirn prinzipiell selbstgenerierend ist und nicht so sehr von außen bestimmt wird. Vielmehr werden die Sinnesreize vom Gehirn mit Bedeutungen versehen; das Gehirn trägt Hypothesen an die Welt heran; es ist, so gesehen, kognitiv geschlossen.

»... was wir erkennen, erweist sich als ein Konstrukt des Gehirns.

Demnach wird das Gedächtnis zum wichtigsten Sinnesorgan, es ist der subjektive Horizont, der Rahmen, der aus den eingehenden Daten Sinn und Bedeutung konstruiert. Genau das machen auch die Bilder von René Magritte deutlich.

Das ist meine Interpretation von Goethes Formulierung ›Wir sehen eher, was wir wissen …‹ Wir sehen nämlich das, was in unserem Gedächtnis ist, in die Dinge hinein.« (Hans Rudi Fischer)

Unser Gedächtnis aber, so muss man, im Rückgriff auf die Psychoanalyse, ergänzen, speichert auch alle *unbewussten* Inhalte, Szenen und Bilder. Wahrnehmungsstörungen im Visuellen und Akustischen manifestieren sich genau in diesen Überlappungen von autonomer Gehirntätigkeit und autonomem Unbewussten.

Die Therapie einer Wahrnehmungs-Störung, wie etwa des Tinnitus, ist deswegen so schwierig, weil sich die Mechanismen als äußerst vielschichtig und gezielten äußeren Einwirkungen gegenüber als extrem resistent erweisen. Der Tinnitus ist ein objektiv überhaupt nicht fassbares Phänomen, vergleichbar dem Phantomschmerz, den Menschen zum Beispiel an einem Bein empfinden, das ihnen längst amputiert worden ist. Die Wahrnehmung gaukelt den Betroffenen etwas vor, was »objektiv« so nicht existiert.

Solange man in der Tinnitus-Therapie auf der neurologischen Ebene verbleibt, bewegt man sich auf einer allgemeinen, überindividuellen, naturwissenschaftlichen, nicht personenbezogenen Ebene. Der hier angebotene Deutungsansatz ist aber ein anderer: er stellt die Grundzüge einer *Individuellen-Tinnitus-Therapie* dar. Tiefenpsychologische Erörterungen dieses Problems liegen noch nicht vor, und auch die Überlegungen zum Verhältnis von Gehirn, Bewusstsein und Unbewusstem sind noch ganz vorläufig.

In der psychoanalytischen Literatur findet sich eine Deutung herzneurotischer Beschwerden, die auch für die Deutung des Tinnitus eine besondere Bedeutung haben könnte: Das Herz wird bei vielen Herzneurose-Kranken bei einer plötzlichen Trennung von einem Lebenspartner zu einem Ersatzpartner. Dies gilt auch für den Fall, dass man von dem anderen Menschen tyrannisiert worden ist. Aber ohne dessen Schutz erfährt man sich als vollkommen wehrlos.

Die symbiotische Partnerbeziehung dient in diesem Fall der Kompensation einer inneren Desintegrationsgefahr. Die Herzneurose übernimmt dann eine wichtige Funktion und wendet damit die Depression (also die Desintegration) ab. Wenn man die Herzneurose medikamentös oder operativ beseitigen könnte, würde höchstwahrscheinlich ein Symptomwandel stattfinden.[26]

Ganz ähnlich verhält es sich etwa bei Fettleibigen, deren Krankheit ebenfalls eine starke Schutzfunktion hat, Frustrationen und Spannungen kompensiert. Wird dem Menschen das Symptom durch eine Abmagerungskur erfolgreich genommen, vollziehen der Körper und die Seele sehr oft einen Symptomwandel, zum Beispiel zur Alkohol- oder Tablettensucht, Erschöpfung und Depression.[27]

Diese Beispiele sind Hinweise auch auf die noch völlig unerforschte tiefenpsychologische Dimension beim Tinnitus.

Man kann davon ausgehen, dass sich bei einem Teil der Betroffenen anstelle des Tinnitus auch etwa eine funktionelle Herzstörung, eine Sucht oder eine Depression, also eine psychische Desintegration, hätte unmittelbar einstellen können; Gefahren, die freilich auch *in der Folge* des Tinnitus latent sind. Auch wenn der Tinnitus – dies sollte man bei weiterführenden Untersuchungen vielleicht als einen der leitenden Gesichtspunkte im Blick haben – als grausamer Terror erscheint, den man unter allen Umständen loswerden will, so hat er doch eine psychoökonomische Funktion, die in vielen Fällen erst einmal ausgehebelt werden muss, wenn das Symptom sich nicht bloß in ein anderes verwandeln soll.

Der Tinnitus ist ein Wachstums-, kein Stagnations-Symptom.

Freilich eines, das den Betroffenen an den Rand der Verzweiflung treibt – ganz analog zu dem traumatischen ursächlichen Geschehen.

Aber in der Auseinandersetzung mit dem Schlimmsten liegen die größten Chancen seelischen Wachstums beschlossen. Genau dies, so kann man sich sagen, hat sich meine Seele ausgesucht – und mir auch zugemutet.

Der Tinnitus ist ein unnachgiebiger Zen-Meister.

Sobald man in die innere Freiheit kommt und sie ganz gelebt werden kann, wird das Symptom und wird die Krankheit überflüssig. Das braucht aber Zeit. Die Seele und der Körper, der Geist, das energetische System und das ganze vitale Sein müssen regenerieren, wachsen, sich neu ordnen.

Die Schatten, die abgespaltenen und desymbolisierten Anteile, die gestörten Bereiche werden reintegriert, ins Bewusstsein und ins Leben geholt. Die Lebensaufgabe wird erkennbar.

Man *gewinnt* täglich. Aber nicht nur für sich. Man wird zu einem tiefen Mitgefühl mit dem Leben und dem Leid der anderen geführt: Wie fühlt sich ihr Leben an? Man wird ganz neu mit den Menschen verbunden. Das Leben gewinnt an Tiefenschärfe, an Freude und Dankbarkeit.

In diesem Prozess wird der Tinnitus banal. Und zwar von Grund auf.

Es geht hier nicht mehr um eine anonyme, sondern um eine am eigenen Lebensdrama orientierte, individuelle Aufmerksamkeitsverschiebung.

Die traumatischen, unheilvollen Verknüpfungen werden in der seelischen Tiefendimension freigeschaltet. Aber noch – das ist eine allgemeingültige Erfahrung – schlagen die Wellen hoch, noch gibt es schrille Amplituden.

Das Limbische System – ein emotionales Wertungssystem, das in enger Wechselwirkung mit der Hirnrinde steht – hat eine allgemeine, anonyme Struktur, die im Rahmen der oben erwähnten Tinnitus-Retraining-Therapie erklärt wird. Auch wenn man sich das Wissen von der Ungefährlichkeit des Geräuschs im Ohr angeeignet hat, wird es dennoch als äußerst bedrohlich empfunden. In der gestörten Verknüpfung zwischen den Nervenzellen des Limbischen Systems, der Hirnrinde und dem verzerrten Aufmerksamkeitsfilter ist die unabweisbare Botschaft von der zerstörerischen Wirkung des Tinnitus codiert. Diese Botschaft wird von dem Organismus als unbezweifelbare Wahrheit überbracht. Der Realitätsgrad dieser Wahrnehmung überlagert die Wertigkeit aller anderen sinnlichen Wahrnehmungen. Hier setzen Fehlsteuerungen und Konditionierungen ein, die dekonditioniert werden müssen.

Da wir es aber bei diesen Verknüpfungen, Konditionierungen und Fehlsteuerungen mit emotionalen Prozessen zu tun haben, die ganz individuell erlebt werden – bestückt mit Szenen, Bildern und Dramen einer Lebensgeschichte –, bedarf es einer Ergänzung durch die Individuelle Therapie. Sie geht von den Symptomen und aktuellen Leidenserfahrungen zurück auf seelische Grundmuster und ungelöste Konflikte, wie sie sich auf ganz einzigartige Weise im Leben des einzelnen Menschen ausgeprägt haben.

Die Individuelle-Tinnitus-Therapie ist also eine lebensgeschichtlich orientierte Gesprächsform, die das Symptom, das Leiden und die Krankheit als somatischen Ausdruck eines tieferen, ungelösten Konflikts versteht.

Jede Krankheit dient, wenn sie therapeutisch aufgegriffen wird, dem seelischen Wachstum. Bricht sich jemand nach einer schockhaften

Lebenserfahrung das Bein, dann zwingt ihn dies in die Ruhe. Dies ist eine strukturell andere Botschaft als der Tinnitus, der den Betroffenen die *Chance* zur Bewegung und Dynamisierung von Lebensprozessen gibt.

Die Symptome und Arten der Somatisierung stehen immer in einer engen Wechselbeziehung zu den von der Seele vorgesehenen Wachstumsprozessen, was im Laufe der Therapie aufgeschlüsselt werden kann.

Es war schon einmal die Rede davon, dass die körperlich-seelischen Empfindungen oft bis an die Grenze des Erträglichen gehen, dass aber die Seele dem Einzelnen zumeist in seinen Träumen und auch in seinen tiefsten Einbrüchen gerade das zumutet, was er noch ertragen und bearbeiten kann. Hierzu ein Beispiel:

Nach einer überaus glücklichen und erfüllten Woche erlebte ich eine sich spiralförmig hochschraubende Verzweiflung aus Angstzuständen, lauter werdendem Tinnitus und einem Druck auf dem einen Ohr, als würde der Kopf bald platzen. Alles fühlte sich wie in einer Über- oder Unterdruckkammer an. Wie sich später herausstellen sollte, war genau dies schon ein symbolischer Ausdruck für einen geburtsähnlichen Vorgang, für ein selbstgewolltes neues Zur-Welt-Kommen – mit den typischen Geburtsschmerzen.

Der kaum zu ertragende schrille Tinnitus, verbunden mit dem Druck, ließen mir keine andere Wahl, als starke unbewusste Konflikte zu vermuten. Ich wanderte assoziativ von dem aktuellen Trennungsschmerz weiter zurück zu meiner Geburt und musste erkennen: meine Mutter war auch ein *Phantom*, ein Phantom von einer Mutter.

Die mit diesem bewusst erlebten Geburtsvorgang verbundenen Schmerzen und Tränen waren von ganz anderer Art als ein Weinen aus Verzweiflung. Es signalisierte den Durchbruch zum Ideal eines therapeutisch geschützten »souveränen Seins«.

In der geistigen Bearbeitung der aktuellen Konflikte und der zugrundeliegenden Muster und Szenen wurden alle Gefühle noch einmal erlebt. Im Fall des Tinnitus wurde ein schreckhaftes Erlebnis reaktiviert, bis sich die alten neuronalen Verknüpfungen langsam lösten. Das muss man wissen, wenn plötzlich wieder der Tinnitus scheppert wie eine defekte CD.

Nach diesem Tag der neuerlichen »Geburt«, ganz erfüllt von der erfahrenen engen Verknüpfung zwischen dem Tinnitus und dem Unbewussten offenbarte mir das in der Nacht folgende Traumgeschehen die Richtigkeit des eingeschlagenen Wegs.

Der Tinnitus ist in meiner Erfahrung wie ein Zeiger, der ausschlägt, entsprechend der seelischen, konflikthaften, traumatischen Impulse. Und noch etwas kommt hinzu: Er fungiert als Bestätigung des Leidens, als Rechtfertigung des Selbst-Mitleids. Nur durch die Bestimmung des Tinnitus als eines seelischen Wachstumsmotors sowie durch einen Zuwachs an Selbstliebe und von außen kommender Liebe löst sich das Selbstmitleid auf.

Ein Traum thematisierte die tief empfundene Bedrohung: mein Vater auf der Spitze der Leiter, die ich nicht halten kann; er wird stürzen, ich bin allein, aber das bin ich ohnehin schon, denn er hört mich nicht, ich habe ihn mit meiner Existenz ohnehin nie erreicht. Ein anderer Traum zeigte die starke Präsenz des Tinnitus, der für alles herhalten soll. Der Druck des Vaters auf mich wurde umgeleitet auf den tieferen Schmerz, den Seelenschmerz, symbolisiert im Druck im Ohr. Jetzt kann dieser Schmerz aufgelöst werden.

In diesem Sinn ist der Tinnitus ein Motor und Wegweiser für die Aufdeckung und Bearbeitung eines elementaren Lebensdramas. Man kann nie wissen, wie das Leben ohne den Tinnitus verlaufen wäre, ob besser oder schlechter. Auch kann man nicht wissen, ob nicht andere Beschwerden gravierender geworden wären, weil sich dann an anderer Stelle des Körpers die ungelösten Konflikte weiter manifestiert hätten. Es ist sogar möglich, dass wiederum andere Probleme, die den Betroffenen schon immer gequält hatten, keine große Rolle mehr spielen oder sich sogar verflüchtigen.

Wenn zum Beispiel in der Individuellen-Tinnitus-Therapie eine Auflösung der zugrundeliegenden traumatischen Erfahrung und damit eine ganz neue Autonomie und Souveränität erreicht werden, überträgt sich das auf das gesamte geistig-seelisch-körperliche System und stabilisiert auch das Rückgrat. Wer diese Erfahrung macht, *bekommt mehr Rückgrat.* In einer Übung kann er dies visualisieren und als inneres Bild stabilisieren: Mein Rücken trägt *mich*.

Das Vertrauen in das Leben und in die eigene Freiheit kann dem Zweifel, der Angst, der Unsicherheit die Quellen abgraben. Wenn man den Tinnitus als selbstzerstörerische Vision eines Tunnels auffasst – man nimmt die gesamte Welt durch ein winziges Loch am Ende eines Tunnels wahr, in dem man sich gefangen fühlt –, dann geht es darum, den Tunnel als Phantom zu erkennen und zu spüren, wie das Loch zu einem weit geöffneten *Fenster zur Welt* wird.

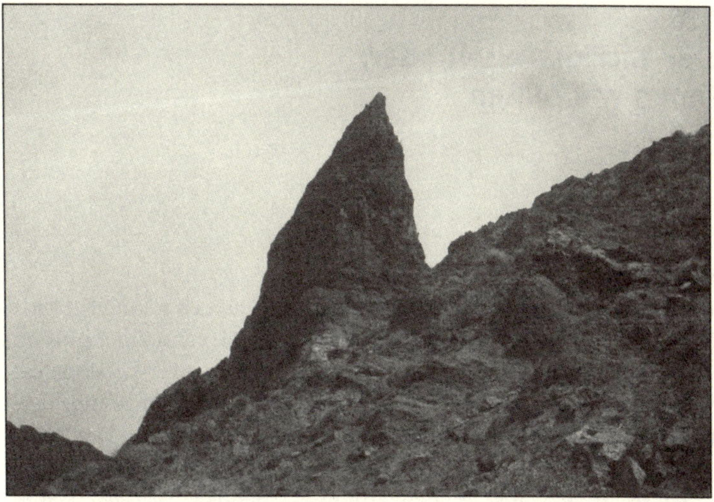

Die Gestalten und Formen des Lebens (der Vergangenheit und der aktuellen Situation) findet man, zuweilen in erschreckender Weise, in der Landschaft – zum Beispiel in einem Felsen – wieder. Der zackige Felsen als Visualisierung des »spitzen« Tinnitus.

18.
Der zackige Felsen oder: Innen wie Außen

Ein Mann hat sich für den Abend vorgenommen, sich all seine gescheiterten Beziehungen rückblickend anzuschauen. Als er tagsüber gemächlich durch die Landschaft fährt, fällt ihm bereits sein Vorhaben ein. Sein Blick fällt auf den einzigen zackigen Felsen in der Umgebung. Jetzt findet er die Gestalten und Formen seines Lebens in der Landschaft wieder und nicht etwa im Muster seines Teppichs in der Wohnung.

Er erlebt den steil in den Himmel ragenden zackigen Felsen, während seine ersten Gedanken bei einem traumatischen Erlebnis sind. Und sogleich hat er die Assoziation: Genauso wie diesen Zacken empfinde ich auch den Tinnitus. In völliger Augenblickshaftigkeit waren also die innere und die äußere Anschauung eins; synchron umkreisten sie von verschiedenen Blickwinkeln aus das aktuelle psycho-somatische Geschehen.

Der zackige Felsen war Innen und Außen. Und kaum ein anderes Symptom kann die ursächliche Verknüpfung beider Sphären so deutlich vor Augen führen wie der Tinnitus, der in seinen somatischen Anteilen *Außen,* an einem Organ, lokalisierbar und in seinen seelischen Anteilen *Innen,* im nebulösen Reich der Phantome und Phantasmen, zu verorten ist.

Als Symptom mit solchen »Qualitäten« ist der Tinnitus von unschätzbarem Wert für die therapeutische Arbeit. In den Ohren des akut an Tinnitus leidenden Menschen klingt eine solche Lobpreisung der peinigenden Geräusche freilich zynisch. Vielleicht mag der eine oder andere an Naturkatastrophen oder Kriege denken, die auch »positiv« für den Neuaufbau bewertet werden. In diesen beiden Fällen aber profitieren nicht die Betroffenen selbst von den nun erforderlichen Aktivitäten, sondern etwa das Baugewerbe, die Banken und die Rüstungsindustrie. Im Fall des Symptoms hingegen ist der Leidtragende am Ende der Therapie auch derjenige, der den Gewinn davon hat.

Das Symptom hält ihn »bei der Stange«. Ein solcher Leidensdruck lässt ihn seine Biographie von Grund auf durchforsten und aufarbeiten. Für die Therapie hat das Krankheitssymptom eine elementare und wegweisende Funktion. Wird es nur unterdrückt, taucht es in anderer Gestalt, *konvertiert*, wieder auf.

An diesem Punkt scheint die psychotherapeutische Arbeit in Konflikt mit Techniken zu geraten, die nichts anderes als eine schnelle Beseitigung des Symptoms im Auge haben. Dieser Konflikt ist aber nur scheinbar oder zumindest nur peripher von Bedeutung. Es ist etwa so, wie wenn jemand die Auffassung vertritt, dass alles seiner Bestimmung und eigenen Gesetzmäßigkeit folge und er gefragt wird, ob er denn Tatenlosigkeit predige. Dann kann er, wie etwa Sri Nisargadatta Maharaj (in dem Buch *Ich bin*) zu Recht antworten: Wir können doch gar nicht anders als handeln.

Auf den Umgang mit einem aktuellen Leiden wie dem Tinnitus bezogen, heißt dies: Man kann doch gar nicht anders, als sich um die schnelle Beseitigung des Symptoms zu bemühen: Ärzte konsultieren etc. etc.

Psychotherapeutische, medizinische und andere Aktivitäten verlaufen teilweise parallel, teilweise zeitlich verschoben und entweder unabhängig voneinander oder in Koordination. Dies ist in jedem einzelnen Fall völlig singulär. Es schält sich nach und nach ein Vorgehen heraus. Ein Weg gewinnt an Konturen: vielleicht der therapeutische, ohne dass dadurch der Wunsch, eine schnellere Lösung zu finden, schwinden würde.

Eine metaphorische Umschreibung kann dies verdeutlichen: Wenn man eine Wunde mit einem Pflaster bedeckt, heilt man die Wunde nicht, aber man »versorgt« sie. Der Heilungsvorgang wird unterstützt, und der Betroffene fühlt sich daraufhin besser. Während dieses Bild in der Tinnitus-Retraining-Therapie (T-R-T) als positiver Hinweis auf die Wirkungsweise des Noisers (eine Art »Pflaster«) gebraucht wird, will man in der Psychotherapie damit sagen, dass die Heilung seelischer Wunden genauso wenig mit einem Pflaster zu bewirken ist, wie man den Ölmangel in einem Motor beseitigen wollte, indem man auf die rote Alarmanzeige ein Pflaster klebt.

Ich kehre noch einmal zu dem Augenblick der Wahrnehmung des zackigen Felsens zurück. Bezeichnenderweise gebraucht man auch in der *Tinnitus-Retraining-Therapie* das Bild des Felsens in der Brandung.

Der Felsen, der den Tinnitus symbolisiert, soll nach und nach vom Rauschen des Noisers sanft umflutet werden. Bleibt man noch zu Beginn des Noiser-Einsatzes mit dem Rauschen deutlich unter dem Tinnitus-Geräusch, so erhöht man später die Lautstärke, um gleichsam den »Felsen« in das angenehme Geräusch eintauchen zu lassen. Eines Tages könnte dann das Tinnitus-Geräusch, morphologisch gesprochen, eine andere Gestalt angenommen und sich irgendwo in die Leere verflüchtigt haben. Leere bedeutet vom Wortursprung her »nahtlos« …

Und so nimmt denn auch das Auge, das erst nur auf das Zackige des Felsen fixiert war, zunehmend das Milde, Weiche und Übergangslose – eben »Nahtlose« – all der Formen und Gestalten wahr, die den Felsen umgeben, bis hin zu den schwebenden, wunderbar leichten und nahezu durchsichtigen Wölkchen am blauen Himmel. Der Fels, das Tal, das Dorf, die Bergkette, der Himmel, das Meer – sie alle bilden *ein* Ensemble, in dem die Zacken keine aggressive Macht mehr haben. Und schon schweift der Blick weiter, hakt sich hier oder dort fest – und endet im Endlosen, erkennt das Künstliche des begrenzenden Horizonts. Auf diesem Weg werden vielleicht wahrgenommen und in Beziehung zu den eigenen Seelenlandschaften gesetzt: saftige Wiesen und vertrocknetes Gras, sonnendurchflutete Obstgärten und schattige Haine, abschüssige Straßen und sich windende Wege, Geröll und Sand…

Jede Seelenlandschaft und jede äußere Landschaft ist einzigartig; die Entsprechungen schälen sich erst langsam in introspektiver Betrachtung heraus. Deutlich wird dabei immer wieder aufs Neue: Es gibt nicht *den* Tinnitus, sondern nur individuelle Erlebnisformen eines Phänomens, das man Tinnitus nennt.

Jeder Betroffene erlebt *seinen* Tinnitus auf der inneren Bühne seines Lebensdramas. Der Tinnitus selbst – das Geräusch – ist ja nicht das Problem, sondern das angstvolle Erleben. So wie auch das Geräusch, das man beim Schlucken hört oder das Herzpochen, wenn man etwas schneller geht, oder das gelegentliche Grummeln im Bauch, ein Jucken in der Nase oder ein Flimmern in den Augen so lange kein Problem darstellen, wie sie nicht konstant andauern und sie nicht angstbesetzt wahrgenommen werden.

Die Formulierung, dass der Betroffene »*seinen* Tinnitus auf der inneren Bühne seines Lebensdramas« erfährt, lässt es nahe liegend erscheinen, die von Bert Hellinger so genannten »Familienaufstellungen« auch bei der Individuellen Tinnitus Therapie (*ITT*) mit ins Spiel zu bringen. Um es an einem Beispiel zu verdeutlichen: Der nach Hellingers Methode arbeitende Psychologe Franz Ruppert berichtet von dem Fall eines jungen Mannes, der beobachtete, dass sein Tinnitus immer lauter wurde, wenn sich seine Probleme mit der Freundin steigerten. Die Gespräche brachten eine dramatische familiäre Verstrickung ans Tageslicht: Der junge Mann war unterbewusst aufs engste mit dem Bruder seiner Großmutter verbunden, der als junger Mann auf tragische Weise ums Leben gekommen war. Das Durchspielen der Familienkonstellationen (über mehrere Generationen hinweg) ergab die Deutungsmöglichkeit, dass das Tinnitus-Geräusch das Trauma widerspiegelte, das seine Großmutter durch den Tod ihres Bruders erlitten hatte.

Das therapeutische »Familienaufstellen« ermöglichte ein Nacherleben der abgrundtiefen Traurigkeit im längst vergangenen Erleben der Großmutter und in dem aktuellen Symptom des Tinnitus. Ohne darauf hier näher eingehen zu können – es kommt ja vor allem darauf an, Therapieansätze auf ihre Aussagekraft für die Tinnitustherapie zu prüfen und für den eigenen Fall anzuwenden –, kann doch jetzt jeder Leser im Fokus dieser Vorgehensweise seinen eigenen Assoziationen folgen.

Aus meiner therapeutischen Erfahrung möchte ich von einer Assoziation berichten, die ein Patient zum Fall des jungen Mannes hatte: »Der Tinnitus ist wie mein grässlicher Onkel, der mich als Kind malträtierte. Er war schizophren, extrem gestört in seinem Gefühlsleben. Er konnte (wie der Tinnitus) in Sekundenschnelle sein Erscheinungsbild ändern. Eben noch war er Gästen gegenüber der liebenswerteste Mensch der Welt; im nächsten Augenblick – kaum waren die Besucher gegangen – behandelte er mich, den jüngsten Neffen, wie ein Tier. Er riss mir eine Scheibe Wurst vom Brot, wenn er meinte, zwei Scheiben reichten. Er drang tief in meine junge Seele ein. Mein Vater war zu schwach (und auch zudem noch abhängig), um ihm mannhaft entgegenzutreten. Meine Mutter versuchte es wenigstens gelegentlich, wenn er ihr das Kind gleichsam aus den Händen reißen wollte. Dieser grässliche Onkel bildete mit einem anderen Bruder ein Paar, ein Paar der »Grausamen« und »Wütenden«. Zwei weitere Brüder dagegen bildeten ein Paar der »Sanften« und »Gutmütigen«. In den Kindern wiederholte sich zum Teil diese Konstellation. Der Tinnitus ist wie ein nicht endenwollender Schrei der Seele, stellvertretend für all die unterdrückten Schreie der Wut und für die abgrundtiefe Traurigkeit ...«

Im Durchspielen der individuellen Familienkonstellationen können die verschiedenen Rollen und Positionen eingenommen, Identifikation und Distanzierung genauso erlebt werden wie die Grundgefühle Wut, Trauer, Angst und Freude. Die angst- und trauerbesetzte Beziehung zwischen dem jungen Mann und seiner Freundin konnte z. B. gewandelt und von den Fremdbesetzungen freigemacht werden. Jedes Bindungsgeschehen schleppt solche alten Fremdanteile mit – je gravierender ein ungelöster seelischer Konflikt in der Familie war, desto länger wirkt er auf die Folgegenerationen nach.

Die große menschliche Fähigkeit, etwas Verbindendes über ganze Epochen hinweg auszubilden und so etwas wie eine *Kulturseele* zu kreieren, zeigt ihre andere Seite im individuellen Erleben, wo sie die eigene Freiheit einengt und dazu führen kann, dass Menschen ein nur »geliehenes« Gefühlsleben ausbilden.

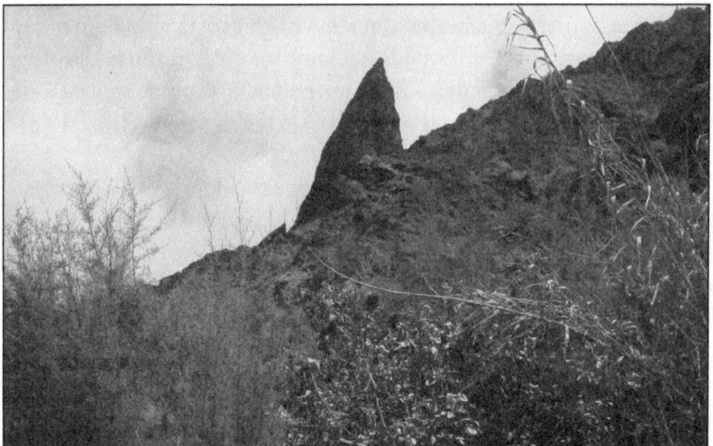

Tinnitus und Trauma: Genauso wie diesen Zacken kann man das Ohrgeräusch erleben. Langsam aber wird er Teil der »Landschaft«.

19. Gerade Wege gibt es selten – der Sinn von »Umwegen«, »Rückschlägen« und »Erstverschlimmerungen«

Die Individuelle-Tinnitus-Therapie ist eine *integrative* Therapie. Sie versucht, die verschiedenen Therapie-Ansätze und Zugänge zum Symptom, zur Krankheit, oder richtiger: zum Kranken, zu integrieren und zu vernetzen.

Nur wenige Ärzte, Homöopathen, Naturheilfachleute und Körpertechnikspezialisten wagen es, die Entschiedenheit, ja Radikalität zu fordern, die für eine grundlegende Veränderung eines an seinen Symptomen leidenden Menschen nötig ist. Die meisten von ihnen geben Anweisungen und gute Ratschläge, die aber im Allgemeinen viel zu punktuell auf einzelne Bereiche des Körpers und des Lebens bezogen sind. Vor allem aber versuchen sie, die Schwierigkeit einer radikalen Veränderung herunterzuspielen, sie auf das Erlernen von Techniken zu reduzieren. Als seien es zum Beispiel nur die paar Minuten, die man für ein bestimmtes Trainingsprogramm, etwa Entspannungsübungen oder Wahrnehmungskonditionierungen, bräuchte! Solche Übungen und Verhaltensweisen dürften, wenn sie nicht »eingebettet« sind in einen Bewusstseinsprozess, in einen anderen Lebensrhythmus und in eine andere Lebensauffassung, ein anderes Verständnis vom eigenen Körper und seinen Funktionen, in veränderte Ideale und Forderungen an sich selbst, kaum etwas bewirken.

Nur derjenige, der sich in dem, was er tut, belebt fühlt, ist in der Lage, eine Stärke zu entfalten, welche die Macht destruktiver Krankheits-Prozesse einschränkt. Dieses Prinzip der Belebtheit, der energetischen Stärke und Ich-Fülle lenkt den Blick auf die *Vision eines sich erfüllenden Lebens.*

Viele Menschen sehen Glück, Hoffnung und Utopie als etwas von außen Kommendes an, das ihnen – fast in gleicher Weise wie das Unglück – »zustößt«. Dass es aber in jedem Augenblick *in* ihnen ist, sich nur nicht immer durchzusetzen vermag, ist ihnen fremd – oder anders gesagt: Sie lassen diese Sichtweise nicht zu. Es herrscht normalerweise die Vorstellung von einer an *Arbeit* gebundenen Teilhabe am Glück. Die Idee eines permanenten, von innen kommenden Glücksgefühls ist vielen unbekannt, erscheint deswegen als suspekt, trügerisch – und letztlich auch als »unverdient«.

Leben, Glück, Gesundheit und Denken sind an Wandlung gebunden. Nur im Wandel kommen sie zu sich, und auch dies nie als etwas Statisches. Leben heißt, ein Bewusstsein für die Augenblickshaftigkeit und für den Wechsel in allem, für die Vernetzungen von Bewusstem und Unbewusstem zu entwickeln.

Die Realitätsempfindungen am Tag haben die Dramaturgien des Unbewussten durchlaufen und durchgespielt. »Real« und »irreal« sind, so gesehen, nicht mehr kategorisch voneinander zu unterscheiden. Auch wenn es in Tinnitus-Lehrbüchern heißt, das Ohrgeräusch könne niemals grundlos lauter werden, bestätigt dies nur den Eindruck von dem komplexen, vielschichtigen bewusst/unbewussten Ursachenfeld.

Vor diesem Hintergrund werden auch die teilweise enormen Schwankungen verstehbar, die man sowohl in der Lautstärke des Tinnitus als auch in den Stimmungen erfährt. Die Lautstärke und die Art des Geräusches sind – man kann es als Betroffener im Grunde nicht glauben – phantomhaft, fiktiv und nicht ablösbar von der Wertung im Limbischen System. Die Entkoppelung gelingt nur über das Üben einer Wahrnehmungsveränderung. Da dies aber nicht mechanisch wie ein äußerlicher Lernvorgang geschehen kann – das zu erlernende Instrument der Wahrnehmungsumlenkung ist ja Teil des eigenen Körpers und der eigenen Seele –, ist eine Anbindung an die individuelle Lebensgeschichte und deren Bearbeitung unerlässlich. Im Nacherleben, Aufarbeiten und Distanzieren wird die Machtstellung des Tinnitus untergraben. Aber ein Brandmal bleibt – als Warnung.

In der *Individuellen-Tinnitus-Therapie* wird der Tinnitus als Stellvertreter für die tragischen Figuren im Leben des einzelnen erkennbar. Der Tinnitus ist so beharrlich und resistent wie diese Figuren. In lichten Momenten der Selbsterkenntnis sieht man, wie sich diese Figuren stückweise auflösen. Sie werden als das erkennbar, was sie sind: Phantome. Darin gleichen sie dem Tinnitus aufs Haar. Diese Befreiung des seelischen Innenraums braucht aber Zeit und ist nicht frei von »Rückschlägen«. Bis der Tinnitus tatsächlich als Phantom und als Langweiler (mit den immer gleichen Ton-Varianten) erkannt und achtlos beiseite geschoben werden kann, sind viele Qualen zu durchleben. Wenn man sich etwa entschiede, in ein zen-buddhistisches Kloster zu gehen, wäre dies auch kein einfacherer Weg. Der Tinnitus ist eine Art Zen-Meister, unnachgiebig.

Zugleich ist er von ganz anderer Art als der souveräne Zen-Meister, insofern ja seine Existenz die eines Schmarotzers und Phantoms ist; er ernährt sich vom Leid des Menschen und dessen ungelösten Konflikten. Er hat immer dann freie Bahn, wenn die Selbstwahrnehmung und das Selbstbild brüchig, fragil, löchrig sind. Wie eine Phantomkrake hakt er sich überall fest, gleich einer Hyäne lebt er vom »Abfall« des Lebens.

Es ist eine schwierige Aufgabe, diese Mechanismen zu erkennen und so weitgehend zum Beobachter seiner selbst zu werden, dass all die Schwankungen und Wechselwirkungen am eigenen Leib wahrnehmbar werden. Dies heißt nämlich auch, in den »Rückschlägen« verdeckte und spiralförmig verlaufende positive Entwicklungen zu entdecken.

So kann zum Beispiel der Tinnitus an einem Tag lauter und quälender als in den Tagen zuvor sein, und dies trotz stimmungsmäßig guter Tagesabläufe. Man ist also ratlos und deprimiert. Vielleicht waren aber gleichzeitig die Nächte viel besser als zuvor und die Furcht vor dem Einschlafen geschwunden. Nimmt man also den Tag und die Nacht zusammen, so kann das Gesamtbild schon ein anderes sein und es ermöglicht zudem, einen Schritt weiter in der Selbstbeobachtung zu gehen: Was bedeutet das veränderte Erleben der Nacht? Ist die Bearbeitung der *unbewussten* Konflikte entscheidend vorangekommen und spielt die Angst vor der Konfrontation mit den unbewussten Szenarien nicht mehr die Rolle wie in den vorangegangenen Wochen? Dagegen ist aber vielleicht eine andere Ebene wieder stärker in den Vordergrund getreten: die *bewusste* Auseinandersetzung mit den immer noch mächtigen, ja, übermächtigen Bildern rund um das traumatische Geschehen oder aus vergangenen, glücklichen Zeiten. Vielleicht kann man unmittelbar die Wechselwirkungen zwischen der selbsttätigen Bilderflut, der damit verbundenen starken emotionalen Bewegtheit und der Aktivität des Tinnitus (auf der Grundlage des aktivierten emotional »geladenen« Limbischen Systems) wahrnehmen.

Wird man solcherart zum Beobachter des Geschehens, dann schafft man zwischen sich und dem am eigenen Leib Erlebten eine fühlbare Distanz. Diese ermöglicht eine weitere Stufe in der heilenden Selbsterfahrung.

Der Tinnitus ist das denkbar treffendste Symbol für die Struktur der Wahrnehmung als eines phantasmatischen Trugbildes. Alles nehmen wir durch die von unserem Leben, unseren Erfahrungen, Erinnerungen, Glücks- und Leidenserlebnissen, unseren Hoffnungen, Ängsten und Enttäuschungen geprägten Muster wahr. Im Laufe der Jahre haben die für das eigene Leben maßgeblichen Personen etwas von Theaterfiguren angenommen: sie sind real und doch auch fiktiv; die Schauspieler auf der Bühne (des Theaters und des Lebens) sind Repräsentanten, Vertreter: Sie stehen für etwas Bestimmtes.

Zumeist haben wir aber die Illusion, sie seien ganz und gar wirklich, sie seien reale (und nicht symbolische) Figuren. Vor allem in den beiden Extremsituationen des großen Glücks und des großen Leids treiben wir die Verzerrung auf die Spitze: distanzlos verschmelzen wir mit den Personen, die wir für unser Glück oder unser Leid verantwortlich machen, sehen kaum noch die Anteile der eigenen Phantasien, Phantasmen und Projektionen.

Erst in der schrittweisen Herauslösung aus der Identifikation mit diesen Figuren wird erkennbar, wie man im Laufe der Zeit die innere seelische Bühne mit bestimmten Bildern – idealisierten oder aber negativ verzerrten Bildern – von der Mutter, dem Vater, den Geschwistern, den anderen Mitgliedern der Familie und den Menschen bevölkert hat, die in der Kindheit und im weiteren Leben eine Rolle übernommen haben. Das Erstaunliche ist, dass der Tinnitus – wenn er an einem Schwachpunkt (im seelisch-körperlichen Abwehrsystem) durch das Innenohr in die gestörte seelische Homöostase eindringt – all die audialisierten (akustisch sich eingebildeten) Figuren zusammenfasst und in einem Dauergeräusch zugleich anonymisiert und in einem grässlichen Hörspiel zu verewigen droht.

Er baut den ohnehin längst toten und dennoch als Phantasmen höchst vitalen Lebens-Wesen ein Denkmal und ein Mausoleum. Und da hinein will er den Tinnitus-Betroffenen mitnehmen, mit Haut und Haaren. Erst das radikale und bedingungslose Aufräumen des seelischen Innenraums – der Aussonderung der längst überlebten und dennoch wild herumgeisternden Lebens-Phantome, die Auflösung des lebensgeschichtlich entstandenen Horror-Szenarios – macht den Tinnitus heimatlos und kraftlos, verbannt ihn in kalte (weil vom Leben abgeschnittene) Außenzonen, ins Exil.

Die neuen Fragen, die man sich stellen muss, lauten: Bin ich denn ohne die Zwischenwesen, die mein Leben bevölkern, lebensfähig? Und bin ich es ohne den Tinnitus, der sie alle vertritt und zu einer »anonymen Gesellschaft« zusammengezerrt und gebündelt hat?

Sobald man den Blick für diese Sichtweise geschärft hat, erscheinen auch »Umwege«, »Rückschritte« und »Verschlimmerungen« nicht mehr als lineare und monokausale, sondern als dynamische und in sich spiralförmige Vorgänge. Wenn man sich auf tief greifende psychotherapeutische und körpertherapeutische Prozesse einlässt, wird das ganze geistig-seelisch-körperliche System so in Unruhe gebracht, dass »Erstverschlimmerungen« sogar die Regel sind.

»Der Tinnitus bringt mich um« – viele Betroffene erleben Zeiten, in denen sie glauben, dem Druck nicht mehr standhalten zu können. Wenn der Tinnitus mich ohnehin »umzubringen« droht, so kann man sich sagen, dann kann ich auch in einer Meditation das eigene Sterben und den Tod bewusstseinsmäßig vorwegnehmend erleben und in einer tiefen Versenkung den eigenen Körper wie einen fremden anschauen. Von den vielen möglichen Techniken sei nur eine etwas genauer vorgestellt. Thich Nhat Hanh, ein zen-buddhistischer Meister vietnamesischer Tradition, der heute vorwiegend in Frankreich und Amerika unterrichtet, beschreibt die beiden tiefgreifendsten Übungen in seinem Buch *Das Sutra des bewussten Atmens* so:

»Die dreizehnte Atmungsmethode zielt auf die Beobachtung aller dharmas (die universale Gesetzmäßigkeit und Ordnung), um ihre unbeständige Natur zu durchleuchten. Alle Erscheinungen, seien sie physiologischer, psychologischer oder physikalischer Art, sind ausnahmslos unbeständig. Unbeständigkeit meint nicht nur ‚heute hier, morgen schon vergangen'. Die Meditation über Unbeständigkeit ist ein sehr tief greifender, all-durchdringender, wunderbarer Weg der Meditation. Es gibt keine einzige Erscheinung, die eine eigenständige, beständige Individualität besitzt. Alle Dinge sind ausnahmslos in einem unaufhörlichen Prozess der Umwandlung begriffen. Da sich alles, was existiert, fortwährend verändert, hat auch nichts ein unabhängiges Selbst. Unbeständig sein bedeutet Ohne-Selbst sein …

Die Kategorien der Wahrnehmung und des Denkens vermitteln uns nur die ›Kennzeichen‹ der Dinge. Die Wirklichkeit von allem, was existiert, liegt aber jenseits jeder Vorstellung und jedes sprachlichen Ausdrucks und ist in Begriffen nicht zu erfassen. Da wir gewohnt sind, Phänomene mittels unserer Wahrnehmung und unseres Denkens zu begreifen, verfehlen wir fortwährend das Wesen und die wahre Natur der Dinge …

In der vierzehnten Atemmethode geht es um die Beobachtung der vergänglichen Natur aller dharmas, um sie zu durchleuchten. ›Ich atme ein, das Erlöschen aller dharmas beobachtend. Ich atme aus, das Erlöschen aller dharmas beobachtend.‹ Alle Dinge sind ohne Dauer und daher auf dem Weg der Auflösung. Eine Rose, eine Wolke, ein menschlicher Körper, ein uralter Baum, sie alle sind im Prozess der Auflösung. Betrachten wir alle dharmas auf ihrer physikalischen Erscheinungsebene, so sehen wir, dass sie alle die Stadien von Geburt, Dauer, Verwandlung und Verschwinden durchlaufen. Es ist eine Praxis der Beobachtung, wo die Verwesung des Körpers beleuchtet wird, vom Zeitpunkt seines Aufschwellens bis zu seiner Auflösung in Staub und Asche.«

Es gibt auch andere, einfachere Übungen, die nicht in einer asiatischen Tradition verwurzelt sind: Um ein Gefühl dafür zu bekommen, dass der körperlich empfundene Druck (durch ein Leiden wie etwa den Tinnitus) immer auch eine seelische Komponente und Entsprechung im Unbewussten hat, in der Vorstellung zu verstärken *und* zu vermindern ist, kann man etwa folgende Technik anwenden:

Man legt sich flach auf den Boden, stellt sich vor, dass sich eine schwere Betonplatte auf einen herniederlässt, fühlt und atmet in den Schmerz hinein und hebt dann aus eigener Kraft – in der Vorstellung und auch durch eine körperliche Anstrengung – die Platte an. Im Verlauf einer solchen Übung (die man unter Anleitung und Begleitung machen sollte) können tiefe Gefühle der Ohnmacht, der Wut, der Trauer, des seelischen Schmerzes und der Stärke ausgelöst werden.

Stehen diese Gefühle in einem ursächlichen Zusammenhang mit dem ersten Auftreten des Tinnitus, wird sich das Ohrgeräusch erst einmal verstärken: Die Übung rührt unmittelbar an eine traumatische Erfahrung. Die »Erstverschlimmerung« ist unausweichlich.

Wenn die Ohnmacht noch einmal erlebt wird, kann sie weinend und in Trauer ausgelebt werden – so lange, bis sich die entsprechende Energie verbraucht hat. Entscheidend aber ist auch das Gefühl der Wut zu leben, in die Aktion zu gehen, um die gesamte Energie und Lebenskraft wieder zum Fließen zu bringen und für das Gefühl der Freude Raum zu schaffen – gegen die Ohnmacht.

Man durchlebt die ganze Breite der Gefühle nur unter seelischem und körperlichem Druck. Zudem muss man in der Regel erfahren haben, dass die Ärzte, die verschiedensten Spezialisten, nicht helfen konnten. Sobald man von einem Arzt versichert bekommt, »das haben wir in ein paar Wochen wieder kuriert«, wird der Antrieb zur eigenen seelischen Bearbeitung extrem reduziert. Erst die Angst, es könnte immer so bleiben, der Tinnitus etwa könnte einen »umbringen«, treibt einen in das tiefe Durchleben der Gefühle.

Die gelebte Wut ist deswegen so wichtig – und sollte nicht zu früh in ein Gefühl der Liebe transformiert werden, wie es viele spirituelle Techniken lehren –, weil erst eine lebensgeschichtlich orientierte Aktion das Energiesystem wieder stark machen und stabilisieren kann. Nur wenn die eigenen persönlichen Schatten, Ausblendungen und seelischen Verzerrungen in der subjektiven Leidensgeschichte aufgearbeitet werden, gelingt die Umwandlung der negativen Gefühle in positive und die der personalen Liebe in eine Liebe, die umfassender, eben transpersonal ist.

Nur in einer solchen »Persönlichkeitsarbeit« und körperlich ausagierten Gefühlsarbeit kann sich die angestaute Wut auflösen, die wesentlich dafür verantwortlich ist, dass man sich in der Opferrolle sieht, als Kranker empfindet, der sein Kreuz auf sich nimmt, der an sich selbst leidet. Nur wenn man von innen heraus die Opferrolle aufgibt und die Verantwortung für sich selbst übernimmt, fließen einem die Energien zu, die notwendig für eine Gesundung und Stärkung sind.

Aus diesem Grund ist es auch nicht ratsam, den Freunden beständig das eigene Leid mitzuteilen: zum einen sind sie selbst mit ihrem Leid beschäftigt und suchen in der Begegnung eher die Erschließung starker Energien; zum anderen ist es richtiger, durch die eigene Erfahrung (möglichst in therapeutischer Begleitung) hindurchzugehen und zu erfahren, wie sich Leid in Freude transformieren kann, die man dann mit anderen Menschen teilt. Die Krankheit hat immer eine Funktion: »Schaut, wie schlecht es mir geht!« »Habt Mitleid mit mir, so wie ich auch an und mit mir leide!« In der Vereinnahmung des anderen funktionalisiert man ihn als Projektionsfläche.

»Umwege«, »Rückschläge« und »Verschlimmerungen« erhalten in einem solchen Tiefenprozess eine neue Bedeutung. Sie erscheinen als sinnvolle und notwendige Etappen, als Botengänger der Seele, als Helfer im Gewand des Leids.

In diesem Sinn kann man auch Begegnungen mit Menschen

anschauen, durch die das eigene traumatische Erleben noch einmal reaktiviert wird. In diesen Fällen – wenn etwa eine neue Freundschaft oder Liebe auf vergleichbare Weise enttäuscht wird oder zerbricht, wie die noch nicht seelisch ausgeheilte frühere Trennung – wird sich der Tinnitus auch wieder erst einmal verschlimmern. Die erneut erlebten Gefühle des Schmerzes helfen bei der Ablösung vom alten Schmerz. Helfende »Umwege« und »Rückschläge«, die freilich im Augenblick des Erlebens nicht so positiv gesehen werden können.

Gleichgültig, ob man die alte, mit dem ersten Auftreten des Tinnitus erfahrene traumatische Situation durch therapeutische Techniken oder aber durch Situationen und Begegnungen im gegenwärtigen Leben noch einmal durchlebt und bearbeitet, man wird vielleicht an einen Punkt kommen, wo das ganze bisherige Lebenskonzept in sich zusammenbricht und auch das Energiesystem außer Kraft gesetzt zu sein scheint.

Dies ist der Tiefstpunkt der Erschöpfung. In ihm kann man versinken. Oder aber, man kann im Durchleben aller Gefühle der Trauer, Angst und Ohnmacht – »Niemand kann mehr etwas von mir wollen«, »Ich kann willentlich nichts mehr tun, um geliebt zu werden« – einen neuen Urgrund des Lebens erfahren.

Die Aufmerksamkeit auf den verlässlichsten Lebensquell, den Atem, weist dabei die Richtung:

Die Kraft ist in mir!

Im Fühlen des pulsierenden Atems kehrt Lebenskraft zurück. In diesem Augenblick wird man vielleicht die Formulierung »Der Tinnitus bringt mich um« neu formulieren: »Der Tinnitus bringt mich auf den Weg.«

Die Bilder und Visionen, die sich im Verlauf eines solchen meditativen Prozesses einstellen, sind ganz unterschiedlich, immer aber einzigartig in ihrer Bildkraft. Zum Beispiel sieht jemand eine grüne Landschaft mit einem kleinen See, und durch die Landschaft gehen die Heiligen Drei Könige. Sollte man diese Vision wie einen Traum deuten? Und was meinen die Symbole? Der Prozess der Selbstbefragung ist unendlich.

Ich will mit einer Metapher schließen: Ein Filmvorführer legt zum zwanzigsten Mal denselben Film ein. Die ersten Abende schaute er gebannt und immer wieder von Tränen gerührt den Film an, so wie die meisten Zuschauer unten im Saal. Aber dann verliert er das Interesse.

Er liest eine Zeitung, während die Zuschauer sich dem Geschehen auf der Leinwand widmen. Als Tinnitus-Betroffener sollte man versuchen, es dem Filmvorführer gleich zu tun, und irgendwann das Interesse an dem Melodrama (um ein Phantom) verlieren.

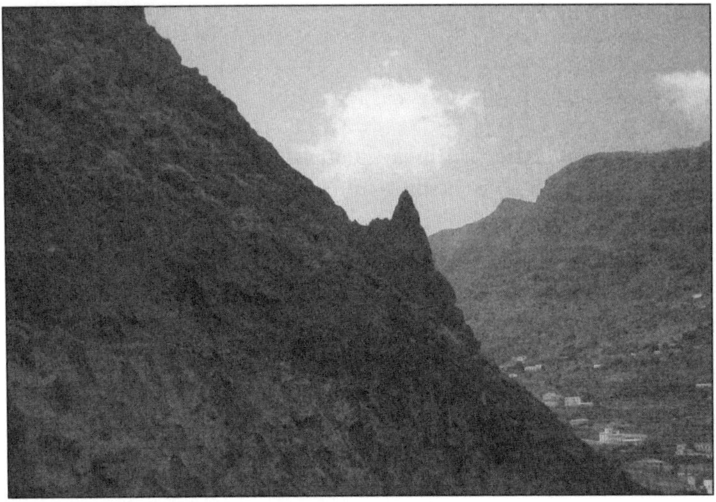

Reale Landschaft und Seelenlandschaft, Außen und Innen. Der spitze Felsen ist integrierter Teil des Ganzen. »Nahtlos«.

Bei allen drei Felsabbildungen handelt es sich um die gleiche Gesteinsspitze, die aber, unterschiedlich in ihre Umgebung eingebettet, völlig anders wahrgenommen wird.

20.
Das Symptom schließt eine Lücke

Solange man auf das Geräusch fixiert ist und immer wieder darauf achtet, ob es noch *da* ist, kann sich dahinter zum Beispiel die unaufgearbeitete Trauer um den Verlust eines anderen Menschen verbergen. Das Symptom hat eine Lücke geschlossen, ist an die Stelle von etwas getreten, das man als lebensnotwendigen Teil in das eigene Leben integriert hatte. Das Symptom verschwindet in der Regel nicht von allein, sondern nur dann, wenn der tiefe seelische Konflikt und das alte Muster, auf dem das Symptom aufbauen konnte, gelöst wurden. Solange man also darauf hört, ob das selbst installierte Symptom noch »da« ist, ist man noch mit dem seelischen Konflikt verknotet, vernetzt, verschaltet. Sein-Lassen und Heilung sind ganz eng aneinander gekoppelt.

Der Tinnitus ist ein Symptom, das dem Betroffenen Hinweise auf ungelöste seelische Konflikte und traumatische Verletzungen, auf Blockierungen in der psychischen Entwicklung und im Energiefluss geben kann und will. Das Symptom ist erst einmal das Angebot eines provisorischen Kompromisses zwischen dem Bewussten und dem Unbewussten. Erkennt man die im Symptom steckende symbolische Bedeutung, können die körperlichen und seelischen Energien neu fließen.

Als Motto steht über diesem Buch das Traum-Wort »Curse Spring«, d. h.: Sich gepeinigt fühlen und doch zugleich die Chance eines Neubeginns spüren und die Vorboten eines tieferen Lebensquells vernehmen. In diesem Spannungsfeld kann der Tinnitus bis an die Grenzen des Erträglichen und bis zur völligen Verausgabung wahrgenommen werden.

Einmal notierte ich: Der Tinnitus schleudert dich haarscharf über dem Abgrund ins Leben – wenn es gut geht. Wenn man das Gefühl hat, man »drehe durch«, ist man ganz mit ihm identifiziert und wird zum hoffnungslos verlorenen Opfer. Wählt man die gegenteilige Position des Kämpfers, der mit dem Willen über den Tinnitus siegen will, hat man auch keine Chance. Erst die komplexe Bewegung des Sich-Herauslösens, Springens und Tanzens, der Wahrnehmungsveränderung und der psychotherapeutischen Arbeit machen den Raum weit, öffnen den Tunnel.

Wenn man glaubt, keine Kraft mehr zu haben, ist dies einerseits real, weil der Tinnitus ja überaus kräfte- und energiezehrend ist. Andererseits weiß man – und jeder Sportler oder jeder Mensch, der einmal in einer existentiellen Extremsituation war, wird einen darin bestätigen –, dass dieses Gefühl zu einem großen Teil vom Kopf diktiert wird: der Betroffene glaubt, er sei am Ende. In Wirklichkeit hat er noch ein riesiges Potential an Energie. Das Problem ist nur, Zugang dazu zu finden und unbewusste Widerstände gegen grundlegende Veränderungen zu erkennen und aufzulösen.

Schlussbemerkung: Von der Sirene zur Symphonie

»Geh in deine ureigenste Enge und setze dich frei.«
Paul Celan

Im Gehirn gibt es Mechanismen, die Erlebtes mit emotionalen Bewertungen (positiv, negativ, indifferent) versehen. Bewertungen sind notwendig, um der unendlichen Vielfalt von Kombinationen einen Sinn, eine Richtung und Stimmigkeit zu verleihen. Bewertung und Kontrolle schaffen eine Basis, auf der wiederum neue Verknüpfungen sinnvoll erfolgen können. Nur ein sehr kleiner Bruchteil der Prozesse, die im Gehirn ständig ablaufen, wird uns bewusst. Störungen in der Wahrnehmung, wie etwa beim Tinnitus, lenken, sofern wir sie verstehen wollen, unsere Aufmerksamkeit auf Gehirn- und Nervenzellen-Aktivitäten, um die wir uns bis dahin wohl kaum Gedanken oder gar Sorgen gemacht haben.

Auf diese Weise gewinnt man eine ganzheitlichere Selbst- und Fremdwahrnehmung. Ein Gewinn freilich, den man lange Zeit nicht zu schätzen vermag, da der Leidensdruck überwiegt.

Wenn man in Analogie zum Begriff der Visualisation von Audiation sprechen mag, dann hat diese beim Tinnitus eine sphinxhafte Doppelgestalt als Geräuscheterror und als Chance zur Transformation in ein erweitertes Hören und Horchen. Wenn man es schafft, den Tinnitus-Ton in seiner quälenden Gestalt loszulassen, dann verbindet er sich mit allen sphärischen Klängen; dann wird man eins mit sich, der Stille und dem Klang. Wenn dies gelingt, wird man vom Tinnitus nicht erdrückt, sondern nutzt ihn für die eigene Entwicklung. »Geh in deine ureigenste Enge und setze dich frei.«

Warum hat der eine Mensch Tinnitus »bekommen« und der andere (unter ganz ähnlichen Bedingungen) nicht? »Bekommt« man Tinnitus oder »holt« man sich ihn, »hat« man ihn oder »ergreift« er, wie ein Fluch, Besitz von einem? Hat es eine Bedeutung, dass ich Tinnitus und nicht einen Herzinfarkt oder Krebs »bekommen« und mir nicht das Bein gebrochen habe? Zur Beantwortung solcher Fragen reichen medizinische Erklärungen nicht aus. Man muss tiefer in symbolische und individuelle lebensgeschichtliche Zusammenhänge eindringen, um hinter dem Phänomen und dem Symptom Strukturen und Muster zu erkennen. Für viele Leiden gibt es irgendwo einen Spezialisten, der ohne jede Scharlatanerie Heilung *versprechen* kann. Beim Tinnitus ist das, zumindest in den meisten Fällen, von Grund auf anders. Da ist die Pein, die er einem bereitet, und dort die Chance, die er einem anbietet: auf keine Kraft von außen, sondern in letzter Instanz auf die innere Kraft und den Wunsch zur Heilung zu vertrauen und gleichzeitig zu wissen, dass man diesen Weg nicht alleine, sondern nur in Begleitung gehen kann.

Die »Heilung« des Tinnitus – wie kann man sie »fassen«?

Jeder wird sie anders beschreiben. Für mich besteht sie letztlich in der Einlösung der Vision vom eigenen Einssein mit sich und den anderen Menschen, der Natur, mit dem Ganzen. In dieser visionären Sicht der eigenen Existenz verschmelzen nach und nach die im Ohr lokalisierten Geräusche mit den alltäglichen Geräuschen ebenso wie mit dem Rauschen des Meeres und des Waldes, dem Singen und Zirpen der Vögel und Grillen, dem Plätschern eines Baches und eines Brunnens. Dem einen mag dies lange Zeit als ein unüberwindbares Hindernis erscheinen, dem anderen gelingt es ganz plötzlich und unerwartet, also in einer »Spontanheilung«.

Meiner Erfahrung nach ist es jedoch mehr ein schrittweises Sich-Vortasten, ein Erproben und Üben, dann eine Gedanken-, Gefühls- und Körperarbeit. Es sind Exerzitien. Vor allem aber ist es, im allgemeinsten Sinn, eine *Wahrnehmungserweiterung.*

Für die Tinnitus-Heilung ist eine Erweiterung und Neubelebung der Wahrnehmung unabdingbar. Dies muss »investiert« werden. Und dies »gewinnt« man: einen neuen Blick auf die Dinge, die Menschen, auf sich selbst und die Welt. Man kommt ins Runde – löst die Zacken des Geräusche-Terrors auf.

Wenn man einen HNO-Arzt oder Psychologen, einen Hirnforscher oder Neurophysiologen fragt, warum der eine Tinnitus-Patient die Geräusche laut, ratternd und pfeifend und der andere sie ständig wechselnd, auch in gleichzeitig verschiedenen Frequenzen oder eher als Zirpsen oder Brausen hört, muss jeder der Angesprochenen, auch wenn er noch so kundig ist, ehrlicherweise sagen, dass es zwar einen neurologischen Erklärungsansatz gibt, man über dessen Tragweite aber streiten kann. Von einer allgemeinen, objektiven Erkenntnis kann man nur in sehr begrenztem Maß sprechen. Einzig der Betroffene selbst vermag – in einer tiefenpsychologischen *individuellen* Therapie – den »Sinn« gerade dieses Geräuschs näher zu bestimmen, indem er ein differenziertes *Gespür*, ein feines *Gehör* und ein offenes *Auge* für die Symbolkraft seiner Symptome ausbildet.

Wenn man gleich in der ersten Therapie-Stunde von einer Betroffenen erfährt, in welch tiefem Identitätskonflikt sie sich befindet, wie sie gleichzeitig ganz gegensätzliche Wege geht und eigentlich nicht weiß, welcher Kultur sie sich zugehörig fühlen soll, und das erste, was sie über die Geräusche selbst mitteilt, ist, dass sie zur gleichen Zeit zwei verschiedene Töne hört, dann ist die darin enthaltene Parallelität unverkennbar.

Wenn dann noch der erste Traum, den sie erzählt, davon handelt, dass sie Stewardess ist, nicht weiß, bei welcher Fluggesellschaft sie arbeitet und sie mit tiefem Schrecken erlebt, wie das Flugzeug Feuer fängt, dann erscheint die ganze unbewusste Sprengkraft derart stark und explosiv, dass sie sich geradezu einen solchen somatischen Ausdruck suchen musste.

Ein anderer Betroffener erzählte mir, dass er eines Morgens ein überdeutliches Gefühl davon hatte, dass sich der Tinnitus wie ein Herzrasen anfühlte. Der Rhythmus hörte sich für ihn wie ein Nachklang seines stets übermäßig beschleunigten Lebensrhythmus an. Er hatte sich ständig selbst angetrieben und sich von allem unter Druck setzen lassen. Obwohl er mit seiner Freundin glücklich war, fand er, nachdem sie ihn verlassen hatte, heraus, dass er – ihm selbst nicht bewusst – alles dafür getan hatte, dass sie ihn verlassen würde. Er konnte förmlich zusehen, wie sie ihm entglitt. Sein Unbewusstes »wusste«, dass er sich von ihr lösen musste, um zu seinem eigenen Rhythmus zu kommen, um den Druck, der auch von ihr ausging, loszuwerden und sich endlich seiner diffusen Rollen bewusst zu werden.

Dennoch erlebte er die reale Trennung als Schock und »handelte« sich erst einmal den Tinnitus dafür ein. Eines Morgens bezeichnete er das Tinnitus-Geräusch, wie er es hörte, als Sirene. Sirene, im Singular, meint ein Warninstrument; Sirenen, im Plural, die Fabelwesen der griechischen Mythologie (die jungfräulichen Schwestern locken die vorüberfahrenden Seeleute, auch Odysseus, mit ihrem unwiderstehlichen Gesang an – um sie zu töten.)

Die Sirenen, so wurde ihm klar, lagen ihm – mit ihrem Gesang, der sich wie der schrille Ton einer Sirene anhörte – noch in den Ohren. Seine Erkenntnis, dass die Trennung für seine Entwicklung gut, vielleicht lebensnotwendig war, hieß ja noch nicht, dass die Verlockungen vorbei und der magische, verzaubernde Gesang verstummt wären. Verzerrt zu einem fast unerträglichen Pfeifen, Schwirren und Sausen durchströmten die süßen Töne der Sirenen seinen Kopf, seine Ohren und sein Gehirn und ihm war, als hätte er die chorartigen Geräusche einer Frau, die ihm von ihrem Leid erzählt hatte, sogar noch empathisch mit in seinen Hörraum hineingenommen. Sich nicht abgrenzen, sondern sich verbinden, aber die auftretenden Gefühle leben – so versuchte er damit umzugehen. Einmal träumte er, er könnte einen Lastwagen an die Geräusche anschließen und sie so aus dem Ohr »herausziehen« lassen. Die Symbolik des Lastwagens (der nur dafür da ist, Lasten zu transportieren) verwies ihn auf sein Gefühl, ein Leben lang als »Lastwagen« missbraucht worden zu sein und sich auch selbst dazu gemacht zu haben. Zugleich der Wunsch, dass der Lastwagen (analog seinem starken Willen) dazu in der Lage sein könnte, ihn von dem Leid zu befreien.

Der Tinnitus ist eine Übung eines veränderten Umgangs mit dem Willen. Wenn man sein Leben vor allem auf einer starken Willenskraft aufgebaut hat – mit dessen Hilfe man sich zum Beispiel aus der geistigen Enge des Elternhauses, aus dem Festgelegtsein auf eine bestimmte soziale oder geschlechtsspezifische Rolle »befreit« hatte –, dann sind die meisten Entscheidungen, die man getroffen hat, vielleicht nur auf dieser Ebene des Willens gefallen, ohne sonderliche Beachtung der Gefühle.

Das Phantom Tinnitus führt einem unmittelbar die Ohnmacht des abstrakten, des bis dahin praktizierten, gut funktionierenden Willens vor Augen. Der Einsatz dieser Willenskraft, um den Tinnitus nicht wahrzunehmen und um ihn wegzudrücken, funktioniert jedoch so gut wie nie. Dennoch ist der Wille fortan, in der engen Gebundenheit an die Gefühle, sehr wichtig für die Bewältigung der neuen Lebensproblematik und für die Durchsetzung eines Wandels in der Lebensform.

Jeder stark unter Tinnitus Leidende hadert, zumindest zeitweise, mit dem Schicksal, quält sich mit den Fragen nach dem »Warum gerade ich?« und den Wäre-und-Hätte-Spekulationen. Er muss lernen, den Ist-Zustand anzuerkennen, die negativen emotionalen Besetzungen des tatsächlich Geschehenen aufzulösen und den jetzt möglichen Wandel als Chance für sein Leben zu begreifen. Der Wille wird dabei erst einmal entthront und integrativer Bestandteil eines anderen, komplexeren Lebensentwurfs.

Die emotional beladene Erinnerung und die einmal eingespielte verzerrte Wahrnehmung gaukeln den Betroffenen vor, dass es sich bei den Geräuschen um etwas Gefährliches handelt. Nur durch Übung und ein Nachziehen der Lebenslinien kommt man von dieser Fehleinschätzung weg, löst sich von dem Phantom. Die scheinbare Bedrohlichkeit des Tinnitus erweist sich als Trug.

Heilen sollte, aus der Sicht des Tinnitus-Therapeuten, heißen, einen Blick für die real-phantomatische und -phantasmatische Bedrohlichkeit der Geräusche und deren individuelle Symbolik bei jedem einzelnen Patienten zu entwickeln. Dazu noch einmal zur Verdeutlichung: Der Tinnitus lässt sich als ein Phantomschmerz des Hörsystems begreifen. In vielen Fällen liegt ihm ein traumatisches, schreckhaftes Erleben und ein seelisch festgesetztes Horrorbild zugrunde, ein Bild, das hartnäckig und nur schwer wieder loszuwerden ist. Aufgrund der Vagheit eines nicht konkreten Bildes spricht man in der Kriminologie von einem Phantombild. Malt man einen Menschen aus der eigenen Erinnerung oder aus den Erinnerungen anderer, fügen sich, wie sich erst später zeigt, stimmige und unstimmige Züge zu einem Bild zusammen. Das Bild kann der Wirklichkeit sehr nahe kommen, aber es auch völlig verfehlen.

Stirbt plötzlich ein Lebenspartner, kann es sein, dass die selektive Erinnerung im Laufe der Zeit aus ihm einen gesunden, lebensfrohen Menschen macht, selbst wenn er schon lange vor dem Tod krank und lebensmüde war. Aus dem realen Menschen, der einen willentlich verlässt, zeichnet die Erinnerung zumeist ebenfalls ein Phantombild, entweder eines, das den anderen Menschen verteufelt oder aber idealisiert. Die Verteufelung steht im Dienst der Abwehr vom Bild der Liebe, des Glücks, der Leidenschaft in erfüllten Zeiten; die Idealisierung im Dienst eines Wunsches nach Fortdauer – nicht nur dieser Beziehung, sondern auch früherer Beziehungen, die in ihrer schockhaften, vielleicht traumatischen Auflösung unbearbeitet blieben.

Der andere Mensch kann sich also allmählich oder aber plötzlich und schockartig als Phantombild in einem festsetzen. Im Tinnitus findet der Schock eine ideale somatische Entsprechung, denn auch er ist ein Phantom, das jedoch in der Wahrnehmung des Betroffenen ganz und gar real ist. Die symbolischen Entsprechungen sind bestechend: Bei beiden ist der Realitätsanteil – also das reale Geräusch und der reale Mensch – verschwindend gering gegenüber dem phantomatischen Anteil. Beide sind tendenziell stark traumatisch. In Begriffen wie »Hörsturz« und »Schleudertrauma«, die sehr eng mit dem Tinnitus zusammenhängen, kommt überdies deutlich zum Tragen, was auch bei der gewaltsamen Trennung passiert: Das eigene Leben stürzt ab oder gerät zumindest ins Schleudern.

Gleich einer eingeschlagenen Bombe hat der Tinnitus einen Krater hinterlassen, einen Krater im Selbstbild.

Das Selbstbild ist in seinen seelisch-geistigen Anteilen immateriell; zu einem anderen Teil, in seinen somatischen Aspekten, materiell. Aber auch diese sind viel reparabler als etwa eine von einer Bombe hinterlassene tiefe Aushöhlung. Und so ist auch die Heilung des zerstörten Selbstbildes ein wesentlich geistiger und emotionaler Prozess, ein Vorgang des Erlebens, Verstehens, Deutens und Durcharbeitens. Indem das schockhafte Erlebnis verstanden wird – und zwar vor allem auch in seinen Aspekten, die im Dienst des eigenen Wachstums stehen –, wandelt es sich.

Viele Tinnitus-Patienten empfinden ihr Leiden als körperliches und soziales Stigma, selbst dann, wenn die Einschränkungen geringer sind als bei anderen Beschwerden.

Die Vorstellung des Stigmatisiert-Seins ist Anlass für Trauer und Wut. Wer nicht in der Trauer versinkt, sondern sie bearbeitet, dem erwächst daraus langsam eine Stärke. Und lässt er die Wut zu, gewinnt er ein Stück Eigenliebe. Er lernt, sich in der Fülle der Gefühle zu erfahren. Er gewinnt ein Gefühl dafür, was es heißt, mit sich selbst zu sein: Letztlich kann einem nichts passieren.

Diese hier in Beispielen und versuchten Deutungen geschilderte Phase, die der Betroffene dennoch zumeist möglichst schnell überwinden möchte, um zum »normalen Leben« zu kommen, ist aber in Wirklichkeit sehr kostbar. Vielleicht hat er schon sehr bald ganz andere Themen, ist auf dem Weg in ganz andere Welten.

Dennoch muss der Ablösungsprozess vom Tinnitus auch weiterhin durch tiefenpsychologische und körpertherapeutische Arbeit verankert und durch das notwendige Üben der Wahrnehmungsveränderung stabilisiert werden. Eine verhaltenstherapeutische Umorientierung allein hat wenig Stabilität. Nur die kontinuierliche »Seelengymnastik«

(Groddeck) führt zu einem Wandel, der die Krankheit überflüssig macht, ihr den Boden entzieht. Dann erfüllt sich eine der Wunsch-Botschaften dieses Buches:

Die Seele hört, und ich höre auf meine Seele! Oder: *Die Seele hört wieder auf die ganze Welt, und ich höre auf alles seelische Geschehen.*

Der Grat zwischen dem Hören und dem Verhören ist sehr schmal, genauso wie zwischen Sehen und Versehen, zwischen kennen, erkennen und verkennen. Als mir die ganze Spannbreite und Symbolik des Wortes *verhören* klar wurde, hatte ich den Eindruck, einen der wichtigsten Schlüssel für meine Selbsterfahrung in der Hand zu halten:

Ein Verhör im kriminalistischen Sinn ist für den Betroffenen dann am unerträglichsten, wenn die Fragenden ihre Strategie ständig wechseln und den Befragten in ein Chaos stürzen. Sofern der an Tinnitus Leidende ebenfalls die Gesetzmäßigkeiten, nach denen die Geräusche wechseln, nicht kennt, ist auch er in einer Art *Verhör*. Bereits das Wort »Verhör« legt diesen Vergleich nahe, der sich noch weiter treiben lässt: Das Verhör ist oft genug mit Folterungen verbunden, also mit illegalen Hilfsmitteln, um die Wahrheit aus dem anderen herauszuprügeln. Im Fall des Tinnitus findet das Verhör im Betroffenen selbst statt; er ist Fragender und Befragter, Folterer und Gefolterter in einem, empfindet die körperlichen Leiden auch als »illegal«. Und auch beim Tinnitus-Verhör geht es letztlich um Wahrheitsfindung.

Eine Wahrheitsfindung, die sich in einem eigenartigen Zwischenbereich von Realität und Irrealität abspielt. Wenn man zu der Phantomhaftigkeit des Tinnitus noch die Tatsache hinzunimmt, dass ja auch das wahrnehmende Ich verstrickt ist in Illusionen, Phantasmen, Projektionen und egomanische Verzerrungen, dann könnte man, überspitzt, sogar sagen: Ein Phantom nimmt ein anderes Phantom wahr.

Und beide umschließt, was im Griechischen *kósmos* heißt: die strukturierte Ganzheit allen Seins, also: Wirklichkeit. Wirklichkeit in ihrer körperlich-geistig-seelischen Komplexität. In dieser Dimension verliert der Tinnitus viel von seiner zersetzenden, destruktiven Kraft, die der Betroffene als gegen sich gerichtet empfindet. Dieses Gefühl gilt es aufzulösen. Dann verändert sich vielleicht das gesamte Lebensgefühl im Sinne Buddhas: »Alle Kraft ist in dir.«

Warum der Titel »Terror Tinnitus«?

»Terror Tinnitus«: Für jeden Betroffenen ist dies eine evidente Formulierung. Genauso erlebt er ja das Phantom Ohrensausen.

Der Begriff hat aber über diese Selbsterfahrung hinaus seine Berechtigung auch in dem Sinne, in dem wir heute aktuell von Terror sprechen. Alle Welt glaubt inzwischen – die westliche, sich als »zivilisiert« verstehende, genauso wie die islamische Welt (vor allem in ihrer fundamentalistischen Zuspitzung) – von äußeren Feinden umgeben zu sein. Deswegen üben sie Terror aus und organisieren einen Antiterrorkrieg. Aber dieser Terror kommt nicht nur von außen, sondern ist vor allem Teil einer komplexen gesellschaftlichen Entwicklung und einer Konfrontation der Kulturen.

Und so müssen auch viele Tinnituspatienten erkennen, dass der Terror, unter dem sie leiden, nicht so sehr in dem begründet liegt, was da von außen – organisch verursacht oder mit verursacht – kommt, sondern in dem persönlichen Erleben und der emotionalen Besetzung des Phantomgeräuschs. Die innere schreckhafte, panikartige, angsterfüllte Bedeutungsaufladung des Phantomgeräuschs ist das große, zuweilen unüberwindlich erscheinende Problem. Wenn ich hier den letzten Punkt in meiner Selbsterfahrung und der Durchdringung der ganzen Tinnitusproblematik (auch auf dem Hintergrund der Erfahrung anderer persönlicher Schicksale) benennen sollte, dann könnte ich ihn so formulieren: Der Tinnitus verliert seine terroristische Macht – und damit seine Existenz! –, wenn er keine Anhaftung mehr im eigenen, ganz individuellen Angsterleben findet.

Dies mag in manchen Fällen allein durch die Veränderung von Lebensumständen, durch die Verminderung von Stress und durch eine verhaltenstherapeutisch orientierte Umkonditionierung gelingen. Da ist das beratende und aufklärende »Counselling« der »Tinnitus-Retraining-Therapie« von unschätzbarer Bedeutung.

In vielen Fällen aber hat der Tinnitus eine viel weitergehende sym-

bolische Bedeutung und Verankerung in einem ungelösten individuellen Konflikt, der nur in einem länger andauernden therapeutischen Prozess bearbeitet und aufgelöst werden kann. In diesen Fällen erscheint der Tinnitus als Symptom einer seelischen Dramatik, die noch einmal in Szene gesetzt werden soll. Davon handelt dieses Buch. Vom Terror eines Phantoms.

Aber der Terror oder das Phantom erweisen sich, wenn der therapeutische Prozess gelingt, nicht länger als Feinde, sondern als Zuträger in der Bearbeitung des Lebensdramas. Da der Terror Tinnitus, *worin sich alle Spezialisten einig sind, nicht durch Konfrontation zu lösen ist – man kann ihn nicht willentlich ausschalten, ausknocken –, gibt es auch hier die Parallele zum politischen Terror. Auch er lässt sich nicht wie eine Seuche oder ein konkreter Gegner ausrotten. Er ist ebenso in ungelösten Konflikten begründet. Auch in diesem Fall wäre die feindliche Konfrontation durch den Dialog zu ersetzen.*

Wenn ich dies als letzten Punkt meiner Selbsterfahrung und meiner theoretischen Beschäftigung mit dem Tinnitus bezeichnet habe, dann verlangt dies noch einmal nach einer Konkretisierung. Was heißt das: Der Tinnitus verliert seine terroristische Macht – und damit seine Existenz! –, wenn er keine Anhaftung mehr im eigenen, ganz individuellen Angsterleben findet?

Der Tinnitus als Phantom hat dieselbe Funktion wie das Phantasma einer glücklichen Liebe, die sich traumatisch aufgelöst hat. Die alten, sich immer noch an etwas Vergangenes anhaftenden Bilder sind nur real, weil ich mich an sie anlehne, an ihnen klebe, aus dem Misstrauen heraus, allein weniger wert, ja irgendwie nicht lebensfähig zu sein. Genau in dieses Gefühl setzt sich der Tinnitus wie eine Krake. Er kann es auch in vielen anderen Fällen, wenn jemand zum Beispiel schockhaft seine Tochter, seinen Sohn oder etwa seinen Mann oder seine Frau durch einen Unfall oder Mord verliert, um nur einige dramatische Möglichkeiten zu nennen.

Für mich einer der entscheidendsten Schritte in der Aufarbeitung des Schocks war die Erkenntnis, dass nicht nur der andere der »Täter« und ich das »Opfer« bin, dass nicht nur der andere in mir als »Phantom« weiter lebte, sondern dass ich selbst im gewissen Sinn etwas Phantomhaftes angenommen hatte, insofern ich mich gar nicht mehr als autonom und souverän sehen und empfinden konnte. Was mir als Tinnitus in den Ohren lag, in mir summte, war ich selbst, waren meine codierten Schreie. Ich wollte von mir selbst erhört werden.

Nachwort

Phantome – das sind die eigentlichen, wenn auch verborgenen Akteure in dem vorliegenden Buch von Hans-Jürgen Heinrichs. Der Leser wird gemeinsam mit diesen Zwitterwesen, die irgendwo zwischen Realität und Einbildung zu existieren scheinen, auf die Spielbühne des Lebens gestellt. Er bekommt die Möglichkeit, wechselnde Rollen und Perspektiven einzunehmen, während er unablässig mit der Frage nach dem Verhältnis zwischen der realen Wirklichkeit und der wirklichen Realität konfrontiert wird.

Ausgangspunkt und Thema ist der Tinnitus, ein quälendes Ohrgeräusch, das immer öfter Menschen befällt. Auch der Autor wurde ursprünglich von diesem Phantomgeräusch heimgesucht. Es ist ihm jedoch gelungen, sein existentielles und leidvolles Erleben in einen Erfahrungs- und Erkenntnisprozess umzuwandeln und zum Dreh- und Angelpunkt für die Entfaltung einer ganz neuen Weltanschauung zu machen. Menschliches Leiden, Krankheit und Gesundheit, Patient und Arzt, Wahrnehmung und Täuschung, Wahn und Wirklichkeit werden in verschiedenen Figuren und Szenen dieses Buches lebendig. Sie erweisen sich als lehrreiche Begleiter während der erzählerischen Reise durch die verschiedenen Aspekte einer ganz außerordentlichen Erfahrung: der Begegnung mit einem Phantom.

Der Leser kann verschiedene Perspektiven einnehmen, sich mit dieser oder jener Sichtweise identifizieren und am Ende selbst versuchen, sich die Wahrnehmung von Welt unter eigenen, neu entwickelten Gesichtspunkten zu erschließen. Ob er nun Therapeut ist, ob er selbst an Tinnitus leidet, ob er Freunde oder Angehörige mit Tinnitus betreut, ob er Hirnforscher ist und wissenschaftlich an der Problematik von Wahrnehmung interessiert ist, ob er Theologe oder einfach nur wissensdurstig ist: dieses Buch wird ihm in jedem Falle neue zusätzliche Perspektiven eröffnen. Keine andere Untersuchung im Zusammenhang mit Tinnitus hat bisher einen so weiten Horizont eröffnet, der sich von literarischen und künstlerisch-schöpferischen Aspekten bis hin zur Psychoanalyse und Hirnphysiologie erstreckt.

Dabei erweist sich die erzählerische Zugangsweise als besonders geeignet, um eine vorschnelle Abwehrhaltung bei Experten der Einzeldisziplinen zu umgehen. Denn selbst weithin anerkannte Spezialisten, die in besonderem Maße von der eigenen Kompetenz überzeugt sind, bleiben offen und aufnahmebereit für unkonventionelle, ja fremdartige und von den eigenen Vorstellungen oder von der herrschenden Meinung abweichende Gedanken, solange es sich »nur« um erzählerische Texte handelt. Fachbezogene Vorschläge hingegen werden oft als Eindringen in das eigene Territorium empfunden und von vornherein abgelehnt.

Kaum ein Autor hat bisher in so eindringlicher Weise das eigene individuelle Erleben und die existentielle Krise zum Ausgangspunkt für weiterführende, allgemein gültige wissenschaftliche Betrachtungen zur Physiologie, Psychologie und Philosophie der Wahrnehmung schlechthin gemacht. Kein Autor hat es bisher unternommen, den Bogen in der Tinnitusproblematik so weit zu spannen, dass die Betrachtungsweisen von naturwissenschaftlichen Überlegungen bis hin zur östlichen Philosophie und dem Zen-Buddhismus reichen. Heinrichs gelingt es in nachfühlbarer Weise, seine persönliche Befindlichkeit zu transzendieren, um die Unterschiede von Sein und Schein, von Phantasma und Realität, von Leib und Seele philosophisch aus verschiedenen Blickrichtungen zu beleuchten. Dabei bleibt er nicht bei Betrachtung, Analyse und Kritik stehen, sondern macht einen weiteren Schritt hin zur Entwicklung eines völlig neuen, umfassenden und ganzheitlichen Therapie- und Heilungskonzeptes.

Auch der Autor dieses Nachworts hat eigene Tinnituserfahrungen gesammelt und ist dadurch buchstäblich zum »verwundeten Heiler« geworden. Es handelt sich dabei aber um ein Selbstexperiment, das dazu diente, Tinnitus am eigenen Leibe kennen zu lernen. Als Hals-Nasen-Ohrenarzt hatte ich jahrelang mit Patienten zu tun, die zum Teil nur leicht, in einzelnen Fällen aber ganz existentiell unter Tinnitus litten. Für einige Patienten war das Problem so quälend und unerträglich, dass sie ständig Selbstmordgedanken hatten. Einer meiner Patienten, Direktor einer Schule in Frankfurt, hat sich tragischerweise tatsächlich das Leben genommen.

In dieser Situation beschloss ich, Tinnitus aus eigenem Erleben heraus kennen zu lernen. Mir war nämlich aufgefallen, dass viele Patienten sich bitter darüber beklagten, dass ihnen kein Arzt richtig zuhörte – geschweige denn Verständnis für sie aufbrachte. Selbst die Familienangehörigen schüttelten oft nur verständnislos den Kopf, wenn sie hörten, dass ein Tinnitus aufgetreten sei. Mit Hinweisen, sie sollten doch einmal ausspannen, richtig ausschlafen oder ein paar Durchblutungstabletten nehmen, wurden die Bedauernswerten oft abgespeist. »Steigern Sie sich doch da nicht selbst hinein« oder »Ignorieren Sie das Ohrgeräusch doch einfach« oder »Sie müssen lernen, damit zu leben, man kann ohnehin nichts machen« – diese und ähnliche klischeehaften Ratschläge mussten sich die Leidtragenden sogar von erfahrenen Ärzten anhören. Man könnte nun meinen, dass Personen, die so sprechen, die Betroffenen nicht recht ernst nehmen würden. Derartige Reaktionen von Ärzten und Außenstehenden deuten aber darauf hin, dass ein tiefes Unverständnis zwischen Menschen mit Tinnitus und Menschen ohne Tinnitus bestehen muss. Offenbar existiert zwischen denen, die ihn kennen, und denen, die ihn nicht kennen, keine Möglichkeit, das wahre Wesen des Tinnitus zu kommunizieren und das Charakteristische gerade dieses Leidens mitzuteilen.

Anders scheint es beim Schmerz zu sein, denn diese Erfahrungsqualität kennt jeder. Da weiß man, worüber man redet. Schmerzen haben alle schon einmal gehabt, daher können wir mit dem Leidtragenden empathisch mitfühlen. Eben dieses ist aber beim Tinnitus nicht ohne weiteres möglich.

Können wir also nur das kommunizieren, was wir ohnehin schon wissen?

Stellen Sie sich nur einmal vor, Sie müssten jemandem, der farbenblind ist, erklären, was unter »rot« zu verstehen ist. Oder Sie hätten die Aufgabe, jemandem, der noch nie Fenchel oder Erdbeeren gegessen hat, diese Geschmacksqualitäten zu vermitteln. Vielleicht kann sogar im tabuisierten Bereich der Sexualität diese Schwierigkeit noch deutlicher gemacht und exemplifiziert werden. Jedem, der einen Orgasmus erlebt hat, leuchtet unmittelbar und sofort die Unmöglichkeit ein, nur durch Erklärung mit Worten zu vermitteln, was das ist.

Erklären und Verstehen können also nie und nimmer ein tatsächliches eigenes Erleben ersetzen. Daher hatte ich mir in Bezug auf Tinnitus vorgenommen, das Selbstexperiment zu vollziehen: den

Übergang von jemandem, der Tinnitus nicht kennt, zu jemandem, der ihn am eigenen Leibe erlebt hat. Dieses Vorhaben könnte auch als Initiationsritus besonderer Art bezeichnet werden, als eine Art »Einweihung«, die mich meinen Patienten näher bringen sollte.

Wie sollte ich mir aber nun den Tinnitus verschaffen? Ich hatte ja doch nicht vor, mich selbst zu verletzen und bleibende Schäden zurückzubehalten. Selbstzerstörerische Maßnahmen wie ein Schalltrauma kamen daher für mich nicht in Frage. Nach sorgfältigem Studium der Literatur stieß ich schließlich auf die chemische Substanz Acetylsalizylsäure.

Um mein Ziel zu erreichen, war es vielleicht am einfachsten, hohe Dosen von Acetylsalizylsäure (Aspirin) einzunehmen. Diese Substanz ist seit vielen Jahrzehnten dafür bekannt, dass sie Tinnitus hervorrufen kann. In den Anfangszeiten von Aspirin wurde dieser Nebeneffekt sogar dafür genutzt, um die richtige Dosierung bei Patienten mit schwerem Rheuma herauszufinden. Das war zur damaligen Zeit eine schwierige Aufgabe, weil Aspirin nur sehr langsam vom Organismus abgebaut wird, aber im Blut selbst nicht direkt gemessen werden konnte. Daher ist man nach folgendem Schema vorgegangen: Die Patienten bekamen täglich steigende Dosen von Aspirin. Sobald sich ein Ohrgeräusch einstellte, wurde die Dosis von Aspirin etwas reduziert. Das Ohrgeräusch galt also als Indikator für die richtige Dosierung des Medikaments. In der Literatur war beschrieben und behauptet worden, dass nach Absetzen von Aspirin der Tinnitus – so wie er gekommen war – wieder verschwinden würde.

Ich beschloss daher, diesen experimentellen Weg zu gehen, um den Tinnitus selbst kennen zu lernen, um am eigenen Leib zu verspüren, was Tinnitus wirklich ist.

Gesagt – getan. Ich begann also in langsam steigenden Dosen zunächst 6 g, dann bis zu 16 g(!) Aspirin täglich einzunehmen. Bereits dies empfand ich als Risiko, denn Aspirin ist bekannt dafür, dass es Magenblutungen und andere Nebenwirkungen hervorrufen kann. Schon jetzt fühlte ich mich also in die Lage eines Patienten versetzt. Denn ich hatte Bedenken und Angstgefühle bei der Befolgung meiner eigenen, mir selbst verschriebenen Behandlung.

Bald nach Beginn des Experiments trat eine weitere Schwierigkeit auf: ich entwickelte einen Widerwillen gegen die Einnahme der riesigen Mengen Tabletten. Ich musste mich förmlich dazu zwingen, weiterzumachen und mich selbst überlisten, indem ich die Tabletten zum

Beispiel in einer größeren Menge von Marmelade versteckte. Ich ließ die Konzentration von Aspirin in meinem Blut täglich in einem wissenschaftlichen Labor bestimmen; auch wurden täglich Hörprüfungen durchgeführt.

Schon nach drei Tagen begann ein ganz leises Sirren in beiden Ohren, das sich dann sehr schnell innerhalb von zwei weiteren Tagen zu einem unerträglichen hohen Klingen steigerte. Das Geräusch war in seiner Qualität etwa vergleichbar dem Ton einer Triangel, nur ganz laut, schrill und hoch, mit einem zusätzlichen Rauschen unterlegt. Man könnte es auch mit einem Ton vergleichen, der entsteht, wenn man ein großes frei schwebendes Eisenstück kräftig mit einem Hammer anschlägt.

Mit der Zunahme der Lautstärke des Geräusches ließ auch noch mein Hörvermögen nach. Ich hörte alles wie durch Watte, gedämpft, wie aus weiter Entfernung. Auch dieser Effekt konnte bei mir objektiv durch Ableitung der otoakustischen Emissionen täglich gemessen und dokumentiert werden. Erstaunlicherweise war der Abfall der Hörleistung in den objektiven Messungen der OAE´s erst nachweisbar, als er sich längst schon subjektiv ausgeprägt hatte.

Am Tage des Auftretens der ersten lauteren Geräusche begann noch etwas ganz anderes – für mich Gravierenderes – einzusetzen: eine starke psychische Unruhe. Ich bekam heftige Panikzustände, fühlte mich gehetzt von den Schreckensvisionen, dass der Tinnitus, der mich mit ohrenbetäubendem Dröhnen mittlerweile halb wahnsinnig machte, entgegen den Versicherungen in der Literatur vielleicht doch ewig bleiben könnte. Ich hatte schlaflose Nächte, war auch tagsüber schweißgebadet, wusste nicht, ob dies eine Nebenwirkung des Aspirin oder etwa die Folge des fürchterlichen Tinnitus war. Ich bekam eine solche Panik, dass ich in meiner Not sogar einen Psychotherapeuten aufsuchen musste. Ich bereute nun zutiefst, mein Experiment überhaupt begonnen zu haben. Ich war verzweifelt, und ich hatte Angst, schreckliche Angst, dass der Tinnitus für immer persistieren könnte.

Doch plötzlich – genau in diesem Moment – wurde mir eines überdeutlich: »Das ist also die grässliche Erscheinung, das Phantom, vor dem die Patienten so panische Angst haben. Es geschieht dir ganz recht, dass du leidest, du hast es ja nicht anders gewollt, du hast es ja sogar darauf angelegt, dem Tinnitus leibhaftig zu begegnen.«

Ich brach das Experiment in diesem Moment sofort ab, in der

Hoffnung, dass der Tinnitus auch verschwinden würde. Doch zu meinem Entsetzen blieb er noch tagelang unverändert in meinem Kopf bestehen. Und nur sehr langsam und allmählich begann er sich zu verringern, in ganz kleinen Schritten, Woche für Woche, Monat für Monat, Jahr für Jahr. Auch heute ist er noch nicht ganz verschwunden und erinnert mich zwischendurch immer wieder an das grauenhafte Erlebnis von damals. Besonders dann, wenn ich stärkerem Stress ausgesetzt bin, wenn sich Belastungen des täglichen Lebens bemerkbar machen, wird er wieder lauter und ermahnt mich, dass ich etwas in meinem Leben verändern, reduzieren muss.

Ich erzähle natürlich niemandem davon, außer in ganz seltenen Fällen dem einen oder anderen Tinnituspatienten, wenn er besonders verzweifelt ist. Dem berichte ich dann von meinem Experiment und sage ihm, dass ich »eingeweiht« bin, dass ich ihn verstehe, weil ich ja selber Tinnitus habe.

Auf jeden Fall war dieses Selbstexperiment eine Zäsur in meinem Leben, es hat mich verändert. Ich habe eine Grenze überschritten, habe Fremdes, vorher nie Gefühltes kennen gelernt, Unvorstellbares selbst erfahren. Ich weiß jetzt – nicht durch Erklärung, sondern durch eigenes Erleben – was es heißt, in tiefer Verzweiflung nicht verstanden und nicht ernst genommen zu werden. Diese Erfahrung hat mich darin bestärkt, hat mir Kraft gegeben, mich noch intensiver der Tinnitustherapie zu widmen.

Damit bin ich auch schon wieder bei dem hier vorliegenden Buch von Hans-Jürgen Heinrichs, in welchem ich mich Seite für Seite selbst wieder finde. Das gilt nicht nur für mich als Therapeuten, sondern in viel stärkerem Maße für mich als Tinnitusbetroffenen, als Leidenden, als Patienten. Auch bei mir haben in voller Bestätigung der von Heinrichs vorgetragenen Überlegungen und Theorien – vielleicht in ganz besonders verschlungener Weise – die tieferen Lebenslinien (und nicht nur die Idee eines Selbstexperiments) letztlich zur Entstehung des Tinnitus geführt. Allein schon die Tatsache, dass ich überhaupt ein Selbstexperiment durchgeführt habe, dass ich Abenteuer und Risiko auf mich genommen habe, um den Tinnitus kennen zu lernen, muss ja mit meinen tieferen seelischen Strukturen zu tun haben. Diese könnte ich nun im Rahmen psychoanalytischer Arbeit unter Anwendung der *Individuellen-Tinnitus-Therapie* noch zu meinen Lebenslinien in Beziehung setzen. Damit wären dann auch in meinem Falle bis ins

Kleinste die von Heinrichs vorgetragenen Thesen, auf die ich jetzt wieder zurückkommen möchte, bestätigt.

Heinrichs führt seine Untersuchungen in kreisenden Denkfiguren durch, die sich von der eigenen Subjektivität behutsam lösen, um sich in klar strukturierten Schritten zu allgemein gültigen Abstraktionsebenen hin zu entwickeln. Die an eigene Erfahrung geknüpfte, also vitale Allgemeinheit seines frei schwebenden Denkens und das Eingehen auf unterschiedlichste Dimensionen des Seins führen andererseits auch dazu, dass es für Heinrichs unmöglich wird, einen Denkansatz im Sinne der akademischen Wissenschaft ganz zu Ende zu führen. Dies ist aber auch nicht beabsichtigt, das kann gar nicht gelingen, angesichts der Neuheit seines Ansatzes.

Angesichts des so all-umfassenden Denkansatzes könnte sich der eine oder andere Leser provoziert fühlen. Der Autor weicht ja nicht einmal davor zurück, den Tinnitus als Singularität des individuellen Lebens auch zu kosmischen Dimensionen in Beziehung zu setzen. Je nachdem, aus welcher Spezialdisziplin der Leser sein Denken nun herleitet, könnte er Unvollkommenheiten und Unzulänglichkeiten, ja vielleicht sogar Ungereimtheiten und Unverträglichkeiten zu entdecken meinen, und daran Anstoß nehmen. Heinrichs möchte den Leser aber nun dazu führen, diesen jeweiligen Stein des Anstoßes positiv aufzugreifen, ihn zu einem Denkanstoß für sich selbst zu transformieren und eigenständig produktiv weiterzuentwickeln. Er ermutigt zur Selbstanalyse und stellt immer wieder fest, dass Heilung nur als Selbstheilung begriffen werden kann.

Der Autor entwirft seine neue Theorie einer *Individuellen-Tinnitus-Therapie (ITT)* auf der Grundlage der bisher praktizierten *Tinnitus-Retraining-Therapie (TRT)*, die von Jastreboff entwickelt wurde und die sich außerordentlich erfolgreich auch international durchgesetzt hat. Hierbei handelt es sich um eine erlernbare Kunstfertigkeit des Heilens, die jedem Tinnituspatienten gleichermaßen angeboten werden kann. Heinrichs transzendiert diese Technik und erarbeitet auf ihrem Hintergrund eine dem Individuum in seiner Einzigartigkeit zugewandte tiefenpsychologische Methode, die *Individuelle-Tinnitus-Therapie.* Im Rahmen dieser neuen Therapieform werden Tiefenstrukturen der individuellen Lebenslinien des Einzelnen als fundamental für den Heilungsprozess angesehen.

Somit greift die *Individuelle-Tinnitus-Therapie* weit über die

Retraining-Therapie hinaus, die als eine für jeden Tinnituspatienten gleichermaßen anwendbare Behandlungstechnik angesehen werden kann und auf allgemein anerkannten naturwissenschaftlichen Zusammenhängen beruht. Für die herkömmliche Tinnitus-Retraining-Therapie ist die Berücksichtigung neurophysiologischer Strukturen und Zusammenhänge im Zentralnervensystem von größter Bedeutung. Die Anatomie, also die Haarzellen im Innenohr und die zentralen Anteile der Hörbahn, das Limbische System als wertende Instanz, sowie das neuronale Netz für die Kontrolle und Ausrichtung der Aufmerksamkeit spielen im Rahmen der *TRT* eine zentrale Rolle. Die auf den drei Symptomen Hörminderung, Hyperakusis und Tinnitus beruhende Kategorisierung nach Jastreboff kann prinzipiell ebenfalls bei allen Patienten und nach den gleichen Kriterien erfolgen. Die entsprechende Therapie mit Schallbehandlung, Councelling und Übungen der Aufmerksamkeitsablenkung ist als Methode generell anwendbar.

Anders die *ITT:* hier muss sich der Therapeut empathisch in den Lebensentwurf, in die Innenwelt des Betroffenen, in sein Lebensdrama einfühlen und unter Zuhilfenahme psychoanalytischer Konzepte und Techniken zum Seelenleben des Einzelnen in Beziehung treten.

Eine genaue Kenntnis und Dechiffrierung der Bedeutungen und Symbole in der Seelenwelt des jeweiligen Tinnituspatienten ist erforderlich und muss gemeinsam mit ihm in Gesprächen erarbeitet werden. Nur wenn sich schließlich die Botschaft des Tinnitus in ihrer symbolischen Bedeutung für das Individuum entschlüsseln und deuten lässt, kann sich im Verlauf der ITT ein Heilungsprozess entwickeln.

Die auf Jastreboff und Hazell zurückgehende *Tinnitus-Retraining-Therapie* ist, als erster Behandlungsansatz und als fundamentale Ausgangsbasis, immer in der *ITT* enthalten. Für viele Patienten mag die *TRT* allein schon ausreichen, und nicht alle Patienten, die so behandelt werden, benötigen auch zusätzlich noch eine *ITT* als weiterführende Behandlung. In vielen Fällen jedoch ist das Phantomgeräusch symbolisch extrem stark aufgeladen und weist über den Tinnitus als momentan zu erleidendes Symptom und eine zu verarbeitende Funktionsstörung weit hinaus. Dann sollte die *Individuelle-Tinnitus-Therapie* zusätzlich angeboten werden.

Mithilfe dieser Therapie kann man versuchen, die Menschen aus ihren Ängsten, ihrer Panik und ihren zum Teil verqueren und auswegslosen Deutungsmustern der eigenen Existenz herauszuführen. Die Deutung seelischer Tiefenstrukturen weist weit über rein naturwissenschaftliche Zusammenhänge hinaus und berücksichtigt auch unübliche Wechselwirkungen und Resonanzen. Der Therapeut partizipiert bei der Dynamisierung seelischer Kräfte am Leben des Betroffenen mit dem Ziel, durch diese therapeutische Anteilnahme eine ganzheitliche Heilung herbeizuführen, bei der das Symptom Anlass und Wegweiser ist.

Es geht ja oft nicht mehr nur um das Kurieren eines Symptoms oder einer Krankheit, sondern um die Heilung des Menschen in seiner Gesamtheit, wenn er sich immer tiefer in seine Lebenskrise verstrickt hat und der Tinnitus als Schrei der Verzweiflung aus den tiefsten Schichten des Unbewussten gedeutet werden muss. Menschen können nicht nur von äußeren Belastungen erdrückt und von wahnhaften Vorstellungen und Ängsten irregeleitet werden; sie können auch an ihren inneren Strukturen scheitern oder von eigener pathologischer Leistungskraft zerstört und gleichsam zerrissen werden.

Diese Situation ist durch einen Vergleich mit der technischen Ebene in der gegenständlichen Welt anschaulich zu machen. Denken Sie nur an ein Flugzeug, das für seine Bauweise viel zu schnell fliegt. Bei fortwährender Übersteuerung mit überhöhter Drehzahl und ständiger Maximalgeschwindigkeit werden die Verbindungselemente überlastet. Das Ganze reißt auseinander, zerfällt in seine Einzelteile und ist als Funktionsgebilde nicht mehr heil.

Analog dazu ist auch das Verhältnis zwischen den biologischen Möglichkeiten des Menschen und den Belastungen aus seinem unmittelbaren sozialen Umfeld in unserer heutigen materialistischen und technologischen Informations- und Erlebnisgesellschaft aus den Fugen geraten. Wir sind nicht dafür geschaffen, ständig als Verkehrs- und Arbeitsmenschen überbeansprucht zu werden, von akustischen und visuellen Signalen permanent gereizt zu werden.

Wie sollen wir heil bleiben, wenn wir immer wieder als Teil einer größeren Erregungsmasse von pseudo-wichtigen Informationen in neue Vibrationen versetzt werden? Wie sollen wir innere Ruhe finden, wenn wir wie besessen uns ständig dazu getrieben fühlen, von einem Ereignis zum nächsten zu hetzen? Solche exzessiven Belastungen von außen müssen zwangsläufig zu ungeheuren Scherkräften und Spannungen im Erlebnisinneren führen.

Wenn die Seele ständig solchen Trenn- und Spaltungstendenzen ausgesetzt und Zerreißproben unterworfen ist, werden schließlich lebensfeindliche und destruktive Kräfte zu Rissen und Ermüdungsbrüchen führen. Daraus entwickeln sich dann erst Anfälligkeiten und schließlich manifeste Erkrankungen. Tinnitus ist dabei eine geradezu typische Folgeerscheinung, die in den letzen Jahren an Häufigkeit dramatisch zugenommen hat.

Um Abhilfe zu schaffen, genügt es meistens nicht, das Symptom zu lindern oder einen einzelnen Schaden zu reparieren. Die Aufgabe besteht vielmehr darin, Zerstörungspotentiale auf allen Ebenen abzubauen und den Menschen in seiner Gesamtheit wieder wahrzunehmen und zu stärken. Dabei müssen auch die Voraussetzungen und Rahmenstrukturen, die den Tinnitus erst ermöglicht haben, beseitigt werden. Gefragt ist ein Heiler (im umfassenden Sinn), der die abgetrennten und verbogenen Lebenslinien zunächst dechiffrieren und identifizieren kann, um sie anschließend auch wieder zu »richten«, zusammenzuknüpfen und zu reintegrieren.

Mit einer Analyse allein ist es hier nicht getan; hier geht es um viel mehr. Zur Diskussion steht das Wagnis, unter Aufhebung der bisher üblichen therapeutischen Distanz, Sympathie und Anteilnahme zu zeigen, aneinander zu partizipieren. Es geht um therapeutisches Dasein und Bei-stehen, und, in weiteren Schritten, um eine *rekonstruktive Psychosynthese.*

Die *ITT* hat es sich zur Aufgabe gemacht, in dieser Richtung ganz neue Wege zu gehen, um gesunde, heile Strukturen im Patienten zu synthetisieren, also wieder stark zu machen und den ursprünglichen stabilen Zustand auf einer viel breiteren Basis erneut herzustellen. Die Quellen für seelische Kräfte müssen wieder freigelegt werden, um dem Menschen in seinem je eigenen Lebensgeflecht Sicherheit finden zu lassen, um ihm schöpferische Gestaltungskraft für neue Verbindungen und Anknüpfungspunkte mit anderen Menschen zu verleihen.

Solange er sich noch in seinem eigenen Netz verstrickt und verfangen hat, ist er unbeweglich. Verbleibt er in der Rolle des Opfers, kann ihn der Tinnitus wie ein Stachel erbarmungslos und zielsicher aufspießen, ihn wie ein Insekt anstechen, ihn aussaugen und ihm alle Energie rauben, bis hin zur völligen Erschöpfung und unter Umständen sogar zum Tod.

Sobald sich das Netz aber öffnet und er sich wieder frei und tänzerisch bewegen kann, ist der Bann gebrochen. Der Betroffene spürt dann neue Kraft in sich aufkeimen und kann unter Umständen nach erfolgter Heilung wieder (oder auch: zuallererst!) durch eigene Impulse seinen Lebensformen eine souveräne, authentische Gestalt verleihen.

Das Buch von Hans-Jürgen Heinrichs gewinnt seine große medizinische Bedeutung also dadurch, dass es durch Einbeziehung psychoanalytischer Gesichtspunkte weit über die herkömmlichen Behandlungstechniken hinausgeht und durch die Entwicklung der *Individuellen-Tinnitus-Therapie* völlig neue Behandlungsmöglichkeiten eröffnet. Die *ITT* hat sich bereits jetzt praktisch bewährt. Bei einer ganzen Reihe von Patienten, bei denen andere Theapieversuche gescheitert waren, hat die *ITT* zu einer Form der Heilung geführt, die vom Patienten wie eine Rettung und Erlösung vom Tinnitus erfahren wurde.

Wer sich mit derartigen weiterführenden Heilungskonzepten beschäftigen möchte oder sich einfach zu kühnen Exkursionen in menschliche Erlebnisinnenwelten mit ihren vielfältigen Wahrnehmungs- und Seelenlandschaften animieren lassen möchte, der sollte nicht zögern, sich von diesem Buch faszinieren und verzaubern zu lassen.

Dr. Christian Hellweg
HNO-Arzt und Co-Autor des Buches
Tinnitus-Retraining-Therapie

Praktischer Kommentar

Während meiner Ausbildung an der Universitätsklinik Bonn wurden im Rahmen einer Habilitationsschrift mehrere hundert Tinnituspatienten untersucht. Praktisch keinem dieser Menschen konnte damals geholfen werden. Dies war ein für meinen gesamten beruflichen Werdegang prägendes Erlebnis.

Aus eigener Erfahrung kenne ich sowohl die Problematik des Tinnitus wie die der Hyperakusis. So konnte ich auch nachempfinden, dass das Erleben des Tinnitus und der Hyperakusis nur schwer in Worte zu fassen sind. Für beide Phänomene lassen sich kaum vergleichende Geräusche oder Empfindungen benennen, wie mir bei den Patienten in der Universitätsklinik immer wieder aufgefallen war. Beim Versuch, ihr Geräuscherlebnis zu schildern, griffen manche zu poetischen Vergleichen und neuen Wortschöpfungen wie »das Läuten von Maiglöckchen«, oder »klingt wie Weltraumrohre«, »Tunnelausgang Mitte«, »Hartholz mitten in Kreissäge«. Einerseits sind dies durchaus präzise Darstellungen, andererseits kann daraus geschlossen werden, dass diese Geräusche anders wahrgenommen werden als die »normalen Geräusche«. Meine eigenen Erfahrungen waren genauso. Es war mir nicht möglich, im Familien- oder Freundeskreis meine Tinnitus- und Hyperakusisproblematik auszudrücken. Im Kollegenkreis, bei Menschen also, die gewohnt sind über Hörprobleme zu sprechen, gelang es mir wesentlich besser, meinen Zustand zu beschreiben.

Damals war ich noch der Auffassung, ich hätte zu meinem Tinnitus zusätzlich ein Rekruitment, also eine Verschiebung der Lautstärke-Lautheitsrelation. Von Hyperakusis war damals noch nicht die Rede. Kollegen konnten zumindest ahnen, was ich wahrnahm. Fachfremden Verwandten und Freunden sagte dies alles natürlich gar nichts. Es erging mir wie jedem anderen Betroffenen auch. Keine Worte findend, um den Zustand zu erklären.

Zehn Jahre später bei einem Kurs von Prof. Jastreboff wurde mir dann klar, was ich eigentlich gehabt hatte, nämlich Tinnitus und, erstmals mit diesem Begriff bezeichnet, Hyperakusis. Also keine Verschiebung der Lautstärke-Lautheitsrelation.

1998 entwickelte während des Badens auf Fuerteventura mein rechtes Ohr plötzlich wieder eine Hyperakusis. Das Meer war ganz ruhig; nur winzige, höchstens ein Zentimeter hohe Wellen waren zu sehen. Aber schon das Geräusch meiner Schritte, wie ich vom Wasser an den Strand lief, war ungewöhnlich. Noch viel mehr die Geräusche der Miniwellen. Schnell merkte ich auch, dass nur das rechte Ohr etwas anders wahrnahm und mir war klar, dass ich wieder eine Hyperakusis hatte, mit oder ohne Hörsturz.

Plötzlich war ich fasziniert von der Andersartigkeit und versuchte, die neue Wahrnehmung zu präzisieren und die Unterschiede rechts-links genauer wahrzunehmen. Ich versuchte, das überlaute Wassergeräusch, das die winzigen Wellen in meinem rechten Ohr erzeugten, mit einem Meeresrauschen, das ich kannte, zu vergleichen.

Alle Versuche, dies bildlich darzustellen, sind unvollkommen, so, als wolle man den Duft von Rosen, den Geschmack von Speisen optisch darstellen, oder das Grün von Bäumen hörbar machen. Ein blind geborener Mensch wird sich die Welt ganz anders vorstellen, als wir sie sehen können.

Sehen ist eine optische Erfahrung, Hören eine akustische Erfahrung. Schmecken, Riechen, Fühlen – jedem Sinn ist eine bestimmte Erfahrung zuzuordnen, und wenn eine davon ausfällt, man sich z. B. in völliger Dunkelheit zurechtfinden muss, verändert und schärft sich die Wahrnehmung der anderen Sinne. Das Ohr gewinnt – bei entsprechenden Übungen – nochmals an Raumdurchdringung und Hörschärfe, die Tastsinne der Füße können riesengroß werden.

Als begleitende Akustikerin mit Tinnitus- und Hyperakusis-Betroffenen möchte ich im folgenden über die Tinnitus-Retraining-Therapie berichten.

Die 18–24 Monate dauernde TRT ist für mich am ehesten vergleichbar mit einem Vexierbild. Nach meiner Erfahrung ändern sich während der Therapie sowohl die akustischen Phänomene als auch das, was der Betroffene empfindet.

Meine Aufgabe ist die akustische Begleitung bei der Veränderung der Wahrnehmung und die Einstellung der Rauschpegel bzw. der

Hörgeräte in den Phasen der Hörveränderungen. Meiner Erfahrung nach gibt es mehrere Phasen der akustischen Wahrnehmung.

Veränderungen der Tonheit
Veränderungen der Lautheit
Veränderungen der Rauschigkeit
Veränderungen der Störungsdichte
Veränderungen der (akustischen) Empfindsamkeit

Man kann durchaus das Empfinden darstellen, Gefühle, die hervorgerufen werden, nicht aber den Sinneseindruck. Nehmen wir die Parfümreklame: man kann darstellen, was ein Duft erreichen soll: Verführung, Frische etc. Der Geruch jedoch ist nicht darstellbar, er ist allein durch das Riechen olfaktorisch wahrnehmbar. Das Klirren eines Schlüsselbundes, das Quietschen von Reifen, Seufzen, Bellen oder Miauen usw. sind nicht zeichenbar.

Und genau dies ist für Tinnitus-Hyperakusisbetroffene ein großes Problem.

Wie stellt man diese neuen Erfahrungen dar? Das Empfinden bzw. die auftretenden Gefühle sind noch am ehesten verbalisierbar.

Es gibt sehr verschiedenen Tinnitusformen: Pfeifen, Klingeln, Summen, Rauschen etc. Außerdem kann die Hörwahrnehmung – lokalisiert am rechten oder linken Ohr, im Kopf, Hinterkopf, vor den Ohren usw. – sehr unterschiedlich sein und sich auch während der TRT unter Umständen mehrfach verändern.

Hier der Versuch, exemplarisch zwei Tinnitusformen graphisch darzustellen.

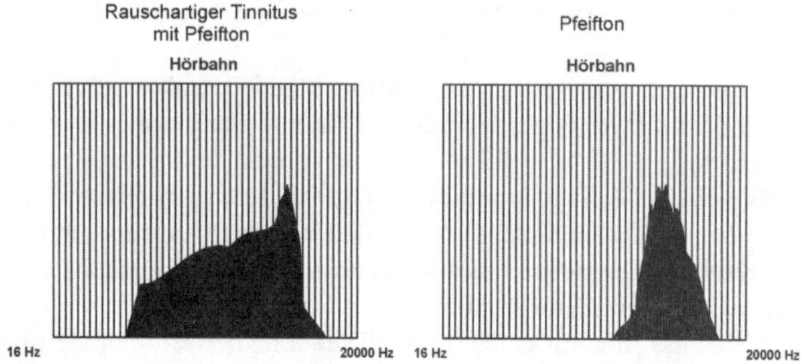

Abb. 1

Es wurden im Verlauf der Tinnitustherapie-Geschichte schon viele Experimente gemacht, um den Tinnitus auszulöschen. Dazu hat man unter anderem versucht, Tinnitus mit Hilfe von Gegenfrequenzen zu beseitigen. Man hat also genau analysiert, welches Frequenzspektrum ein Tinnitus einnimmt, und hat dann akustisch genau das umgekehrte Frequenzspektrum gebildet. Die beiden Frequenzen hätten sich, mathematisch gesehen, gegeneinander aufheben müssen. Was rechnerisch und logisch richtig war, stellte sich in der Praxis als Unmöglichkeit heraus.

Der Tinnitus veränderte einfach seine Frequenz und war dadurch unter Umständen schriller und unangenehmer als zuvor.

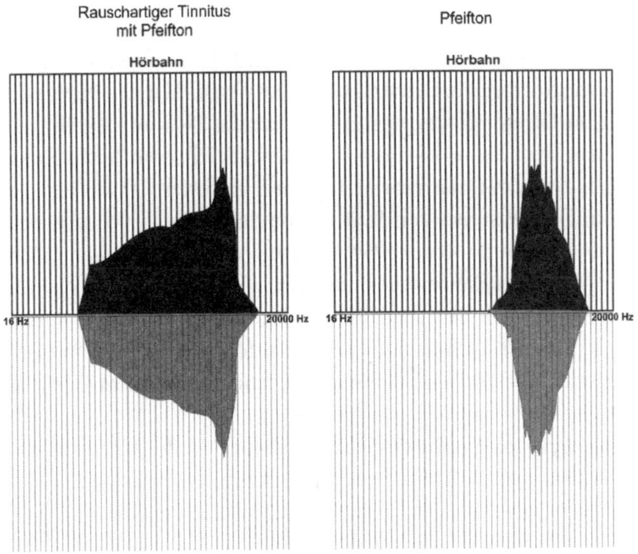

Abb. 2

Lange hat man in der Geschichte der Tinnitustherapien außerdem versucht, den Tinnitus zu maskieren, also dem Phantom eine Maske aufzusetzen, um es so unsichtbar bzw. unhörbar zu machen. Auch diese Experimente mussten aufgegeben werden, weil sich der Tinnitus viel stärker als zuvor meldete.

Also alles, was mit Kraft, Kampf, Verdrängen, Auslöschen usw. zu tun hatte, war für die Betroffenen nicht hilfreich, sondern verstärkte eher noch die Symptomatik.

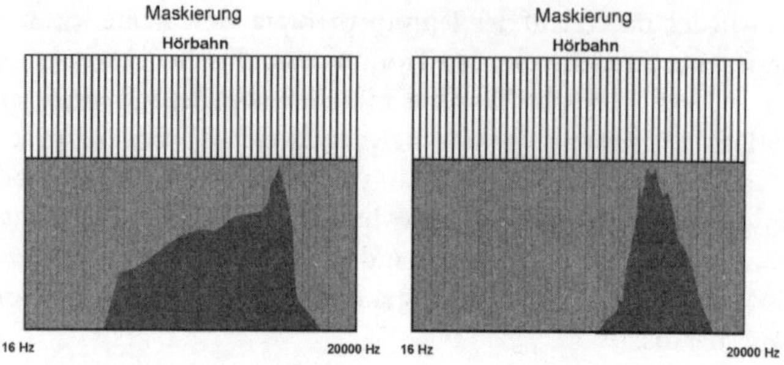

Abb. 3

TRT (Tinnitus-Retraining-Therapie)

Das Neurophysiologische Modell der Tinnitus-Retraining-Therapie (TRT) wurde von Prof. Jastreboff, USA / Prof. Hazell, England, entwickelt. Auf dieser Grundlage wird heute die TRT durchgeführt.

Anhand von Sanus Noisern, Geräten, die ein sehr leises Rauschen erzeugen – am ehesten vergleichbar mit leichtem Landregen, leisem Windhauch, Rauschen von Blättern bei leichtem Wind usw., soll der Tinnitus umspült werden. Wahrnehmbar wird lediglich noch ein kleiner Anteil des Geräusches; der Rest wird verschleiert, verhüllt.

Die meisten Tinnitusbetroffenen können es gar nicht verstehen, dass es hilfreich sein soll, zu dem quälenden und nervenden Tinnitus, der wie mit Nadeln ins Gehirn sticht, noch ein zweites Geräusch zu hören.

Doch diese leise, immer gleich bleibende sanfte Umspülung wird als sehr beruhigend und angenehm empfunden. Es ist, als würde das harte, spitze, unerträgliche Geräusch in Watte verpackt.

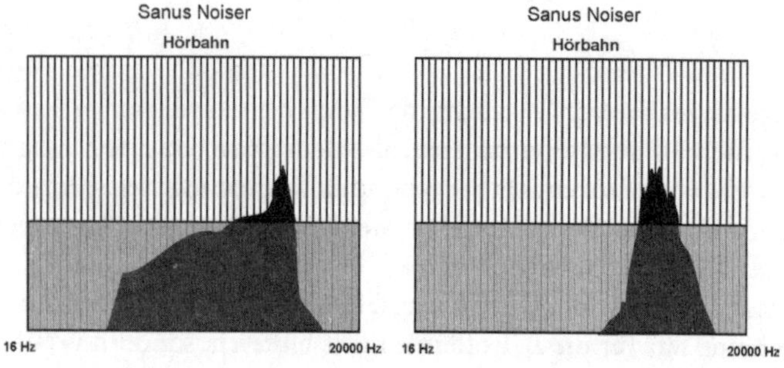

Abb. 4

Auch mit Hörgeräten/Frequenzverstärkern kann man diese Verhüllung, diese Verschleierung des Tinnitusgeräusches bewirken.

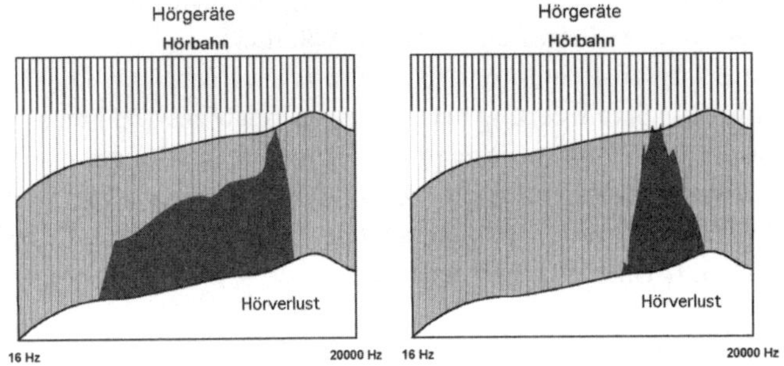

Abb. 5

Ganz laienhaft gesprochen, könnte man sagen: Sanus Noiser-Hörgeräte, Frequenzverstärker und Bedside Noiser sind wie Pflaster auf einer Blase.

Wenn man am Fuß eine Blase hat, wird jeder Schritt quälend.

Verpflastert man diese Blase, ist das Ungemach immer noch da, aber man kann beschwerdefreier laufen.

Bedside Noiser sind Schall erzeugende Geräte, die man in der Nacht mitlaufen lassen kann. Teilweise sind diese in Kopfkissen mit Lautsprechern integrierbar. Viele Tinnitusbetroffene mögen den Schall so nah wie möglich am Ohr bzw. im Ohr. Da nicht jeder nachts auf Sanus Noisern / Hörgeräten / Frequenzverstärkern schlafen kann, sind Bedside Noiser sehr hilfreich.

Bevorzugt werden erfahrungsgemäß folgende Geräusche:

Leises Regnen, Meeresrauschen, Bachgluckern. Auch Springbrunnen und Aquarienpumpen können hilfreich sein.

Ob nun Sanus Noiser (Gesundes Rauschen) oder Hörgeräte, wichtig ist für die Betroffenen, dass diese Geräte immer beidseitig getragen werden.

Das kann schwierig sein, wenn auf beiden Ohren eine unterschiedliche Wahrnehmung vorhanden ist oder gar eine einseitige Taubheit vorliegt. Dann muss man nach Lösungsansätzen suchen und mehrere Möglichkeiten ausprobieren.

Sinnvoll kann es auch sein, im Falle einer Kombination von Tinnitus und Hörverlust, so genannte Kombigeräte zu tragen, also Geräte, die das Gehör verstärken und auch als Sanus Noiser wirken.

Im Falle von Hyperakusis werden die Sanus Noiser zuerst einmal sehr nahe des überhaupt Hörbaren eingestellt. Dann wird ganz langsam eine weitere behutsame Veränderung der Lautstärke herbeigeführt, so weit der Betroffene es ertragen kann.

Die Erfolgsaussichten bei Hyperakusis sind sehr gut. Die Tragedauer bis zur Stabilisierung beträgt ca. 6 Monate bis 1 $^1/_2$ Jahre.

Sowohl bei Tinnitus als auch bei Hyperakusis ist es ganz wesentlich, Lärmschutz zu benutzen, wenn höhere Lärmpegel zu erwarten sind. Vor allem im lärmschädigenden Bereich ab 85 dB ist es dringlich anzuraten, Lärmschutz zu tragen.

Eine gemeinsame Therapie durch TRT-, ITT-Fachleute, HNO-Ärzte, Psychologen, Hörakustiker und individuell benötigte Fachleute eröffnet dem Betroffenen über einen Prozess von 18 bis 24 Monaten gute Chancen der Heilung.

Mit dem alle wichtigen Ansätze integrierenden und neue Perspektiven eröffnenden Buch von Hans-Jürgen Heinrichs wird den Betroffenen Mut gemacht, durch diesen Veränderungsprozess hindurch zu gehen.

Gabriele Lux-Wellenhof
Hörakustikmeisterin, Frankfurt am Main

Anhang

16 Praktische Ratschläge in Kurzform

1.
Wann immer möglich, sollten Sie Stille meiden. Dies heißt, dass Sie sich mit Musik und Geräuschen der Natur umgeben, ja, gleichsam in ihnen baden sollten. Vermieden werden soll natürlich auch das andere Extrem, das sogar Auslöser für Tinnitus sein kann: Lärm, Stress, Anspannung, Disharmonie.
Vom Lärm zum Klang, so könnte man diesen Schritt in aller Kürze umschreiben.

2.
Versuchen Sie die Panik – die immer wieder mit Macht sich einstellende übermäßige Angst vor dem Dauergeräusch – ins Leere laufen zu lassen. Dies ist eine Angst, die nicht nur von innen her kommt, sondern ganz entscheidend durch die Leidensgeschichten »wohlmeinender« Freunde und Bekannter genährt wird.
Panik ist ein Verbündeter des Tinnitus.

3.
Machen Sie sich immer wieder klar, dass der Tinnitus keine Krankheit ist, die Sie direkt bekämpfen oder mit dem Willen abstellen können. Sie ist nicht greifbar. Nur Sie selbst sind in der Lage, das Geräusch aus dem Zentrum Ihrer Aufmerksamkeit zu rücken. Die dazu nötigen Schritte können diesem Buch entnommen werden.
Vertrauen Sie auf Ihre Selbstheilungskräfte.

4.
Freuen Sie sich, wenn das Geräusch an einem Tag, in einer Nacht oder auch nur für Augenblicke leiser ist. Vermeiden Sie aber eine euphorische Stimmung, denn sonst sind Sie nur noch depressiver, wenn sich das Geräusch wieder in alter Lautstärke einstellt.

Ein Schwanken der Lautstärke, mit der Sie, und nur Sie!, den Tinnitus hören, ist normal und eher ein positives Zeichen: der Tinnitus ist in Bewegung. Dies heißt auch, dass Sie ihn durchaus einmal im linken Ohr oder auch unspezifisch im Kopf, als eine Art Schwirren hören können, wenn Sie ihn zuvor immer rechts lokalisiert haben. Es ist auch möglich, dass man eine Zeit lang besonders beim Einschlafen und nachts von dem Ohrensausen gepeinigt wird und in einer anderen Phase eher tagsüber. Auch kann sich nicht nur die Lautstärke, sondern auch die Art des Geräusches ändern.

5.
All dies wird mit großer Unruhe von dem Betroffenen registriert. Dahinter steht immer die Angst, dass sich der Tinnitus insgesamt verstärkt. In Wirklichkeit sind dies aber nur subjektive Befürchtungen und keine realen Gefahren. Die subjektive Wahrnehmung gilt es zu entzerren.
Euphorie und Depression arbeiten dem Tinnitus zu. Versuchen Sie, Ihre Stimmung zu stabilisieren.

6.
Sprechen Sie mit Ihren besten Freunden über Ihre Probleme, aber machen Sie diese nicht zum alles beherrschenden Thema. Versuchen Sie, das, was Sie mit dem Tinnitus erleben, nicht nur als eine persönliche Leidensgeschichte zu vermitteln, sondern als ein interessantes Phänomen. Ein Beispiel:

Jemand fragt Sie: »Leiden Sie immer noch so furchtbar? Das muss ja ganz schrecklich sein, was man so hört.« Sie könnten etwa antworten: »Stellen Sie sich vor, was ich heute gelesen habe: Der Tinnitus ist eine Art Phantomschmerz. Wie bei jemandem, der im Krieg ein Bein verloren hat und dennoch im dem Teil des Körpers, der ja gar nicht mehr da ist, Schmerzen verspürt. Ist das nicht verrückt?«

Dann bewegt sich das Gespräch ganz woandershin. Ihrem Gesprächspartner fällt vielleicht irgendeine andere »verrückte« Geschichte ein, und vielleicht spricht er Sie ein paar Tage später wieder an, aber nicht mit der mitleidigen Frage »Geht es Ihnen immer noch so dreckig?«, sondern etwa so: »Ich habe noch mal nachgedacht über den Phantomschmerz, und da ist mir eingefallen ...«
Der Tinnitus darf nicht alle Ihre Gespräche beherrschen. Er sollte nicht im Mittelpunkt der Aufmerksamkeit stehen.

7.
Machen Sie wieder andere (alte und neue) Interessen stark. Erweitern Sie das Spektrum Ihrer Aufmerksamkeit und Ihrer Aktivitäten. Arbeiten Sie der Tendenz des Tinnitus entgegen, alle Aufmerksamkeit und Energie auf sich zu ziehen.

Dies geht nur in vielen kleinen Schritten. Freuen Sie sich selbst an minimalen Erfolgen und verzweifeln Sie nicht an Rückschlägen.

Der Tinnitus ist ein Schmarotzer. Er lebt von Ihren Energien. Lassen Sie das nicht zu.

8.
Sie können den Tinnitus nicht mit Ihrem Willen beseitigen. Wenn Ihnen Ihr Wille sonst im Beruf die größten Erfolge beschert, hier ist er machtlos. Sie können den Tinnitus nicht in der Haltung eines Boxers k.o. schlagen. Ihre Einstellung sollte mehr die eines Ringers, eines T'ai Chi-Kämpfers oder Tänzers sein. Sie müssen auch mit List arbeiten. Lernaufgaben:

Dem Tinnitus ausweichen, ihn beiseite schieben, lernen, ihn nicht zu beachten.

Der Wille allein besiegt den Tinnitus nicht. Den Willen zur Stärkung anderer Aktivitäten einsetzen.

9.
Das Beiseiteschieben des Tinnitus ist nicht mit Verdrängen zu verwechseln. Im Gegenteil: Konfrontieren Sie sich damit, dass Sie Tinnitus bekommen haben, warum überhaupt und warum jetzt.

Lassen Sie sich nicht als »chronisch« abstempeln.

Nehmen Sie Ihr Leben selbst in die Hand.

Geben Sie die Opferrolle auf. Nehmen Sie die Verantwortung auf sich. Schreiben Sie Ihr Drehbuch des Lebens neu.

10.
Eine medizinische Abklärung ist notwendig und steht auch immer am Anfang des Tinnitus-Leidens. Nutzen Sie die medizinischen Basisangebote (Infusionen, Sauerstofftherapie und Medikamente zur Erhöhung der Strömungsgeschwindigkeit des Blutes, z. B. Ginkgo-Präparate) und eine Auswahl der alternativ-medizinischen Behandlungsformen wie Akupunktur, Körper- und Chakren-Therapien, Entspannungsübungen. Finden Sie Zugang zur »Tinnitus-Retraining-Therapie«.

11.
Wechseln Sie den HNO-Arzt, wenn er Sie mit Medikamenten und Hörtests abspeisen will und zum zehnten Mal in Ihre Ohren schaut und sagt, man könne weiter nichts machen.

Niemand kann im vorhinein wissen, was gut für Sie ist.

Nutzen Sie alle Informationen für sich und finden Sie Ihre eigene Einstellung heraus.

12.
Suchen Sie sich Gesprächspartner, die schon *weiter* sind als Sie, die Ihnen neue Informationen vermitteln (zum Beispiel Techniken zum besseren Einschlafen oder zum Umgang mit dem Problem im Alltag und Berufsleben). Meiden Sie Menschen, die Sie »runterziehen«!

13.
Zu der wichtigsten medizinischen Information gehört vor allem:

Der Tinnitus selbst ruft keine Folgekrankheiten hervor, und er ist auch nicht Ursache für eine weitere Hörverschlechterung.

Tinnitus ist nur die Leid erzeugende Zuspitzung des für alle Menschen zutreffenden Normalfalls, dass man immer Geräusche wahrnimmt.

Unser Hörsystem hat eine generelle Tinnitus-Bereitschaft (»Grund-Tinnitus«). Auch jeder Gesunde kann unter bestimmten Voraussetzungen vorübergehend Tinnitus bekommen.

Finden Sie aus der Fülle der Angebote und Informationen Ihre eigene Form der Beseitigung des Problems heraus.

14.
Eine sehr erfolgversprechende Therapie bei anhaltendem Tinnitus ist die Kombination der »Tinnitus-Retraining-Therapie« mit Psychotherapie und der Schulung zu einer veränderten Wahrnehmung. Diese drei Schritte werden in diesem Buch so dargestellt, dass jeder Leser dazu einen Zugang finden kann.

Die *»Tinnitus-Retraining-Therapie«* arbeitet immer mit einer begleitenden Beratung (dem so genannten »Counselling«) und oft mit so genannten »Noisern«, die im Ohr getragen werden. Ziel ist die Habituation des Tinnitus (also ein normales Leben mit dem Geräusch zu führen). Der Tinnitus kann dabei auch ganz verschwinden.

Die *Psychotherapie* konzentriert sich auf das individuelle psychische Umfeld des Tinnitus sowie auf alte Strukturen und Verhaltensmuster, die auch ursächlich für den Tinnitus sein können.

Die *Wahrnehmungsschulung* ist elementar, um die alleinige Konzentration auf den Tinnitus aufzulösen, um wieder ein Wahrnehmen am Tinnitus vorbei zu ermöglichen.

15.
Die eben beschiebene *kombinierte Rehabilitation* wird auch teilweise als stationäre Behandlung in Spezialkliniken angeboten. Allerdings kann die etwa zwei- bis sechswöchige Therapie nur als Beginn einer längerfristigen Behandlung angesehen werden. Auch kann es erfolgversprechender sein, wenn man nicht zu sehr Teil einer Leidensgemeinde wird und sich die einzelnen Therapieformen selbst zusammenstellt, sofern dies möglich ist. All dies verlangt viel Geduld und eine neue Aufmerksamkeit für das eigene Leben.

Dies ist oft sehr nervenaufreibend und lästig. Deswegen sollte man sich immer vor Augen führen: Jede Krankheit »kostet« etwas; dafür hat sie aber auch einen »Gewinn«. Dieser ist in den seltensten Fällen ohne Leiden, ohne Schmerzen zu haben.

16.
Worin besteht der »Gewinn« der Krankheit?

Dies kann letztlich jeder nur individuell herausfinden. Allgemein bedeutet »Gewinn« in diesem Zusammenhang, seelische Aufgaben zu lösen, Wandlungen zu vollziehen. Die Aufgabe ist zumeist nicht direkt erkennbar, sie erscheint in verschlüsselter Form. Man muss in dem rätselhaften Text des eigenen Lebens und des Unbewussten lesen lernen.

Die Krankheit ist ein gutmeinender Bote. Krankheit ist im holistischen Sinn ein körperlich-seelisch-energetischer Ungleichgewichtszustand.

Diese Disharmonie kann prinzipiell aufgelöst werden, in jedem Fall so weit, dass das Leben eine neue, bessere Qualität erhält. Dies kann man als einen Weg zur Heilung (im Sinn von Heilwerden) bezeichnen.

Heiler, Ärzte, Therapeuten sind Zuträger des Selbst-Heilungsprozesses, der Reharmonisierung von Energien, Gedanken, Empfindungen, Verhaltensformen.

Anmerkungen

1 Ein Syndrom ist ein Aggregat, eine Zusammenballung von Symptomen, also Krankheitsanzeichen. Den oft vorkommenden Begriffen Phantom und Phantasma ist ein extra Kapitel gewidmet. Der Begriff des Traumas zieht sich durch das gesamte Buch; er bezeichnet die Folgen eines seelisch und/oder körperlich schwerwiegenden Ereignisses.

2 Vgl. auch Kap. 18.

3 Diese Vorgehensweise wird in den folgenden Kapiteln (z. B. Kapitel 7, S. 68 ff.) immer wieder angesprochen. Vgl. auch das Nachwort von Christian Hellweg und den Kommentar von Gabriele Lux-Wellenhof.

4 Vgl. Peitgen/Jürgens/Saupe (1994).

5 Vgl. Paul Madaules »Praxisbuch zur Tomatis-Methode«: *Die Kunst zu hören.* Darin werden auch Tomatis' Hörübungen (»earobics«) ausführlich dargestellt.

6 Vgl. auch Kap. 9.

7 *Chakren,* wörtlich »Kreis« oder »Rad«. Energiezentren im menschlichen Körper, die in Verbindung mit den verschiedenen Gefühlsebenen und, über Drüsen, auch mit dem biologischen Körper stehen sollen.

8 Die fundiertesten Arbeiten zu dieser Thematik sind: Harrison (1988), Dethlefsen (1986), Beck (1985).

9 Placebo = Ich werde gefallen. Nocebo = Ich werde schaden.

10 Spitzer spricht davon, dass Placebos einen Wirkungsmechanismus haben, »der aus einer Beeinflussung des endogenen Opioidsystems besteht«. Allein die Tatsache, dass sich ein Arzt um den Patienten kümmert, führt zur Schmerzlinderung.

11 Vgl. hierzu umfassend die Schriften von Jastreboff und Hazell sowie: Hellweg u. a. (2000); Hesse (Hg.) (1999) und Schaaf/Hesse (2002) praktizieren eine komplexe Retraining-Therapie, die den Rahmen der Jastreboffschen Methode sprengt. Vgl. dazu die Erläuterungen S. 71 ff.

12 Die Arbeit am eigenen Selbst – die Schattenarbeit, die *In*volution – erweist sich am Ende als unabdingbar für die Verminderung von Destruktivität, für die Vergrößerung von Konstruktivität und Einheit. In Einklang miteinander können Menschen nur kommen, wenn sie dies zuvor an sich selbst vollzogen haben. »Sei treu ergeben deinem eig'nen Selbst, und es

muss folgen wie die Nacht dem Tag, so kannst du keinem anderen Unrecht tun.« (Shakespeare)

13 Vgl. auch Kap. 9.

14 Diese Forschungen werden zur Zeit am Max-Planck-Insitut für Psychiatrie in München durchgeführt. Die »Signaltherapie« und »Neurofeedback-Methode« werden später noch erläutert.

15 1911 erfanden Pierre Souvestre und Marcel Allain die Fantômas-Figur für einen Zeitschriftenfortsetzungsroman.

16 Phantasmen im Zusammenhang mit Größen- und Allmachtsfantasien, wie etwa im Faschismus und der Ideologie von der »nordischen Rasse«, nehmen ein Ausmaß an gesellschaftlicher Realität an, das besonders deutlich zeigt, wie *wirklich* unbewusste Vorgänge sind. Vgl. Erdheim, *Die gesellschaftliche Produktion von Unbewusstheit.*

17 Freud, *Die Traumdeutung.*

18 Wirklichkeit im Sinne der modernen Physik basiert primär auf »immateriellen Beziehungen, reiner ›Gestalt‹«. (Hans-Peter Dürr im Gespräch mit dem Autor) Aus den Relationen des Möglichen im Gestaltenwandel entsteht in einem »Gerinnungsprozess« das, was wir als reale Phänomene bezeichnen. In dieser Perspektive sind belebte und unbelebte Natur nicht mehr grundverschieden. Sie sind auf die gleichen Beziehungsformen zurückzuführen.

19 Vgl. dazu das Kapitel 9.

20 Nietzsche, *Morgenröte.*

21 Vgl. Schaaf/Hesse/Nelting (2002) und Hesse (2002).

22 Mithilfe der Analyse elektrischer Hirnwellen durch das EEG (Elektro-Enzephalo-Gramm) lassen sich nach Ansicht der Autoren auch erstmals *computergraphisch* die neuronalen Veränderungen bei der Retraining-Therapie darstellen und bewerten.

23 »Neurofeedback« ist eine Weiterentwicklung des »biofeedback«-Verfahrens, was »Rückmeldung biologischer Signale« bedeutet. Muskelanspannungen im Kopf- und Halsbereich (die den Tinnitus verstärken) werden bei diesem Verfahren gelockert. Der Patient erlebt Entspannungseffekte.

24 neuronal (die Nervenzellen betreffend); cerebral (das Gehirn betreffend); synaptisch: Im Gehirn bildet jede Nervenzelle synaptische Kontakte für die Erregungsübertragung aus.

25 Ich verdanke Gisela von Wysocki diese Hinweise, vor allem auf Schönbergs Musik und deren Rezeption.

26 Vgl. auch Wolf Singers Beispiel einer Augenoperation: Ein Patient wird, nach gelungener Operation, mit der visuellen Reizüberflutung nicht fertig und erkrankt seelisch.

27 Vgl. Beck, *Krankheit als Selbstheilung.*

Bildnachweis

S. 9: Privatphotographie. Mit besonderem Dank an Christian Hellweg.
S. 20: © Sandro del Prete. Mit besonderem Dank auch an Gerhard Stief, Museum Explora (Frankfurt/M.)
S. 22: © Bernhard Malin. Mit besonderem Dank an den Künstler.
S. 29: Wie S. 22
S. 31: Computerzeichnungen
S. 66: Wie S. 31
S. 67: Aus: Achim Seidl und Klaus Holitzka: *Die Leere des Zen.* 1992. Mit besonderem Dank an die Künstler und den Eugen Diederichs Verlag, München.
S. 78: Wie S. 67
S. 89: Wie S. 31
S. 97: Wie S. 31
S. 112: Montierte Bilder
S. 121: Wie S. 22
S. 159: © Christian Hellweg.
S. 164: Wie S. 159
S. 173: Wie S. 159

Literatur (Auswahl)

Aitken, Robert: *Zen als Lebenspraxis.* Diederichs, München 1988.

Altrock, Theresia: *Tinnitus – ganzheitlich behandelt mit Homöopathie und Akupunktur.* Haug, Heidelberg.

Bach, Edward: *Die nachgelassenen Originalschriften.* Hugendubel, München 1991.

Beaulieu, John: *Heilen mit Musik und Klang.* Diederichs, München 1989.

Beck, Dieter: *Krankheit als Selbstheilung.* Suhrkamp, Frankfurt am Main 1984.

Berendt, Joachim-Ernst: *Das dritte Ohr.* Rowohlt, Reinbek 1985.

Ders.: *Urtöne.* Bauer, Freiburg 1991.

Ders.: *Ich höre, also bin ich.* Goldmann, München 1995.

Bek, Lilla / Philippa Pullar: *Chakra-Energie.* Scherz, München 1990.

Biesinger, Eberhardt: *Die Behandlung von Ohrgeräuschen.* Thieme, Stuttgart 1996.

Blanchot, Maurice: *Das Unzerstörbare,* C. Hanser, München 1991.

Böhme, Gernot: *Aisthetik.* Wilhelm Fink, München 2001.

Bohner, Gerhard: *Tänzer und Choreograph.* Edition Hentrich, Berlin 1991.

Brooks, Rodney: *Menschmaschinen. Wie uns die Zukunftstechnologien neu erschaffen.* Campus, Frankfurt am Main 2002.

Bühler, Walther: *Der Leib als Instrument der Seele.* Freies Geistesleben, 1990.

Cabral de Melo Neto, João: *Der Fluss.* Edition diá, 1993.

Chögyam, Trungpa: *Das Buch vom meditativen Leben.* Rowohlt, Reinbek 1991.

Ders.: *Spirituellen Materialismus durchschneiden.* Theseus, Zürich 1989.

Crary, Jonathan: *Aufmerksamkeit.* Suhrkamp, Frankfurt am Main 2002.

Dahlke, Rüdiger: *Der Mensch und die Welt sind eins.* Hugendubel, München 1987.

Deshimaru, Taisen: *Die Lehren des Meister Dōgen.* Diederichs, München 1991.

Dethlefsen, Thorwald: *Schicksal als Chance.* Hugendubel, München 1986.

Dogen-zenji: siehe Deshimaru

Edelman, Gerald M. und Giulio Tononi: *Gehirn und Geist.* Beck, München 2002.

Erdheim, Mario: *Die gesellschaftliche Produktion von Unbewusstheit.* Suhrkamp, Frankfurt am Main 1982.

Feldmann, Harald (Hg.): *Tinnitus.* Georg Thieme, Stuttgart 1992.

Fischer, Hans Rudi: In: Meinhold u. a. (Hg.) (1998).
Freud, Sigmund: *Vorlesungen zur Einführung in die Psychoanalyse.* S. Fischer, Frankfurt am Main 1991.
Ders.: *Die Traumdeutung.* GW II-III.
Ders.: »Notizen über den Wunderblock«. In: GW III.
Fromm, Erich / Daisetz Taitaro Suzuki / Richard de Martino: *Zen-Buddhismus und Psychoanalyse.* Suhrkamp, Frankfurt am Main 1972.
Ganz, Franz-Josef: *Ohrgeräusche.* Georg Thieme, Stuttgart 1986.
Goebel, Gerhard: *Ohrgeräusche. Psychosomatische Aspekte des komplexen Tinnitus.* Urban und Vogel, München 2001.
Greb, Peter: *Godo.* Burgrain 2001.
Groddeck, Georg: *Das Buch vom Es.* Fischer, Frankfurt am Main 1982.
Ders.: *Krankheit als Symbol.* Fischer, Frankfurt am Main 1983.
Ders.: *Natura sanat, medicus curat (Nasamecu).* Fischer, Frankfurt am Main 1984.
Grootaers, Frank G.: »Tinnitus: Ein Fremdes in uns.« In: *Musiktherapeutische Umschau*, 4, Bd. 22, 2001:336-356.
Grotowski, Jerzy: *Für ein Armes Theater.* Orell Füssli, Zürich 1986.
Gurdjieff, G. J.: *Sacred Hymns*, ECM, München 1980.
Ders.: *Das Leben ist nur dann wirklich wenn ›Ich bin‹.*
Hallam, Richard: *Leben mit Tinnitus.* Rowohlt Taschenbuch, Reinbek bei Hamburg 1996.
Harrison, John: *Liebe deine Krankheit, sie hält dich gesund.* Hugendubel, München 1988.
Hellinger, Bert: *Entlassen werden wir vollendet.* Kösel, München 2001.
Hellweg, Christian / G. Lux-Wellenhof / P. Bühler: *Tinnitus-Retraining-Therapie (TRT).* Hugendubel, München 2000.
Hesse, Gerhard: »Therapeutische Ansätze zur Verbesserung der auditiven Perzeption«. In: *HNO Praxis heute* 21, 2002:198-212.
Hesse, Gerhard (Hg.): *Retraining und Tinnitus-Therapie.* Thieme, Stuttgart/New York 1999.
Hesse, Gerhard / Nelting, Manfred / Schaaf, Helmut: *Tinnitus: Leiden und Chance.* Profil, München/Wien 1997.
Hesse, Gerhard / Nelting, Manfred / Schaaf, Helmut (Hg.): *Tinnitus-Therapie mit Leib und Seele.* Profil, München/Wien 1998.
Hocker, Klaus M.: *Tinnitus.* Beck, München 1997.
Hoffman, Kaye: *Von Göttern besessen. Trance-Tanz als energetische Erfahrung.* Trickster, München 1986.
Jakes, S. C.: *Kognitive Gruppentherapie für Patienten: Anwendung bei Tinnitus.* Tunbridge Wells Health Authority.
Jastreboff, Pawel / Jastreboff, Margaret: *The Third Course on Tinnitus Retraining Therapy for Management of Tinnitus & Hyperakusis.* University of Maryland, Baltimore, USA, Sept. 1997.

Jastreboff, P. J. / J. W. P. Hazell: »A neurophysiological approach to tinnitus.« In: British Journal of Audiology 27, 1993:7-17.
Jung, C. G. / Amiela Jaffé (Hg.): *Erinnerungen, Träume, Gedanken von C. G. Jung.* Walter-Verlag, Olten 1979.
Kellerhals, Bernhard / Zogg, Regula: *Tinnitus-Hilfe.* S. Karger, Freiburg und Basel. 2. Aufl. 1997.
Leiris, Michel: *Das Auge des Ethnographen.* Syndikat, Frankfurt am Main 1978.
Leonhardt, Claudia: »Biofeedbacktraining bei Tinnitus«. In: *Tinnitus Forum,* 1, 2002: 7-8.
Madaule, Paul: *Die Kunst zu hören.* Pendo, München 2002.
Meinhold, Werner J. / G. Coudrau / G. Langer (Hg.): *Das menschliche Bewusstsein.* Walter Verlag, Zürich / Düsseldorf 1998.
Michaux, Henri: *Erkenntnis durch Abgründe.* Droschl, Graz 1998.
Morgenthaler, Fritz: *Technik. Zur Dialektik der psychoanalytischen Praxis.* Syndikat, Frankfurt am Main 1978.
Musiktherapeutische Umschau 4, Bd. 22, Vandenhoeck und Ruprecht, Göttingen 2001.
Nelting, M. / G. Hesse / H. Schaaf: *Tinnitus Therapie mit Leib und Seele.* Profil, München/Wien 1998.
Ngakpa Chögyam: *Reise in den inneren Raum.* Junfermann, Paderborn 1990.
Odenthal, Johannes: »Pose und Bewegung zu Raum«. In: G. Bohner, *Tänzer und Choreograph.* Edition Hentrich, Berlin 1991.
Ders.: »Getanzter Raum«. In: *Daidalos,* 44, 15. Juni, Gütersloh 1992.
Pessoa, Fernando: *Das Buch der Unruhe.* Ammann, Zürich 1985.
Peitgen, Heinz-Otto / Hartmut Jürgens / Dietmar Saupe: *Chaos. Bausteine der Ordnung.* Klett-Cotta/Springer, Stuttgart/Berlin 1994.
Ruppert, Franz: *Verwirrte Seelen. Der verborgene Sinn von Psychosen.* Kösel, München 2002.
Schaaf, Helmut: »Tönend im Ohr«. In: *Musiktherapeutische Umschau,* 4, Bd. 22, 2001: 310-325.
Schaaf, Helmut / Hesse, Gerhard: *Tinnitus aurium.* Midena, Augsburg 1999.
Schaaf, H. / G. Hesse / M. Nelting: »Die Zusammenarbeit im TRT-Team – Chancen und Klippen«. In: *HNO,* 50, 2002: 572-577.
Serres, Michel: *Die fünf Sinne.* Suhrkamp, Frankfurt am Main 1993.
Singer, Wolf: *Der Beobachter im Gehirn.* Suhrkamp, Frankfurt am Main 2002.
Spitzer, Manfred: *Musik im Kopf.* Schattauer, Stuttgart 2002.
Ders.: »PET und Placebo«. In: *Nervenheilkunde,* 4, 2002: 79-80.
Sri Nisargadatta Maharaj: *Ich bin.* Context, Bielefeld 1989.
Ders.: *Ich bin.* Teil II. Kamphausen, Bielefeld 2001.
Tarthang Tulku: *Raum, Zeit und Erkenntnis.* Rowohlt, Reinbek 1986.

Thich Nhat Hanh: *Das Sutra des bewussten Atmens.* Theseus. Zürich 1989.
Tönnies, Sven: *Leben mit Ohrgeräuschen.* Roland Ansanger, Heidelberg 1991.
Tomatis, Alfred A.: *Der Klang des Lebens.* Rowohlt, Reinbek bei Hamburg 1994.
Siehe auch: Madaule (2002).
Varela, Francisco: *Traum, Schlaf und Tod. Grenzbereiche des Bewusstseins.* Diederichs, München 1998.
Walther, Katya: *Chaosforschung, I Ging und genetischer Code.* Diederichs, München 1992.
Watzlawick, Paul: *Anleitung zum Unglücklichsein.* R. Piper, München. Neuausgabe 1997.
Weiler, Elmar W. J. / Klaus Brill / Ken H. Tachiki / Rainer Wiegand: »Electroencephalography Correlates in Tinnitus«. In: *International Tinnitus Journal,* Vol. 6, Nr. 1, 2000, 21-24.
Dies.: »Electroencephalography Changes Induced by a Noise Generator in Tinnitus Patients and Healthy Controls«. Ebd.: Vol. 7, Nr. 1, 2001, 33-39.

Adressen

Selbsthilfegruppen, Kliniken und Tinnitus-Spezialisten

- In Deutschland

Deutsche Tinnitus-Liga
Postfach 21 03 51
D-42353 Wuppertal
Tel. (02 02) 2 46 52 – 0
Fax (02 02) 2 46 52 – 20
E-Mail: dt@tinnitus-liga.de
http://www.tinnitus-liga.de

Die Deutsche Tinnitus-Liga hat über 21000 Mitglieder und unterhält an vielen Orten Regionalkreise. Sie gibt die Zeitschrift »Tinnitus-Forum« heraus.
Die aktuellen Adressen der Regionalkreise erhalten Sie über die Zentrale in Wuppertal. Hier eine Auswahl der Adressen der Kliniken, die Tinnitus behandeln (Reihenfolge nach PLZ). Die mit einem Sternchen versehenen Kliniken haben sich auf Tinnitus spezialisiert.

Prof. Jastreboff
www.tinnitus-pjj.com

Dr. Hazell
www.tinnitus.org

Klinik Schwedenstein
Obersteinaer Weg
D-01896 Pulsnitz (bei Dresden)
Tel. (03 59 55) 4 70
Fax (03 59 55) 4 76 35

Klinik Carolabad
Zentrum für Psychotherapie, Psychosomatik
und Verhaltensmedizin
Riedstraße 32
D-09117 Chemnitz
Tel. (03 71) 81 42 – 0
Fax (03 71) 81 42 – 1 11

Heinrich-Heine-Klinik
Rehabilitationsklinik für Innere Erkrankungen,
Psychosomatik und Physikalische Medizin
Am Stinthorn 42
D-14476 Neu Fahrland
Chefarzt des psychosomatischen Bereichs:
Prof. Dr. med.habil. Dipl.-Psych. D. Seefeldt
Tel. (03 32 08) 56 – 0
Fax (03 32 08) 56 – 650

Inselklinik Heringsdorf GmbH
Haus Kulm: Rehabilitationsklinik für Psychosomatische Medizin
Kulmstraße
D-17420 Seebad Heringsdorf (Usedom)
Tel. (03 83 78) 59 – 0
Fax (03 83 78) 59 – 5 85

AKG Reha-Zentrum im Ostseeheilbad Graal-Müritz
Rostocker Straße 1
D-18181 Graal-Müritz
Tel. (03 82 06) 8 – 30 00
Fax (03 82 06) 8 – 32 99 oder (03 82 06) 7 92 71

Medizinisch-Psychosomatische Klinik Bad Bramstedt
Birkenweg 10
D-24576 Bad Bramstedt
Tel. (0 41 92) 5 04 – 5 50

Nordsee Reha-Klinikum I
Fachklinik für Ganzheitliche Medizin
Fritz-Wischer-Straße 3
D-25826 St. Peter-Ording
Tel. (0 48 63) 7 06 01
Fax (0 48 63) 7 06 17 99

Psychosomatisch-psychotherapeutische Klinik Flachsheide
Forsthausweg 1
D-32105 Bad Salzuflen
Tel. (0 52 22) 3 98 – 8 11 / 8 14

Brunnen-Klinik
Fachklinik für Psychotherapie und Psychosomatische Rehabilitation
Blomberger Straße 9
D-32805 Horn-Bad Meinberg
Tel. (0 52 34) 9 06 – 0
Fax (0 52 34) 9 06 – 4 00

Habichtswald-Klinik Kassel
Klinik für Ganzheitsmedizin (Psychosomatik/Onkologie/Innere Medizin/Ayurveda)
Wigandstraße 1
D-34131 Kassel

Tinnitus-Klinik Grosse Alle GmbH*
Große Allee 3
D-34454 Bad Arolsen
Tel. (0 56 91) 89 66
Fax (0 56 91) 89 68 00

Paracelsus Roswitha Klinik
Fachklinik für Psychotherapie, Psychosomatik und Verhaltensmedizin
Hildesheimer Straße 6
D-37581 Bad Gandersheim
Tel. (0 53 82) 7 43 85
Fax (0 53 82) 7 44 73

Römerwall-Klinik*
Rehaklinik für Hörstörungen und Erkrankungen des Gleichgewichtsorgans
Römerwall 51 – 55
D-55131 Mainz
Tel. (0 61 31) 2 57 – 7
Fax (0 61 31) 2 57 – 9 90

Baumrain-Klinik*
Lerchenweg 8
D-57319 Bad Berleburg
Fax (0 27 51) 45 7

Bosenberg-Klinik*
Tinnitus-Spezialklinik
D-66606 St. Wendel/Saar
Tel. (0 68 51) 1 40
Reservierungsanfragen Tel. (01 80) 2 24 00 23

Klinik Roseneck*
Am Roseneck 6
D-83209 Prien/Chiemsee
Tel. (0 80 51) 68 – 0

Klinik am Stiftsberg*
Sebastian-Kneipp-Allee 3a
D-87730 Bad Grönenbach
Tel. (0 83 34) 98 10
Dr. Volker Kratzsch

Weitere nützliche Adressen

Deutscher Schwerhörigenbund (DSB)
Breite Straße 3
D-13187 Berlin
Tel. (0 30) 47 54 11 14
Fax (0 30) 47 54 11 16

Hyperakusis-Selbsthilfegruppe
Ulmenstraße 7
D-60325 Frankfurt am Main
Tel. (0 69) 72 18 99

Vereinigung Akustikus-Neurinom e. V.
Prof. Dr. E.O. Schulz-du Bois
Brunnenweg 3 B
D-24211 Preetz
Tel. (0 43 42) 55 52

Auf Tinnitus spezialisiert:
PD Dr. med. habil. Gerhard Goebel
Chefarzt Medizinisch-Psychosomatische Klinik Roseneck
(Ärztlicher Direktor: Prof. Dr. M. Fichter)
Am Roseneck 6
D-83209 Prien am Chiemsee E-Mail:ggoebel@schoen-kliniken.de

Tinnitus-Training per Internet
http://www.psychologie.uni-trier.de/fpp/Projekte/Tinnitus-neu.html

Neurofeedback-Verfahren
NeuroNet®
Dr. Klaus Brill
Dr. Elmar Weiler
St. Annenstraße 10
D-66606 St. Wendel
Tel. (0 68 51) 93 33-0
E-Mail: neuronet@t-online.de
http://www.neuronet.de

Biofeedback-Center-Stuttgart
Fritz-Ulrich-Weg 6A
D-70567 Stuttgart
Tel. (0 77 11) 7 22 74 45
Fax (0 77 11) 7 22 71 60

Ohrgeräusche-Beispiele hören
Tel. (01 90) 25 02 05

Auskünfte zur Musiktherapie können Sie unter den nachstehenden Anschriften bekommen:

Deutsche Gesellschaft für Musiktherapie e. V.
Postfach 10 12 24
D-6900 Heidelberg
Tel. (0 62 21) 47 04 50

Institut für Musiktherapie
Waldhüterpfad 38
D-1000 Berlin 37
Tel. (0 30) 8 13 33 10

Über den Bibest Verlag
Ahrenshooper Zeile 41,
D-14129 Berlin,
Tel. (0 30) 80 90 37 72
E-Mail: studio@bibest.de
ist die CD »Chi Wake« (von Martin Bosch und Andreas Schwarz-Ruszcynski) zu beziehen, die u. a. zur musiktherapeutischen (energetisierenden) Arbeit bei Tinnitus entwickelt wurde.

Ampliton (An der Gumpgesbrücke 15, 41564 Kaarst, Tel. 02131-79539300) hat ein optimales musiktherapeutisches Kissen und dazugehörige Musik (Tinnitus-CD 1: »Auf den Schwingen des Adlers«, CD 2: »Ein klangvoller Tag«) entwickelt.

Besonders zu empfehlen ist Heft 4, Bd. 22, 2001 der *Musiktherapeutischen Umschau* mit hochinteressanten Beiträgen und weiterführenden Informationen.

Weitere Adressen

• In Österreich

Österreichische Tinnitus-Liga
Postfach 23
A-8029 Graz
Tel. (00 43) 3 16 / 28 91 30
E-Mail: koller-oetl@sime.com

• In der Schweiz

Schweizerische Tinnitus-Liga (STL)
Postfach 2 20
CH-3860 Meiringen
Tel. (00 41) 33 / 9 71 55 73

Schleudertrauma-Verband
Horneggstraße 9
CH-8008 Zürich
Tel. (00 41) 1 / 3 88 57 – 00
Fax (00 41) 1 / 3 88 57 – 01

< TRT-Team Rhein-Main-Gebiet

Dr. med. Christian Hellweg
HNO-Facharzt
Goethestraße 3
D-60313 Frankfurt am Main
Tel. (0 69) 28 82 82
Fax (0 69) 28 21 11

Gabriele Lux-Wellenhof
Lux/Akustika Hörgeräte
Schäfergasse 17
D-65292 Frankfurt am Main
Tel. (0 69) 29 36 77
www.ohrensausen.de

< TRT-Team Simmern

Ritter Hörgeräte GmbH
Schloß-Straße 7
D-55469 Simmern
Tel. (0 67 61) 76 76
Fax (0 67 61) 64 65

Dr. Thomas Augustin
Gartenstraße 26
D-55469 Simmern
Tel. (0 67 61) 32 90
Fax (0 67 61) 64 65

Dr. Ralf Lippel
Kirchgasse 5
D-55469 Simmern
Tel. (0 67 61) 97 09 70
Fax (0 67 61) 97 09 72

< TRT-Team Idar-Oberstein

Dr. med. Paul-Bernhard Saxler
Dr. Ottmar-Kohler Straße 2
D-55743 Idar-Oberstein
Tel. (0 67 81) 2 11 12

Dipl. med. Monika Franz
Otto-Decker-Straße 10
D-55743 Idar-Oberstein
Tel. (0 67 81) 2 44 49

TRT-Team im Internet:

http://www.Tinnitus-Retr-Hyperakus.de
siehe auch: www.ohrensausen.de

TU Darmstadt: www.neuro.bio.tu-darmstadt.de/langer

www.hoerbild.de

Ansavox Schweiz: www.ansavox.ch

Hansaton Österreich: www.hansaton.au

- Vertrieb und Reparatur der Sanus-Noiser

Hansaton Akustik GmbH
Stückenstraße 48
D-22081 Hamburg
Tel. (0 40) 29 80 11 0
Fax (0 40) 29 80 11 28